郑毓琳临证金针

郑魁山 口述

田大哲
郑嘉月
贾远征
赵泾屹
整理

孟昭敏
郑俊江
指导

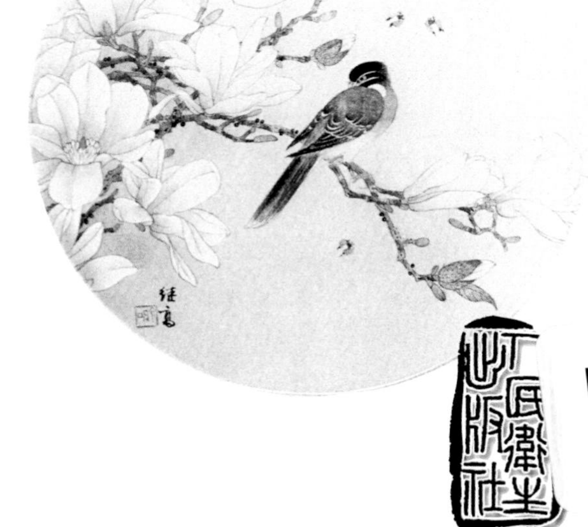

人民卫生出版社

图书在版编目（CIP）数据

郑毓琳临证金针/郑魁山口述. —北京：人民卫生出版社，2014

ISBN 978-7-117-19781-6

Ⅰ. ①郑…　Ⅱ. ①郑…　Ⅲ. ①针灸疗法—临床应用—经验—中国—现代　Ⅳ. ①R246

中国版本图书馆CIP数据核字(2014)第244696号

郑毓琳临证金针

口　　述：郑魁山
出版发行：人民卫生出版社（中继线 010-59780011）
地　　址：北京市朝阳区潘家园南里19号
邮　　编：100021
E - mail：pmph @ pmph.com
购书热线：010-59787592　010-59787584　010-65264830
印　　刷：北京盛通数码印刷有限公司
经　　销：新华书店
开　　本：710×1000　1/16　**印张**：13　**插页**：9
字　　数：233千字
版　　次：2014年12月第1版　2024年3月第1版第4次印刷
标准书号：ISBN 978-7-117-19781-6/R・19782
定　　价：49.00元
打击盗版举报电话：010-59787491　E-mail：WQ @ pmph.com
（凡属印装质量问题请与本社市场营销中心联系退换）

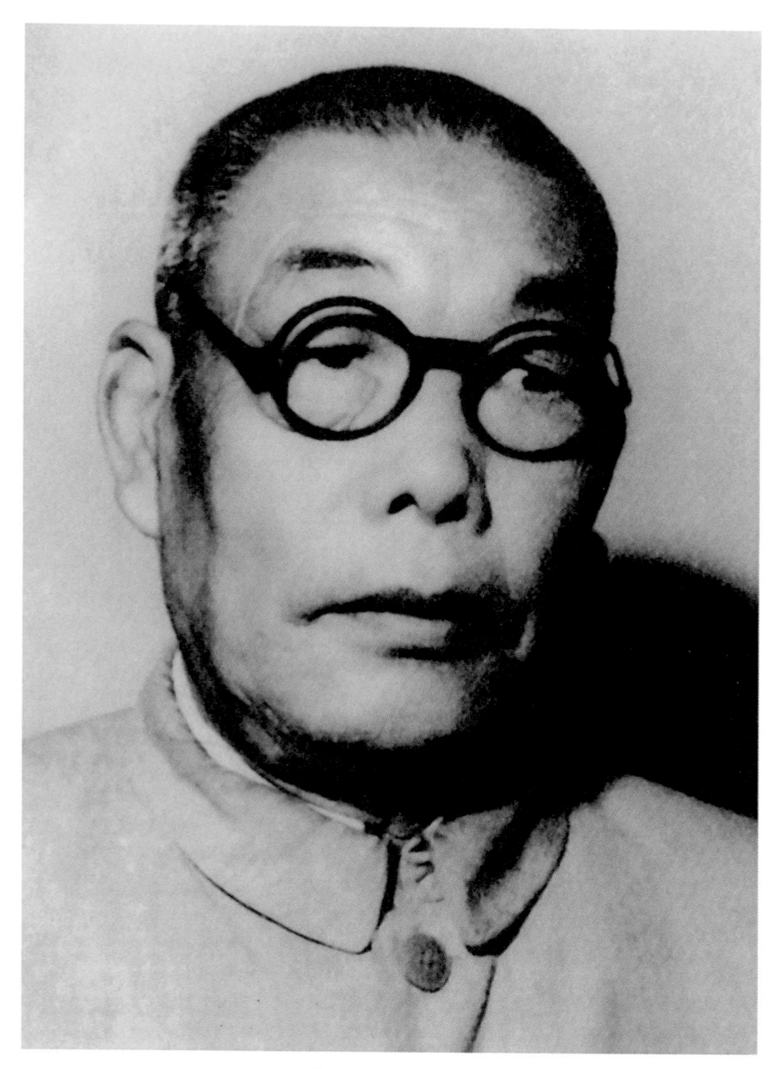

郑毓琳先生（1896—1967）

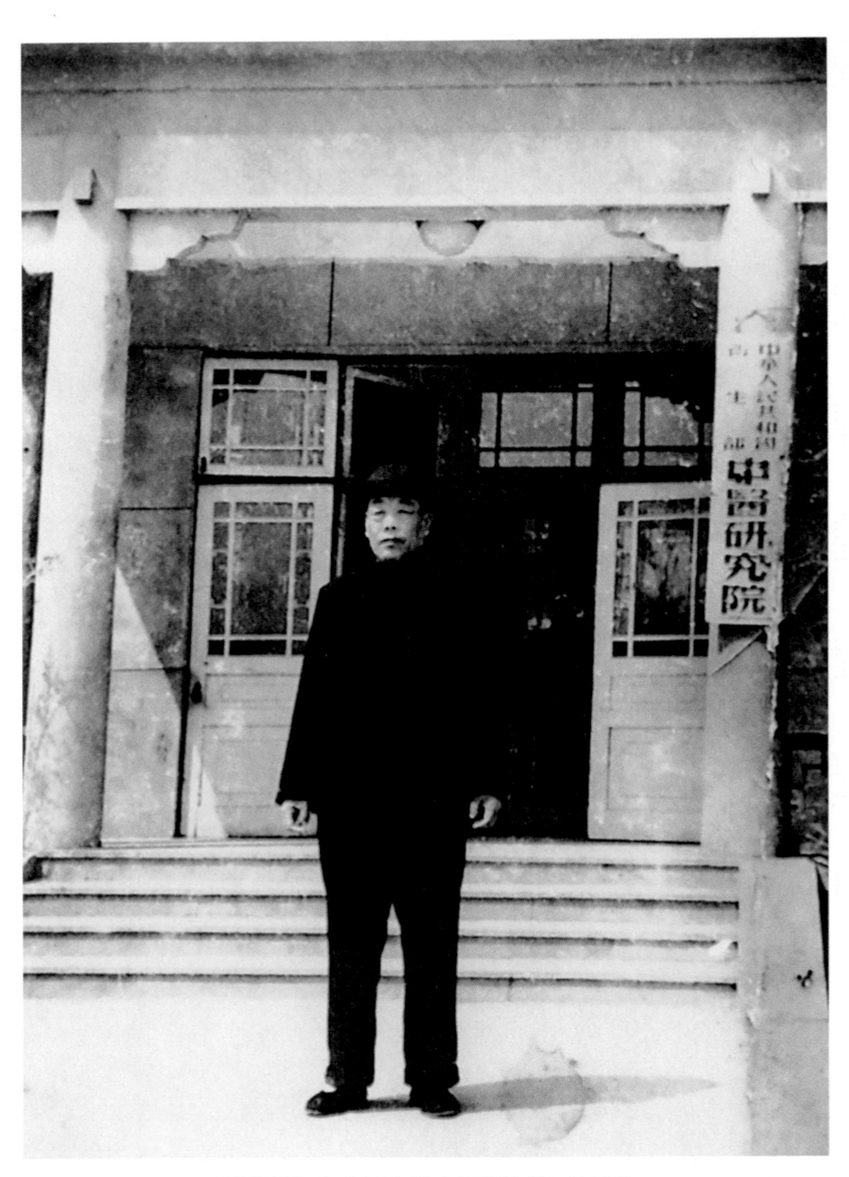

郑毓琳先生在卫生部中医研究院（1956）

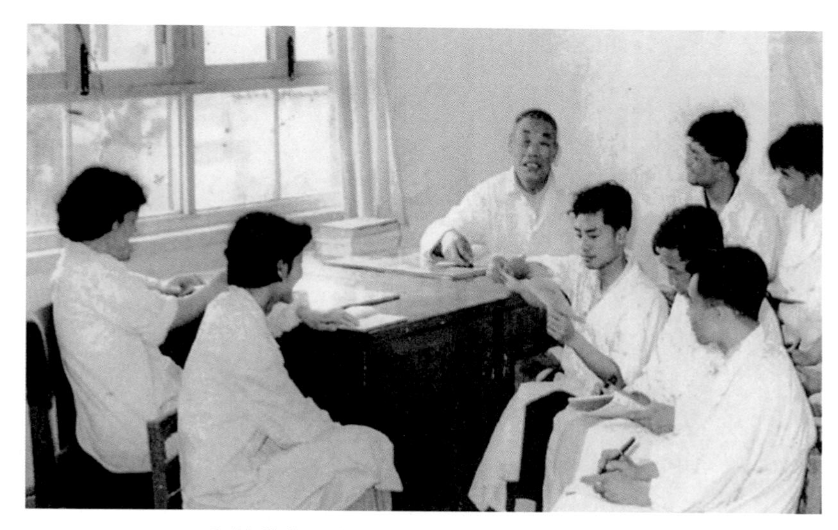

郑毓琳先生在卫生部中医研究院带徒施教

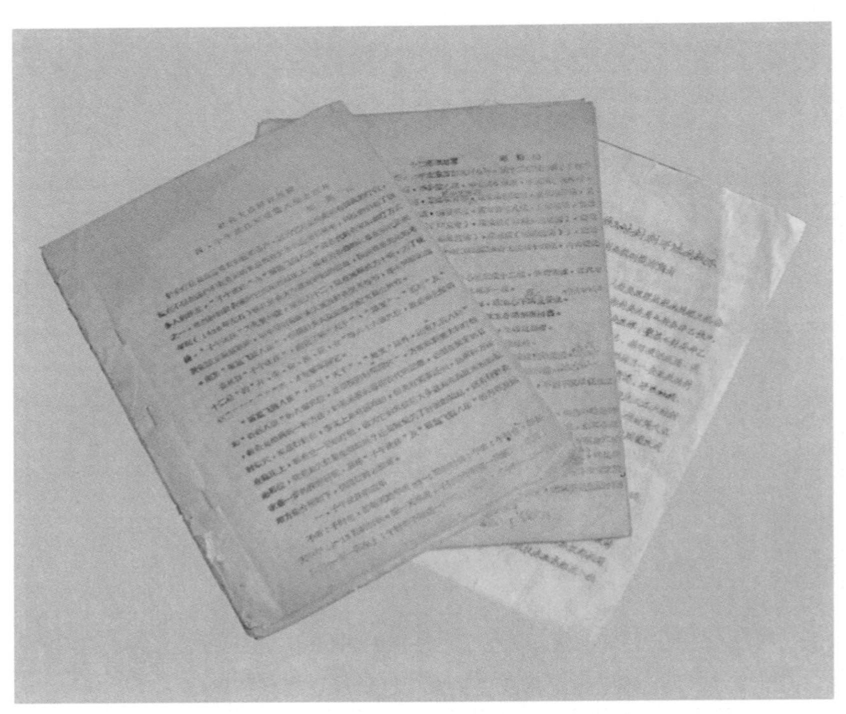

二十世纪五六十年代，郑魁山帮郑毓琳先生整理的课徒讲稿

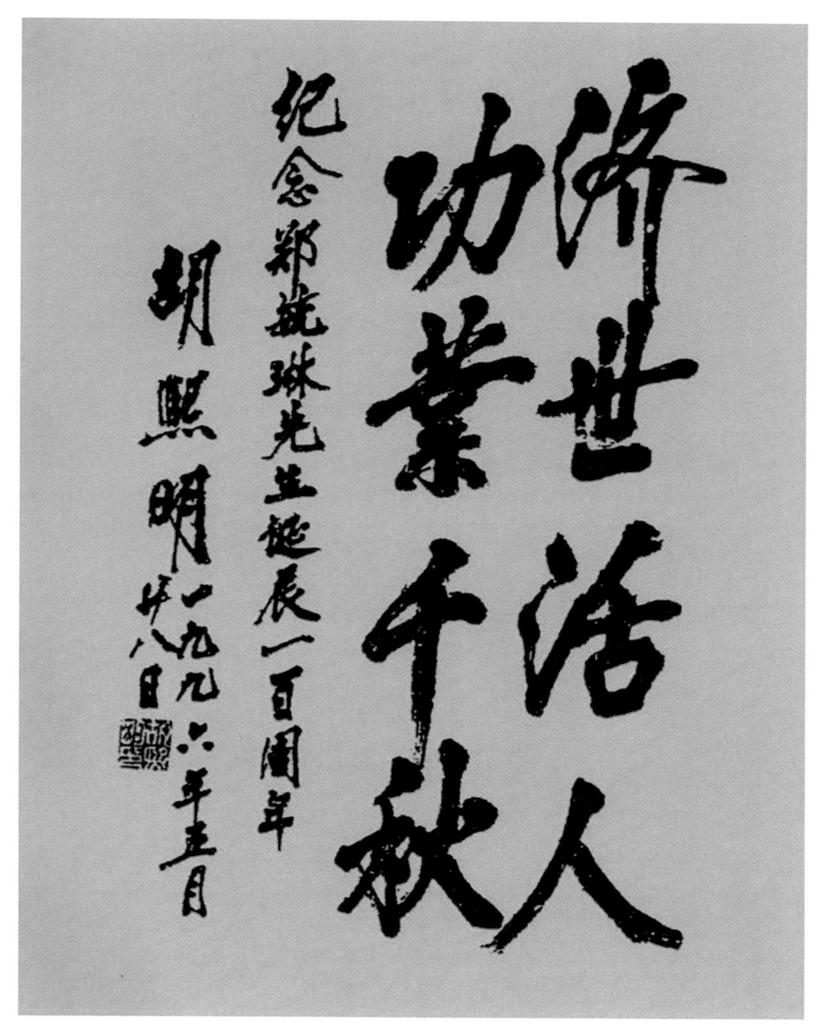

卫生部原副部长、第一届世界针联主席

胡熙明　题词

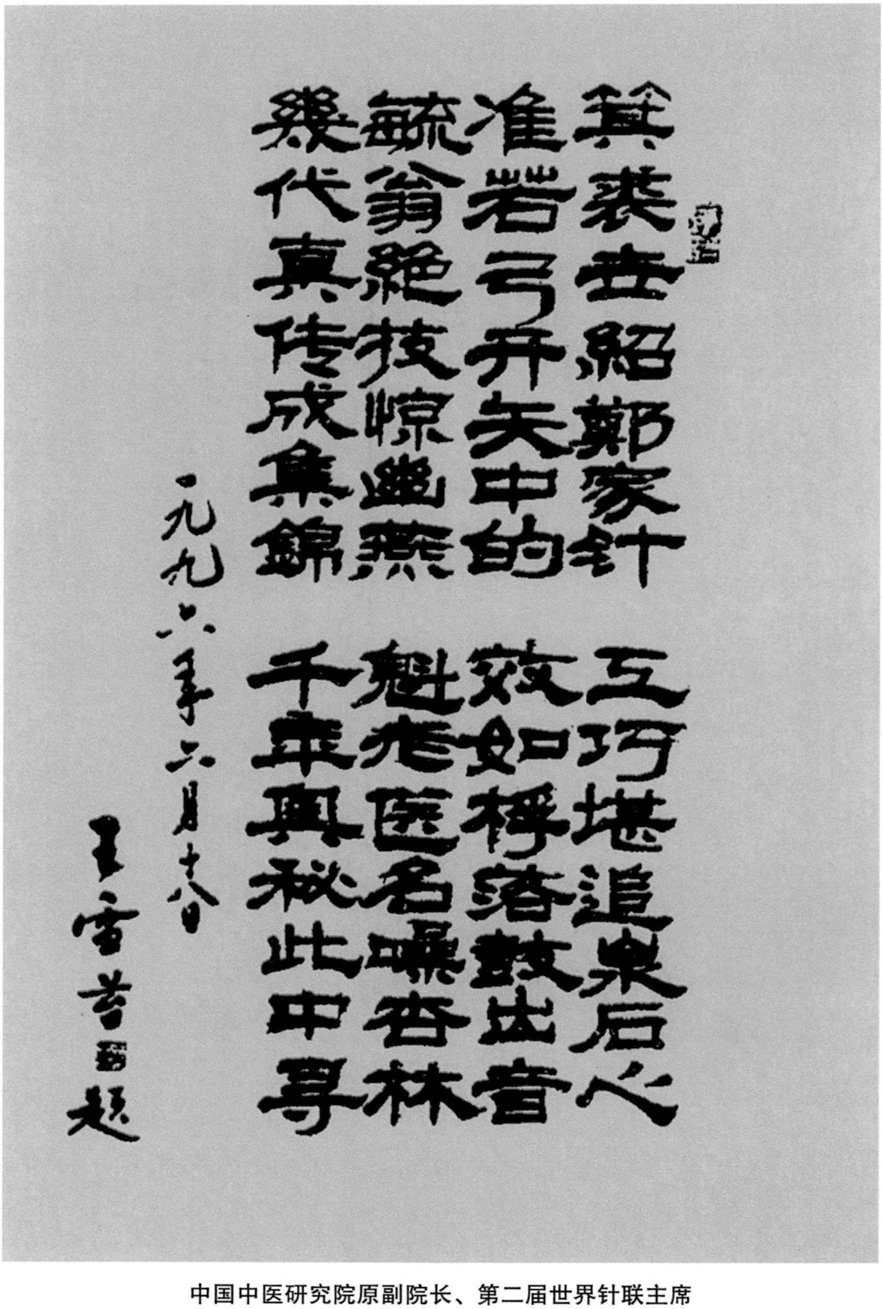

箕裘世紹鄭家針
準若弓开矢中的
毓翁絕技驚幽燕
幾代真傳成集錦

工巧堪追皋后人
效如桴落鼓出音
魁老医名噪杏林
千年奥秘此中尋

一九九六年六月十八日
王雪苔题

中国中医研究院原副院长、第二届世界针联主席

王雪苔　题词

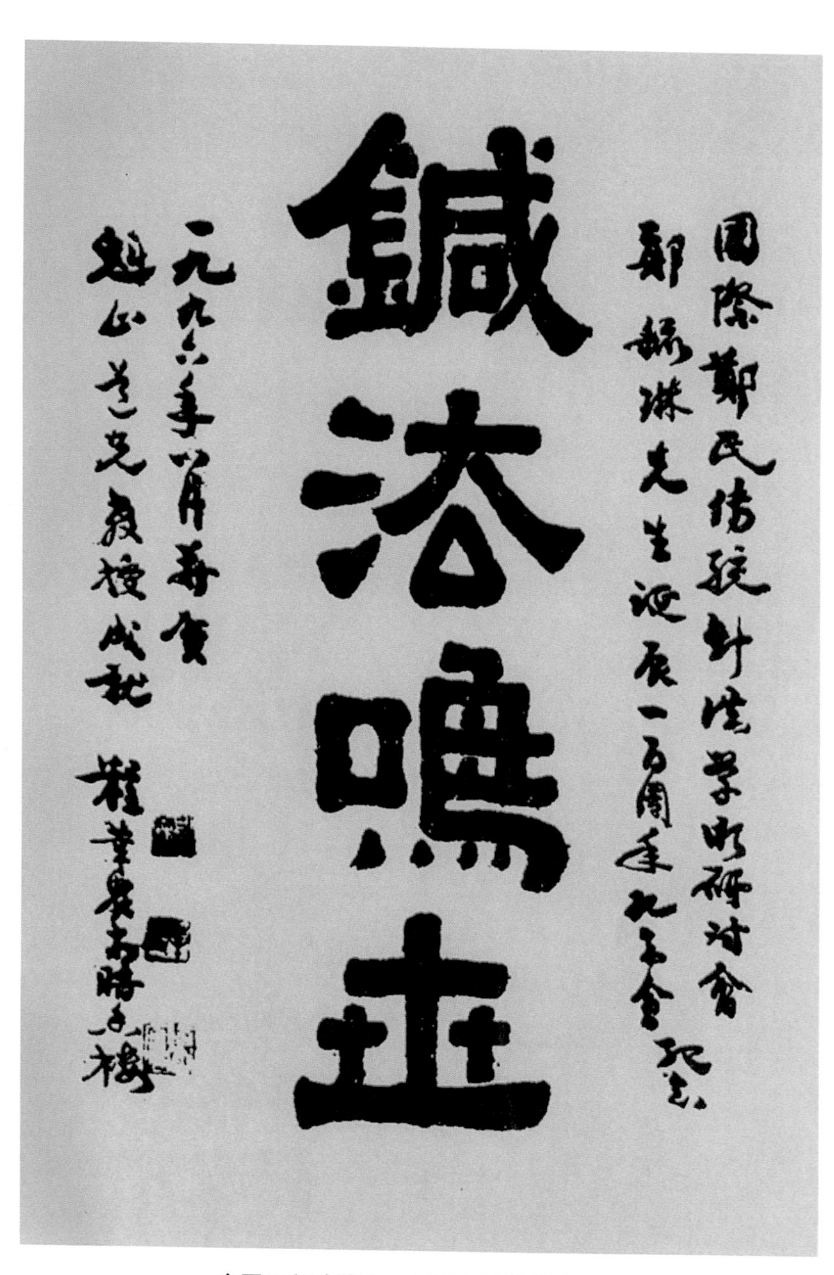

中国工程院院士、中国中医科学院教授

程莘农　题词

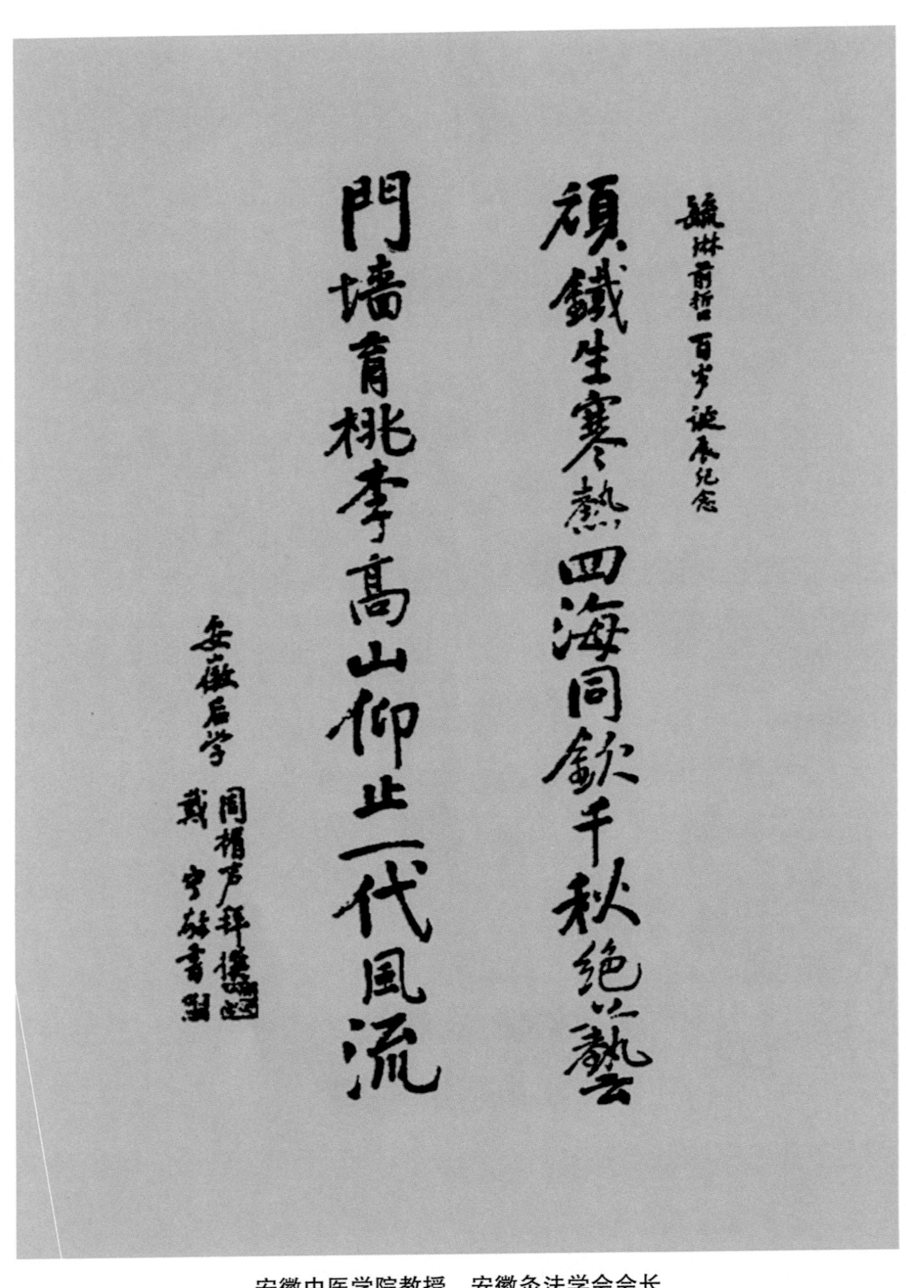

安徽中医学院教授、安徽灸法学会会长

周楣声　题词

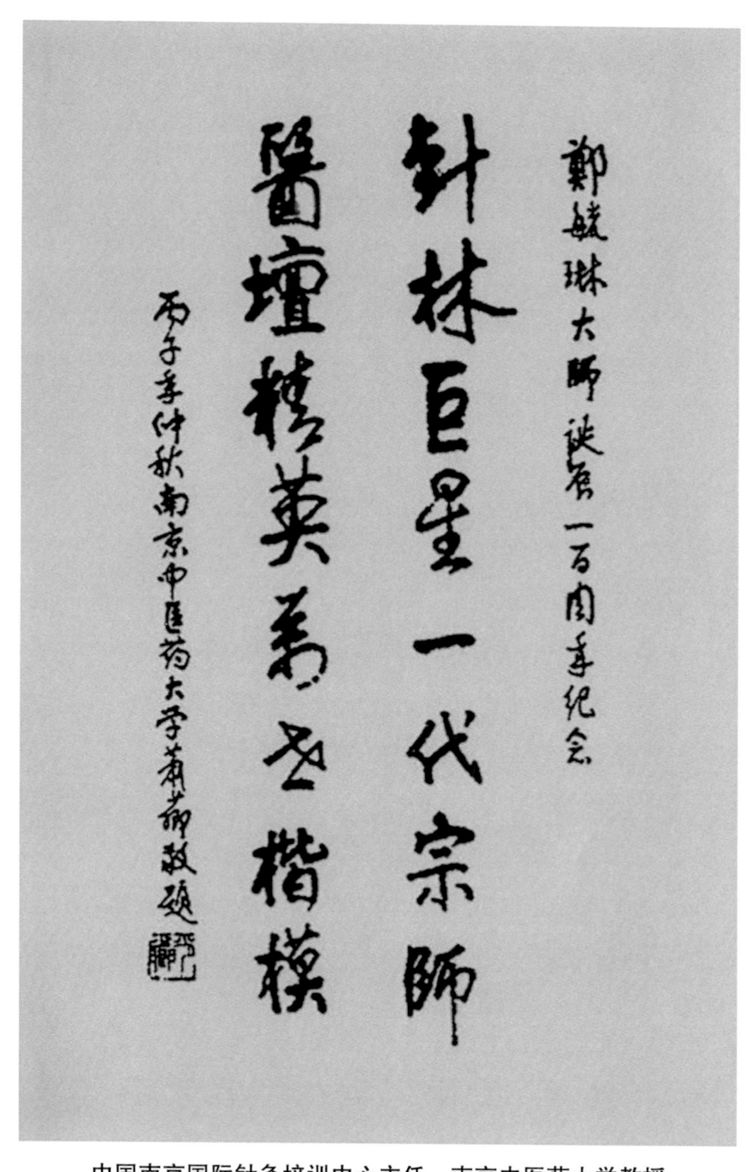

中国南京国际针灸培训中心主任、南京中医药大学教授
萧少卿　题词

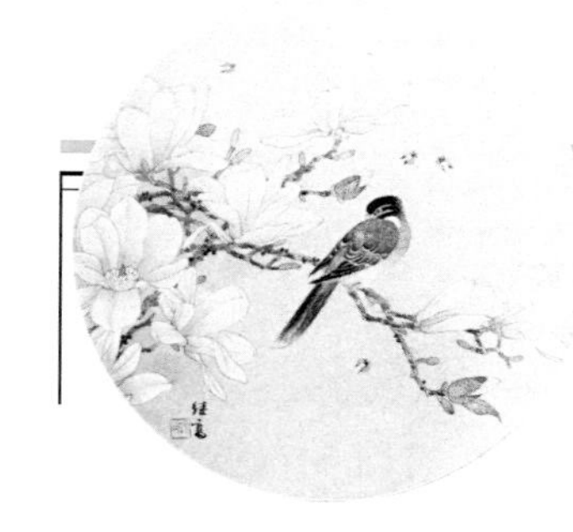

王序

在我五十余年的针灸生涯中，对我影响最深的当属郑毓琳和郭效宗两位老师。1959 年我大学毕业后，即参加了卫生部中医研究院“西学中”班，有幸师从郑毓琳、郑魁山父子学习中国传统针法。光阴荏苒，而今鬓发苍白的我忆及当年，犹在眼前。

学习期间，郑毓琳老师按照毛主席培养“中西医结合的高级医生”和“高级理论家”的指示，对我们严加要求。他每次在广安门医院出诊都要求我们写病历，下午抽空则讲授《针灸大成》或《针灸甲乙经》，晚上要求我们复习并写学习心得，每月还要上交一篇论文。如有违背，评分打零，绝不留情。郑老师这样看似刻薄、不近人情的做法，为我们后来参加针灸科研、教学、临床打下了良好的基础。

我的夫人王敏是郑老师在西苑医院坐诊时的主管护士，因此我也便有了更多接触老师的理由和机会。

一次，老师问我：“内关穴分几层?”

我毫不犹豫地说：“就一层，深了便是外关。”

“错！应分三层!”老师肯定地说。当即还给我扎了一下，让我感觉，他左手按穴，而后进针 2 分许，我感觉有一种酸麻感向指端传导；当进针 3、4 分时，随着押手力量的逐渐加大，我感觉针感开始改为向肘部传导，像一股热流在体内缓缓向上流淌，很舒适；当针至 5 分许时，针感极强，酸胀难忍。

我不禁喊出声“不行了，着火了!”

老师当时就笑了。

后来想起老师的话，就感觉他比学西医的更懂解剖。我的理解：针感在内侧皮神经、正中神经、骨膜间神经最易传导，就是三层。

郑老师临证重左手揣穴，其对传统的“烧山火”、“透天凉”等高难度手法的应用得心应手。20 世纪 50 年代曾遭人质疑，但随着疗效的彰显和病人不约而同对针下寒热感觉的描述，人们开始由质疑转为笃信，学习的人也越来越多。卫生部也因此把他的诊室作为中央首长及外宾的专门诊室。

郑毓琳老师认为穴位是一个大小不一的立体空间，其下是有物质基础的，通过针刺调气，可对物质基础做到重新有序的组合，起到或补或泻的作用，从而达到治病的目的。我对“跳动穴针法”的研究就是在其基础上发展而来的。

师恩如山，时念心间。今天，郑魁山教授弟子田大哲携新作《郑毓琳临证金针》来京索序于我，聆听其几年整理之艰辛，阅读恩师当年之文稿，感动有之，惭愧有之，岂敢言序？谨述往事以追念先师之仁术懿德。愿师门后学勇进，更愿祖国医学光大！此为盼！

王岱

2012年11月8日于北京

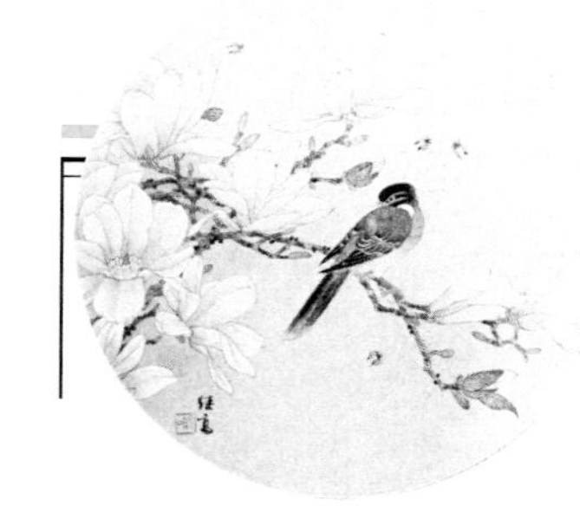

黄序

我与郑氏针法结缘缘于针灸，而引我进入针灸殿堂的启蒙老师正是郑魁山教授。最难忘的是考取研究生离校前郑老为我上的第一课：亲自示范点穴，并让我实际体验独特的郑氏针法，那是我第一次体会到寒热针感及针感强度与方向控制的神妙技法。当时最大的遗憾是没能早些求师，多获真传。后来上帝把这份幸运赐予了我的妻子黄幼民，她于1984年荣幸地成为郑老的第一个正式拜师弟子。

虽未能亲聆郑毓琳先生的教诲，但通过向郑魁山老师请教，以及妻子的间接介绍，一位针术针法大家的形象在我心中渐渐清晰起来，于是在针灸所攻读研究生期间，曾利用近水楼台的资源优势，搜集有关郑氏针法的第一手资料，我对古典针术针法的好奇与探究之心由此萌生。

研究生毕业，我从针灸文献研究起步，随着研究的深入，特别是当我在针灸老前辈的带领下，研究制定我国第一个针灸国家标准《经穴部位》时，我发现《黄帝内经》中不仅载有具有标准性质的刺法专篇《官针》，而且还载有世界上最早的临床针灸治疗指南的专篇《刺节》，只可惜后人早已不解其意，不明其法，更谈不上用于临床。对此，清代徐灵胎著《针灸失传论》，从十个方面详说古法之失传与误传，其第九条曰："《内经》刺法，有九变十二节。九变者，输刺、远道刺、经刺、络刺、分刺、大写刺、毛刺、巨刺、焠刺；十二节者，偶刺、报刺、恢刺、齐刺、扬刺、直针刺、输刺、短刺、浮刺、阴刺、傍刺、赞刺。以上二十一法，视病所宜，不可更易，一法不备，则一病不愈。今则只直刺一法，此九失也。"其实这现象早已存在，并非自清代始。为此，我于二十世纪九十年代，在郑老支持与鼓励下，主编了《中国针灸刺灸法通鉴》一书，对古典针术针法的源流进行了一次较为系统的考察与梳理。

然而，一本通鉴所不能改变的现实是：一方面，当今掌握并能重现古典针术神韵的大师越来越少；另一方面，在现代化、文化一体化大潮的冲击与挤压下，传统针灸的生存空间越来越狭窄，生存环境越来越恶化，古典针术的薪火传承遇到了前所未有的困境。鉴于此，我的同道，特别是那些针灸临床一线的年轻骨干们，希望我能趁那些身怀针法绝技的老一辈尚健在时，为抢救他们的学术再干一件实事，多留一些火种。或许是努力不够，或许是人微言轻，此事迄今未成。

2009年，我接受了申报中医针灸进入联合国科教文组织非物质文化遗产这一艰巨而光荣的使命，让我迎难而上的动力之一在于：此事可为改善传统针灸的生存空间与生存环境带来难得的机遇。然而正当此项任务最艰巨、最紧张之际，传来恩师郑魁山教授去世的噩耗，当时只有一个念头，定为针灸申遗成功竭尽全力，以告慰恩师的在天之灵。几个月后，终于传来申遗成功的喜讯，中医针灸名师大家的继承工作得到空前重视，各地的名医工作室相继挂牌成立，此时心中更加缅怀为中医研究院针灸研究所创建作出突出贡献的郑毓琳先生，以及我针灸之旅的引路恩师郑魁山教授。

2010年11月，中医针灸被列入世界非物质文化遗产，我被问到的最多的问题：针灸申遗的意义是什么？我想起一句名言："人们拥有的往往在失去之后才知道珍贵!"而针灸申遗就是要令中国乃至全世界的广大民众都能充分认识和感受到传统针灸的珍贵，为针灸未来的发展留住传统的根与魂，而不要等到失去时再扼腕悔恨。

愿今天沐浴着针灸恩泽并承载着针灸未来的所有针灸人，像爱护自己的眼睛一样倍加珍惜这份拥有，并为针灸之风愈吹愈劲、吹向世界而付出我们的辛苦与智慧！今天，田大哲医师以一份真诚和多年辛苦，为我们捧出了一眼这样的针灸甘泉——《郑毓琳临证金针》，它汩汩然，散发着来自大地深处的温度，它必将流淌为潺潺小溪，和其他志同道合的针灸人一起汇聚成澎湃的河流，注入五湖四海，滋润整个世界。

中国中医科学院首席研究员　黄龙祥

二零一三年十月于北京

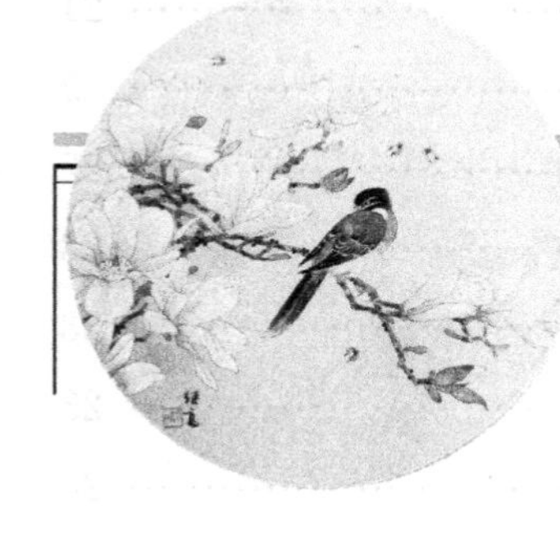

目录

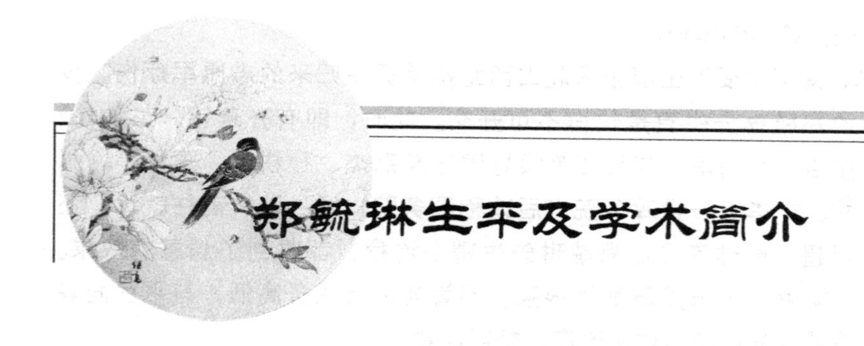

郑毓琳生平及学术简介

郑毓琳（1896—1967），字玉林，号怀璧，“郑氏针法”第三代传人，河北省安国县北娄村人。

箕裘是绍 德馨誉隆

郑毓琳幼承庭训，于清宣统二年（1910）随叔祖郑云祥及父亲郑老勋学习针灸。郑云祥是当地的有名的私塾先生，亦善岐黄之术精针灸，在其引领下，郑毓琳系统学习了儒家经典，并诵读了《易经》、《黄帝内经》、《难经》、《针灸甲乙经》、《针灸大成》等经典医著。1916 年秋，郑毓琳又拜其舅父、安国名医曹顺德为师学习针灸 2 年，18 岁时复被博野县的道医、气功大师霍老顺收为弟子，尽得其传。至 22 岁出师行医后，声名迅速播至安国、保定、蠡县、博野、肃宁、安平、深县及北平等地。他恪守祖训，不问贫贱，不计报酬，不论天黑路远，患家有求必应。

郑毓琳以精湛医术治愈晚清翰林学士蒋式芬之女芝哥痼疾，蒋以唐寅“竹林七贤图”真迹相赠，并赋诗“慈善高师法巨天，神术秘诀中指点，精微奥妙常来转，针尖去病似仙丹”书赠。

1943 年初，毓琳公因捐大洋 1000 圆、战马 18 匹、机枪 50 挺（经地下党联络于蠡县购得）于吕正操部抗日，长子“福永”遭敌人迫害致伤，赴北平疗伤愈后，父子遂于“聚福成纸店”边打工边行医，此时“福永”为逃追捕改名“魁山”。后经老板推介，3 月 21 日为北平警察局长官刘钟汉之子诊治疯狂症，并因治好此人而落户北平。

1943 年 10 月，郑氏父子通过华北中医考铨处的中医师资格考试，开始了他们正式在京从医的历程。中华人民共和国成立后，他们的诊所位于西单刑部街奉天会馆内，门前是单行车道。因疗效卓著求诊者众多，其中不乏党政要员，所以交通经常堵塞。交警无法，只好请求会馆领导，把奉天会馆大院作为郑氏针灸门诊的停车场。

1952 年，郑魁山受卫生部派遣赴山西给抗美援朝归来的志愿军疗伤。少了爱子协助的郑毓琳先生更是忙得不可开交。此时，即有齐燕铭、彭加伦、高克林、钱俊瑞、乔明甫、范长江等领导同志及荆杰、孙耕野、王雨亭、张滨黄、张文豹、钟华等一批政务院（后改称国务院）领导陆续前往就诊，还有蔡畅、邓颖超、卓琳等经过郑毓琳先生精心治疗，都收到了满意的效果。即使如此，郑毓琳先生依然原则性很强，不管就诊者职务高低，与平民同等对待，一律按就诊先后顺序依次治疗，颇得佳誉。

带徒施教　针坛泰斗

1954 年初，华北中医实验所成立后，时任所长的李振三（李鼎铭之子）便盛情邀请郑氏父子出任主任之职，领导针灸研究。同年 10 月，华北中医实验所合并于卫生部中医研究院（后改称中国中医研究院，现为中国中医科学院），郑毓琳担任针灸研究所第三研究室主任，主要负责担纲中国传统针灸针法的研究及郑氏家传手法的整理及传教。每天下午还要到政务院医务室应诊，负责中央首长及外宾的医疗工作。周恩来、李富春、李先念等中央领导先后就诊于郑毓琳先生。为了感激和鼓励毓琳公，1954 年 10 月国务院秘书长齐燕铭抄录一篇《人民日报》社论相赠，1955 年 1 月何香凝老人则亲绘“梅花傲雪”扇面以赠。一次在给周总理治完病后，总理留下先生共进晚餐，表扬了郑氏父子的业绩，鼓励他们积极进取，为新中国的针灸事业奠好基、带好头。餐后，由邓颖超带领在中南海划船游览。此后每年的国庆节，周总理总不忘亲切邀请郑氏父子到天安门城楼上观礼。

郑毓琳先生在既往五十余年中，针灸绝技在子女中他只传授长子郑魁山一人，外人更是无从说起。在毛主席的部署和周总理的亲自关怀下，郑毓琳彻底改变了“传儿不传女，传长不传幼”的保守思想。在卫生部中医研究院这个大舞台上，他付出了百倍的热情，在中医研究院开办了全国针灸高级师资进修班，经过严格的政审，先后有李志明、王德深、孟昭敏、曲祖贻、尚古愚、孟昭威、吴希靖、杨润平、魏明峰、金仁琪、王岱、张缙、裴廷辅等十余人投在郑氏门下，学习针灸针法绝技。这些弟子后来都成为我国针灸界的中流砥柱，为新中国的针灸临床、教学、科研和中医学院建设等作出了重要贡献。1958 年夏，卫生部在中华医学会礼堂举办了中医针灸培训班，郑毓琳父子负责主讲针灸学。1959 年初，又应邀到北京大学、北京中医学院、亚非疗养院讲授针灸学。至此，“郑氏针法”已由点到面，从北京辐射到了整个华夏大地，谱就了新中国针灸事业发展的绚丽篇章。

国际传播　外交纽带

新中国成立初期，由于西方英美国家的孤立政策，一直影响着新中国外交的进程。而作为中国传统文化精华的针灸无疑对外国人有着神奇的吸引力，当他们尤其是外国领导罹病久治不愈时，他们想到了中国针灸，而当时作为中国针灸针法研究的领军人物的郑毓琳先生无疑又是他们最佳的人选。1954年年底，阿尔巴尼亚议长巴尔克访华，其同来的要学习中国针灸的两名学生被安排到中医研究院跟随郑毓琳先生学习。

1958年春，印度共产党中央书记江博卡（音译，女）患类风湿关节炎多年，手不能握物，腿难伸直，卧床1年，多方求治无效，极其痛苦，便向中国政府提出请求要求针灸治疗。周恩来总理安排郑毓琳、郑魁山父子给其治疗。身受领导重托的郑毓琳先生精心诊治，运用“烧山火”等针法绝技治疗1个月后，患者病情大见好转，已能下地行走，3个月后康复回国。临走前，邀请郑氏父子合影留念，并赠送印度留声机一部和唱片多张。还把她的保健医生巴苏留下，跟随郑氏父子学习“中国神针”。自1956年，经政务院及卫生部批准，在中医研究院又先后成立了苏联、印度、越南、朝鲜等国针灸专家班，由郑毓琳父子任主讲。

精诚治学　晚景凄惨

郑毓琳先生之所以门庭若市，艺惊幽燕，关键在于他将中国传统针刺手法与家传手法相融合，并结合内功而创立的独具特色和独到疗效的“郑氏针法”，其核心有六：其一，注重双手配合取穴针刺，先用左手拇指或食指揣穴、点穴，以催发经气，而后进针令气至病所，这是一些复式手法成功和有效的关键，更是无痛进针的玄机。其二，开始了中医“汗、吐、下、和、温、清、补、消”等八种治法的针法探究，使临证者有法可宗，也为后来郑魁山“针灸八法”理论的形成奠定了基础。其三，在配合内功的前提下，精简了一些操作方法，传统的“烧山火”手法简化为“热补法”，“透天凉”简化为“凉泻法”，这样不仅易于取得预期效果，更方便后学，另外还创造了“金钩钓鱼”、“金鸡啄米”、“老驴拉磨”等一系列针刺手法。其四，提倡取穴精而少，这和明代医家李梴的观点是不谋而合的，李氏称：“百病以一针为率，多则四针，满身针者可恶。”（《医学入门》）。其五，注重对“子午流注”与“灵龟八法”的研究和应用，毓琳公笃信它是治疗和攻克疑难重症的钥匙，是应对病因不明疾病的法宝，是祖国医学文化百花园中的奇葩，即使在“十年动乱”时，老人家依然坚持以“阴四针”、“阳四针”的称谓应用于患者，疗效惊人。时至今日，在中国对“子午流注”与“灵龟八法”两种绝学研究较透彻的以郑氏及单氏（单玉堂）两家为代表。其六，工于道家功夫、精通易学、重视望诊与脉诊“神”“巧”结合，这对疾病的诊治是大有裨益的。

郑毓琳先生对他接诊的患者心存仁爱之心，经常不收取贫苦人家的诊费，还免费安排食宿。这种作风深深地影响着他的后人和学生，其子郑魁山教授诚可谓针坛巨擘，名震中外，但他每次的诊治费用只是10元，一直坚持到2010年93岁高龄辞世。

郑毓琳先生也是严谨和严厉的，对待不遵医嘱的患者，他会厉言以对，甚至拒诊，即使是时任中央组织局局长的张文豹也不例外。1951年11月，张文豹左眼眼底出血导致失明，经同仁、北大、中苏友谊医院诊治无效，苏联专家建议到莫斯科置换义眼，经最高人民检察院院长高克林介绍求诊于郑毓琳先生。经诊查，断定系失血后未及恢复又受外伤以致眼底瘀血阻滞眼络而致。张文豹回忆乃1年前先为别人献血后又在机关篮球赛时击中左眼。治疗时，毓琳公发功后于风池等穴行“热补法”手法，嘱其回家后不管眼部多热也不准上眼药、饮冷水，必须保持针感热3天。张文豹返家后，眼部果然热极难耐，自作主张点了眼药水，第2天如实告知毓琳公后，毓琳公决然拒诊，后经高克林调解方才续治。半个月后，张文豹左眼视力进步，3个月后恢复正常。

而后，郑毓琳父子与北京协和医院合作，在运用中医辨证论治的基础上，运用“热补法”“凉泻法”“喜鹊登梅”“二龙戏珠”等绝技又治好了钟华等91例视网膜出血患者及24例视神经萎缩患者，有效率达90.2%。关于治疗眼疾的重要学术论文《针刺治疗41例视网膜出血的初步观察》、《针刺治疗91例视网膜出血的实验观察》、《针刺治疗24例视神经萎缩的初步观察》、《针刺治疗眼病的法则和穴位》、《针灸治疗青年复发性视网膜玻璃体出血122例总结报告》等，获卫生部1958年科技成果奖。协和医院罗忠贤教授说：“用针刺热补法，使患者眼内发热，通络化瘀生新，既安全又可靠又节省费用，比西医的发热疗法疗效高，应当肯定。”在西医手术尚无良策的20世纪50年代，郑毓琳先生运用针灸手法治疗重大眼疾的成就，直至今日仍是中华第一人。

他一贯主张医者要苦练针技，绝不允许拿患者的生命做实验。他指导学生练针时要求最多的是练指力，认为这是一种内功与针体的完美结合——“势若擒龙，力如伏虎”，意气相随，刚柔并济。其意在于以医者之真气补患家元气之不足或调整失调之气机以达平衡态。他还把自己几十年的临床经验毫无保留地传授给了学生们，例如他在教授“穿胛热”手法时，每天讲解演练竟达十余次，他还给每个学生扎一次，让大家真正体会这种热感传递中的奇妙。

郑毓琳先生除了上述重要学术论文外，还有《针灸治愈急性类中风的验案》、《针灸治愈畸形性脊椎炎一例验案》、《郑毓琳医案》《郑毓琳常用的八种针刺手法》、《针灸治疗颜面神经麻痹 38 例疗效报告》、《54 例高血压临床辨证分型针刺疗效报告》、《针刺热凉补泻手法治疗胃脘痛 50 例报告》、《针刺治疗失眠 30 例》等。

在“十年动乱”中，中国近代针灸事业的一代宗师郑毓琳先生和其他学术权威的命运一样，被人揪上街头，头戴六顶大帽子进行批斗，还让他钻进中医研究院的锅炉里清理灰垢。先生却乐观地说：“当年太上老君把孙悟空装进炼丹炉，竟成火眼金睛，后终成佛。我也准备接受考验！”孰料，72 岁老人难耐折磨，于 1967 年与世长辞。他的学术特点、医疗专长已被收入 1987 年天津科技出版社出版的《当代中国针灸临证精要》和 1988 年上海辞书出版社出版的《中医人物辞典》中，人民卫生出版社《针法大成》一书将其作为重要针家推出，称之为“新中国针灸事业的奠基者”，《中国中医研究院人物志》一书载有其传记。

（据《中国针灸》2007 年 7 月第 27 卷第 7 期《民族脊梁　针法慈航——记新中国针灸事业的奠基者郑毓琳先生》一文整理）

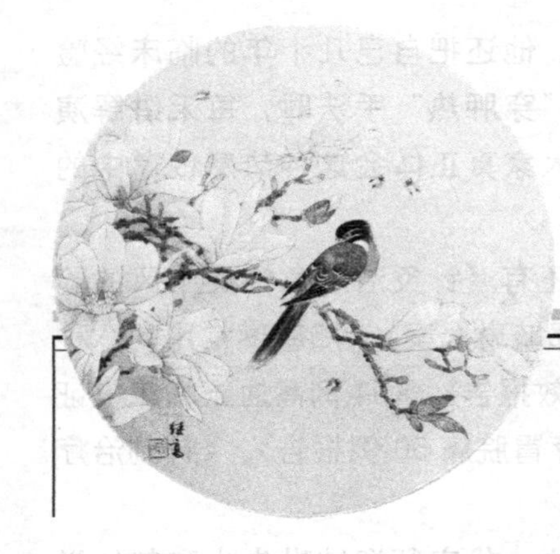

第一章

郑氏临证心法

凡为医者须修为，心存匡济，孜孜以求，于民族文化中求得真知；尊师守道，心无邪念，于圣贤教诲中念得真经。如是，临证之时，天意可假，得心而应手者也。

——郑魁琳

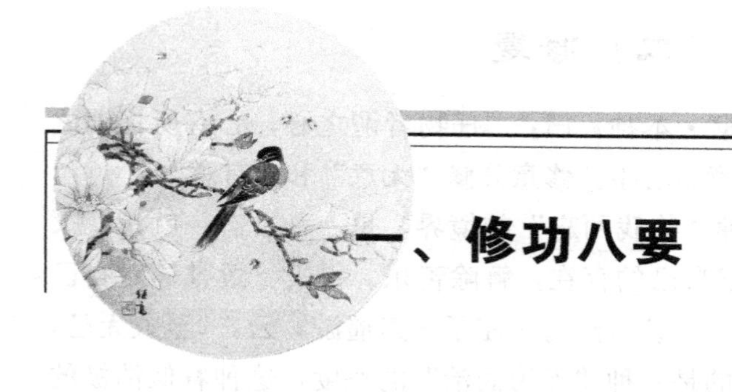

一、修功八要

凡八种，皆为针家所必修。德、意、神、智偏重虚功，身、行、气、力侧重实为。德、意、神皆为智所用，行、气、力均因身而来。

（一）修德

“凡言德者，善美、正大、光明纯懿之称也”（《正韵》），德性是为医者第一修为。

《周易》提倡“君子以反身修德”，宜“厚德载物”，就是重视自身的完善，强调自强、自立、自省、自谦。易家修德主张洗心，就是净化心灵；儒家修德主张正心，就是人心向正；道家修德主张静心，就是心灵安宁；佛家修德强调明心，就是心思清正；内功家修德主张调心，就是调摄心性。医乃仁术，其德秉于诸家，修德即是修心。作为医者，在宇宙之中是“天使”，应尊天道，“与天地合其德”；在众生间是“仁者”，应施仁道，不计得失；在患者面前是“司命”，宜行医道，全力赴救；在学生面前是“师范”，应尽师道，身教重于言传。如是方能救民厄于水火，挽性命于顷刻。

唐代著名医学家孙思邈在《大医精诚》中说：“凡大医治病，必当安神定志，无欲无求，先发大慈恻隐之心，誓愿普救含灵之苦。”毓琳公在临床实践中，亦时刻践行之。他认为：所谓至精，不仅是精通医术，更有对人道和人性的洞悉；所谓至诚，不仅包含着对患者的真诚和大爱，更有对天道对生命本身的忠诚与敬畏。故医者皆应有所秉承，尊师守道，不可欺师灭祖；为医者皆应有所矜持，谦逊进取，不可妄自尊大；行医者皆应有所操守，仁德当道，不可见利忘义。

《内经》说：合于道“所以能年皆度百岁而动作不衰者，以其德全不危也”，故仁者寿人亦自寿，此天下之德也。

（二）修意

“意”者，意念也。《灵枢·本神》曰：“任物者谓之心，心有所忆谓之意，意之所存谓之志”，说明意由心生。修意分修“无意”和“有意”。

修“无意”就是追求一种“物我两忘”的境界，是一种心态，就是泯灭物我的对立，忘记人世、忘记自己的存在，解除苦乐、得失、毁誉等对自己的束缚，使心志专一虚静，与“道”合一。《庄子·逍遥游》云：“至人无己，神人无功，圣人无名”，说明的是一种“无为而治”的态度，这种看似消极的“虚无”态度，其实是一种虚静心神、不牵挂一切的生活态度，即“顺物自然”，是一种“恬淡”，其倡导的是精神独立和物质富足的一同丰蕴。当人们在时光的沐浴中逐渐褪去浮躁和偏激的时候，才使得社会开始呼唤和谐的回归和再建。

修“有意”就是道家所言的“意守”，《抱朴子·内篇·地真》“守一存真”即言此。意，是指心念之动而未形于外者，是思想活动；守，是指相守而不离。所以意守即是摄心归一，专其一处，或谓“收拾全副精神只在一处”（高攀龙《高于遗书》卷二）。也就是将意念集中和保持在身体某一部位或某一事物上。意念又分“正念”和“杂念”，正念是诱导意识达到和维持在入静状态的目的性明确的主动意念，对事态的转归有积极意义；杂念是一种非分之想，是心猿意马，于事态转归毫无意义，或言事与愿违。

将意念集中和保持在意守对象上后，并不是意守的结束。作为医者，利用感觉、知觉进一步仔细地体察身体内部的变化，对疾病的治疗作出应激性的正确处理，才是我们所追求的最终目标。具体到针者施术，当意识达到入静状态时，静气宁神，“必一其神，令志在针”（《灵枢·终始》），须专心致志地体会针下感觉和患者的反应，这也是对“医者意也”的一种完美诠释。“目无外视，手如握虎，心无内慕，如待贵人”（窦汉卿《标幽赋》），并根据病情和手下感觉灵活应用手法，这便是“属意患者”（《灵枢·九针十二原》）的一种修为，故《黄帝内经》云：“志意和，则精神专直，魂魄不散”。是曰：心为意之体，意为心之用；法由心生、意气相随、针应意动。

毓琳公认为：无论是习医还是行医，皆应有一种信仰的意念，否则无缘进法门。这种信仰来源于对师门的充分信任和天人相应、上苍助我的至高崇仰。百姓皆为苍生，与天地合，为百姓谋，其意必彰。

毓琳公心存善念，济世活人求真理，此其有求也；志在民瘼，淡泊名利忘天年，此其无求也。无求亦有求，有求亦无求。故曰：心静则意守，无欲则志坚。

（三）修神

“一阴一阳之谓道，阴阳不测之谓神”（《易・系辞》），故伏羲氏创八卦，以通神明之德，以类万物之情。修神即是知易，以八卦变化之机，洞悉万事万物，包括人体生化之数。习易的目的就是“通神”，就是打开人与天地交通的门户。

日月为易，故《易》是建立在阴阳二元论基础上对事物运行规律加以论证和描述的哲学，其对天地万物进行了性状归类。天干地支五行论，不仅可以测未病、断时病，更可对疾病的转归作出判断，是中医望诊的重要部分，古人讲的“望而知之谓之神”，毓琳公认为如果不用易理，离开应时应物起卦，是很难达到“通神”境界的。当年“扁鹊见蔡桓公，立有间”便言其疾，文中并未谈及它诊，说明扁鹊就是洞悉易理或明内视法才确言的。孙思邈曾言“不知易者不可言太医”，说明医易同源，故医者临证必须“法于阴阳，和于术数”，与天地合参，如是方可用之不殆。

另外，毓琳公认为：一个合格的医生不但要通“易神”，还要注重自身神采的修养。天有三宝日月星，人有三宝精气神。如果一名医生自己精神萎靡，神情不振，正常的应诊治病都很难，现身说法就更难。相反，一个神采奕奕、信心百倍的医者形象会给患者平添几多信任。“神凝则气聚，气聚则形全”（《医钞类编》），所以《黄帝内经》说：“恬淡虚无，真气从之；精神内守，病安从来?”恬是愉快，淡是淡泊，一个人不过多地追求物欲，他体内的正气（真气）就会很好地发挥自调作用，不生或少生疾病，也就精气十足。所以，《素问・六节藏象论》说：“气和而生，津液相成，神乃自生。”

毓琳公还常说：“世间本无鬼神，庸人常自扰。”所谓神者，神明也，神气也。《素问・五藏别论》云：“拘于鬼神者，不可与言至德”，此之信也。

（四）修智

智者，知常理也。世事洞明皆学问，把平时生活中的东西琢磨透了，就叫智。观一叶而知天下秋，道不远人即为此。

《周易注疏》云：“至于百姓，但日用通生之道，又不知通生由道而来，故云‘百姓日用而不知’也”，此语说明智者须掌握“通生”之理，以教化百姓明白其中所蕴含之道。具体到针家，修智就是要求我们通晓“天人相应”之理，认知气血运行之机，明了经络循行之矩，掌握祛病却疾之法，熟稔针法通神之妙。

医者，意也。常言“灵机一动”，灵机从哪里来？没有平时智的修为，灵机很难闪现！毓琳公幼承家学，早年启智，于《易经》、《道德经》、《黄帝内经》、《难经》、《针灸甲乙经》、《针灸大成》等医、易、道经典著作研习较深，明太极阴阳，演九宫八卦，精通干支甲子、五运六气，助力诊断，颇多效验，另于子午流注、灵龟八法、“四神刺”等针法多有灵通。“流注”针法，是以天地运化之变施之人身，祛病除疾，常有出人意料之功。即便是常说常用的针灸补泻手法，其中也蕴含了诸多道理和易理。有关这些理论的应用，我们会在本书中逐一讲及。

毓琳公常说：大恩大恕即是智。此为人之道、处事之法也。施需人以大惠、报德人以大恩，此智也；宽过人以大恕、报怨人以大德，此亦智也。

毓琳公还常说：“整个宇宙的意义在于帮扶众生，况乎医道？没有普度众生的愿力，习医无益。”愿力是最大的智慧。

（五）修身

曾子曰：“吾日三省吾身：为人谋而不忠乎？于朋友交而不信乎？传不习乎？”（《论语·学而》），古人修身以内求，曾子从处事、为人、修学三方面论及修身，其言甚善。

毓琳公认为：无论世道如何纷纭、如何扰攘，都应保持真我，静以修身；无论物欲如何横流、人心如何不古，心不应为外利所动，俭以养德。求诸外欲，而忽略了内在的诚信，此乃人生之大败笔。人应寻求与他人的契合，在求诸他人之前首先求诸自身，以自己的真诚和操守去打动、去感化身边的人，进而引导世人向善。作为医者，日常中亦应日有三思：医书常翻乎？学贵温故知新；医友常交乎？须知读万卷书不如行万里路，行万里路不如拜师访友；对每一患者全然尽心乎？实践出真知，患者是最好的老师。此虽是烦事，亦为要举。

故，修身之法一言以蔽之：格物、致知、诚意、正心。

（六）修行

孔子云：“三人行，必有我师焉。”“行”者品行也，“师”者学习也。我们必须时刻保持谦虚进取的精神，以贤者为师，以患者为师，以自己为师，于学习的实践中，于实践的反思中，不断完善自我。

老子曾言：“天地无亲，常与善人”（《道德经·七十九章》），故为医者均应修成“善人”，具体到我们医者就是从人性上做一个品行端正、恶事不为、从善如流的人，事业上尊师守道、敬重同道，生活中和亲睦邻、周济危困，“老吾老以及人之老，幼吾幼以及人之幼”，如是便可心性清敞，心底无私天地宽。所以，孙真人说：“性既自善，内外百病皆不悉生，祸乱灾害亦无由作，此养生之大经也”（《备急千金要方·养性论》）。

行，也有举止之意。作为一个合格的医生，无论是在诊室还是在社会上，都应举止得体、行为端庄，万不可放浪形骸，给人留下不雅的印象，既然患者“健康所系，性命相托”，我们就应全力以赴，医者父母心。

《素问·上古天真论》云：“恬淡虚无，真气从之”，正气的由来需要一种淡泊名利、远离世俗的心态，当一位神采飘逸、仙风道骨的长者坐在患者对面时，给人的将永远是一份信任与感动。

（七）修气

气乃万物生化之源、变化之端，万物赖气以生，人亦其然。“人生于地，悬命于天，天地合气，命之曰人”（《素问·宝命全形论》），“人之生，气之聚也，聚则为生，散则为死……故曰通天下一气耳”（《庄子·知北游》），故修气就是强壮人生之根本。

古人养生讲究“法于阴阳，和于术数”，术数者，调养精气之法也，和于术数就是掌握、调和各种方法来锻炼身体、增强体质，并可于临证之时精准体会患者经气之来往。毓琳公修炼的是太极拳和静坐养气法，一动一静，相得益彰，先生尝言：“太极动静晨中求，真气精神夜双修”，即指此。

1. 太极拳

太极拳是中华民族辩证思维与武术、艺术、导引术的完美结合，是高层次的人体文化。太极十三式包括掤、捋、挤、按、采、挒、肘、靠、进、退、顾、盼、定，拳打方向中的掤、捋、挤、按，称为“四正”，采、挒、肘、靠，称为“四隅”，四应“四象”，四四为八，寓含“八卦”，步法方向中的进、退、顾、盼、定，是应“五行”。其拳法动之则分，静之则合，充分体现了刚柔相济，阳不离阴，阴不离阳的思想。

明朝万历年间山西王宗岳云：“太极者，无极而生，动静之机，阴阳之母也”。太极拳以绵长见长，以修道为归，大弧带小弧，小圈化大圈，内力含蓄，外气内敛。太极之道，不求急而求缓，不求聚而求化，缓慢出功夫，静心听内气，沉着化暗劲，仁和得天机，缓中感受身心气脉之变，化中悟会人天性命之机。上下运动，左右开阖，元气得固，真气得存。太极者，大可以入道，小可以养生。太极之道，所以调阴阳、和气血，无外气机升降出入而已。

太极拳讲求借力打力、以柔克刚、以静制动，其运动特点：中正安舒、轻灵圆活、松柔慢匀、开阖有序、刚柔相济，动如行云流水、连绵不断。习此，如临仙之圣境，如品诗之陶醉，与自然相合，与健康作伴。针家习此，不但强身，更可助临证之时内气之发挥，以气导气，以医者内气催针下经气之运行，气至则病安。

上述太极拳修习之要，至于拳法套路练习，因全国各地高手遍布，读者可自行拜师修习，此处不再赘述。

2. 静坐养气法

《保生秘要》云："昆仑至于涌泉，周身前后之窍，虽各家传授，各取其善，若能精守其一，皆可起病"，修气贵在"守一"，道家练功讲求"意守丹田"，亦即"凝神入气穴"。

静坐最能养气。静坐不用拘泥于盘膝而坐，自然端坐亦可，也不必拘泥于清晨，晚间亦可。在无人喧哗打扰的僻静之所，于床铺或椅凳之上皆可修习，务需避免虚邪贼风。修习之时，头身自然端正伸直，松肩含胸，两臂下垂，双手按于膝上。双目微闭，下颌微收，口闭齿合，舌抵上颚。用鼻吸气口呼气，宜徐宜缓，愈缓愈妙。此时可以默默计数呼吸的次数，或默念《道德经》、《大悲咒》、《金针赋》、《通玄指要赋》等经典，心神合一。结束时，用舌头在齿外上、外下、里上、里下依次轻轻搅动各 9 次，先左后右，然后将口中的唾液鼓漱 9 次，分 9 次咽下，叩齿 9 次，双手合于胸前快速摩擦至发热，干浴面 9 次，干梳头 9 次，搓耳廓 9 次，双手相叠，左手心对着肚脐，右手搭在左手背上，以肚脐眼为中心，逆时针、顺时针摩擦腹部各 9 次。初次练习 10 至 20 分钟为宜，随着时间的推移，逐渐延长静坐时间。腹部会感觉越来越充实，气力倍增，百邪不侵。静坐结束后不宜饮用或接触凉水。

（八）修力

本文所言修力是指修炼内力，通过内力的修炼不但可以强身，更可助临证之时内力之发挥，以力导气，以医者内力催针下经气之运行，气至则病安。这样就为针灸临证提供了支持，得心应手，事半功倍。

修炼内力的方法很多，毓琳公当年师从博野县气功大师霍老顺，修炼的是站桩功和点穴术等，我们这里仅就毓琳公修习站桩功和练习指力的方法做一介绍。

站桩功是一种练习全身力量的方法，指力练习法是练习双手持久力和穿透力的方法。练习的主要目的是学以致用，提高我们临证的水平。

另外，毓琳公常教导大家说：武术家修力是动静双修，以动为主，我们针家修力应以静为主，每天修炼约10分钟为宜，不可急于求成，过于剧烈。

1. 站桩功

马步桩：方法是面南背北，两脚平行分开，其距略宽于肩，身往下蹲，如坐马上姿势，同时两臂向前伸出，随之分向左右，平置于身之两侧，两臂略低于肩，掌心均向下（注意松肩坠肘）；两眼向前平视；舌抵上颚，呼吸保持自然；提肛收腹；膝盖尖与脚尖呈垂直状；意守丹田。直至两腿酸痛才能休息，万不可一站即起，否则很难收到功效，初学者不可不注意。每天早晚分做两次练习，每次时间以10分钟为宜，体质好者可以适度增加。

2. 指力练习

（1）持久力：双手掌心向下，置于身体的正前方，与肩同宽同高，两脚分开略宽于肩，身体前倾到70～80厘米高的书桌或办公桌，两手五指分开撑于桌面，腰不可屈，双臂做屈伸运动，初练时，用五指撑桌面，随功力增深，逐渐用四指、三指、直至单指撑桌面，初次以3～5分钟为宜。

（2）穿透力：五指放在实木桌面，感觉桌面纹理的走向、粗细、厚薄等，或用手指轻触气血丰盛的穴位，如血海，感觉气血的运行走向、强弱、深浅等，或练习给自己切脉。亦可给自己点按穴位，如合谷穴、内关穴等练习指力，同时感受穴位下气血的运行走向、强弱、深浅。

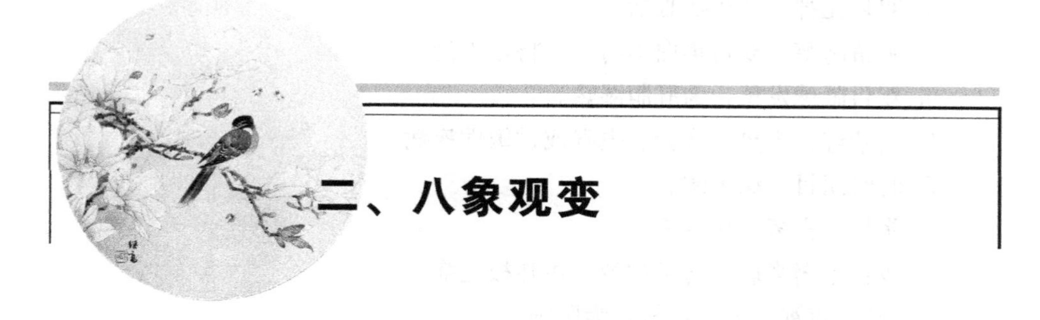

二、八象观变

有诸内必形诸外，以表知里，顾此知彼，此之谓“望而知之谓之神”。植根于中国传统文化的郑毓琳先生，精通四诊，重望切，尤倚望诊。他认为，世之病虽见万态，然其症各有所殊，临证之时宜抓主症，以简驭繁。但凡得观一神一态，即应明病之来始，复合于它诊，百无一失。

（一）望神

神指的是患者的精神状态、思维、意识、神采和表情等情况的总和。望神可以辨别患者神气的盛衰、病情的轻重以及临床预后、生命活力等。

如患者精神充沛，神志清晰，目光精彩，面色红润，表情活泼，语音洪亮，呼吸平静，则表示神气健旺，正气未伤，中医称此为"有神"或"得神"。有神，则疾病一般不太重，预后亦较好。

如患者目光晦暗，瞳仁呆滞，精神萎靡，语声低微，反应迟钝，甚至神志不清，循衣摸床，或卒倒且目闭口开，手撒遗尿等。我们称之为"失神"或"无神"，表示正气已伤，病情较重，预后不好。

还可见一些久病、重病、精气极疲衰的患者，原本神识昏糊，突然神志清楚；原来不多言语，语声低微，突然转为言语不休，声音响亮；原本面色晦黯，突然颧红如妆；原本毫无食欲，忽然食欲增强。这是由于精气衰弱已极，阴不敛阳，虚阳外越，暴露出一时"好转"的假象，因此称为"假神"，是一种败象，俗称"回光返照"或"残灯复明"。提示病情恶化，脏腑精气将绝，是临终前的征兆。

附：望目神断病

神藏于心，外达于目，望目神即可知病由之一端。

1. 目光炯炯，神亦足，主无病或病微。
2. 一目无神，主久病。
3. 双目无神，主久病难治。
4. 眼帘晦黯，双目黑白不清，主将亡不治。
5. 双目眼球发黄，为肝胆湿热。
6. 白睛红，主热、疲劳、失眠或过敏性疾病。
7. 时时闭目，病主阴。
8. 张目、言多，病主阳。
9. 双目半闭半启、昏沉如醉，主热极之症。
10. 双目直视、黑珠不转，为阳绝。
11. 病后突然视物不见，为阴脱。
12. 定睛不转、眼眶下陷、瞳孔变大，为神止气脱，主不治。

（二）望色

《素问·脉要精微论》云："赤欲如帛裹朱，不欲如赭；白欲如鹅羽，不欲如盐；青欲如苍壁之泽，不欲如兰；黄欲如罗裹雄黄，不欲如黄土；黑欲如重漆色，不欲如地苍”，此言患者“有诸内必形诸外”的红、青、黄、白、黑五种体表病色，据其可查人身整体色泽，亦可验之于局部甚至一个穴位。故郑氏临证常以察五色附于面、舌、鼻、穴、经络者断病。

1. 面色

面色因受遗传、地理环境等因素影响，一般以面色荣润光泽为常色。《灵枢·邪气藏府病形》：“十二经脉，三百六十五络，其血气皆上于面而走空窍”，故望面色可以了解脏腑气血的盛衰、邪气之所在和疾病的发展变化。

面呈红色，为热证。血液充盈皮肤脉络则显红色。血得热则行，脉络充盈，所以热证多见红色。如满面通红，多是实热；若两颧绯红，多为阴虚火旺之虚热。新生儿面色嫩红或小儿面色白里透红，为正常色。

面呈青色，多为寒证、痛证或肝病。为气血不通，脉络阻滞所致。若面色青白并见，愁苦皱眉，多为里寒腹痛；面青而晦黯，神昏抽搐，常见于惊风和癫痫发作之时；面青唇紫，呼吸急促，为肺气闭塞，气血瘀阻。大凡小儿面色呈青色，病情均较重，必须加强观察。

面呈黄色，多为脾虚而水湿不化，或皮肤缺少气血之充养。若面目鲜黄为阳黄，多属湿热；面目黯黄为阴黄，多属寒湿；面色淡黄、枯槁无泽为萎黄，多为脾胃虚弱，营血不足；面色黄胖多为气血虚而内有湿；生后不久出现黄疸为胎黄。

面呈白色，多为虚寒证或失血证。血脉空虚，则面色多白。寒则凝，寒凝经脉，气血不荣或失则脉空虚。若面色苍白而虚浮多气虚；面色苍白而枯槁多为血虚。若面色惨白，四肢厥冷，多为阳气暴脱，可见于脱证；面白少华，唇色淡白，多为血虚，常见于贫血或失血。

面呈黑色，多属寒证、虚证，常为久病、重病、阳气虚。阳虚则寒，水湿不化，气血凝滞，故多见于肾虚及血瘀证。若面色青黑，手足逆冷多为阴寒里证；面色黑而晦黯，兼有腹痛呕吐，可为药物或食物中毒；面色青黑惨黯为肾气衰绝，不论新病久病，皆属危重。若小儿肤色黑红润泽，体强无病，是先天肾气充沛的表现。

2. 舌色

舌尖属心肺，舌中属脾胃、舌根属肾，舌两侧属肝胆。据色断之。

（1）淡舌：舌色较正常浅淡，主虚证、寒证，多见于血虚，为阳气衰弱、气血不足象。色淡而胖嫩为虚寒；胖嫩而边有齿痕为气虚、阳虚。

（2）红舌：舌色较正常深，呈鲜红色，主热证，多为里热实证。舌尖红是心火上炎；舌边红为肝胆有热；红而干为热伤津液或阴虚火旺。

(3) 绛舌：舌色深红，为热盛，多为邪热深入营分、血分或阴虚火旺。红、绛舌颜色越深，表明热邪越重。

(4) 瘀斑舌：舌上有青紫色之瘀点或斑点，多为内有瘀血蓄积。

(5) 青紫舌：全舌舌质呈现青紫，或为热极，或为寒证。舌质绛紫色深而干燥为热极，温热病者为病邪传入营分、血分；舌质淡黄紫或青紫而滑润者为阴寒证。

3. 鼻色

鼻头色青为腹痛，色黄为胸上有寒，色白为失血，色赤为肺脾有热，色微黑是有水气，鼻下红肿如疮有虫积，鼻孔燥黑如煤者乃阳毒热深。鼻孔干者肺枯，鼻孔黑燥无涕者肺绝，多为阳明热证。鼻翼煽动，初则为风热壅肺，久则属肺气不足。此外，望鼻还对鼻息肉、酒糟鼻、麻风、梅毒等病的诊断有一定的意义。

4. 穴色

《灵枢·五色》曰："庭者首面也，阙上者咽喉也，阙中者肺也，下极者心也，直下者肝也，肝左者胆也，下者脾也，方上者胃也，中央者大肠也，挟大肠者肾也，当肾者脐也，面王以上者小肠也，面王以下者膀胱子处也，颧者肩也，颧后者臂也，臂下者手也，目内眦上者膺乳也，挟绳而上者背也，循牙车以下者股也，中央者膝也，膝以下者胫也，当胫以下者足也，巨分者股里也，巨屈者膝膑也"，凡五色之见于面者，皆可因是而测其病。郑氏以此为据，于面部脏腑支节所居之所定穴并合五色以决病之变化，大抵"青黑为痛，黄赤为热（风），白为寒"、"寒甚者为血，痛甚为挛，寒甚为皮不仁"(《灵枢·五色篇》)，以表知里，知常达变。穴色之所变者内应也，故可反刺其穴以应内。

神庭穴：候头面之疾。

阙上穴（印堂上一寸）：候咽喉之疾。

印堂穴：候肺之疾。

山根穴：候心之疾。

鼻柱穴：候肝之疾。

上迎香穴：候胆之疾，男观乎左，女查乎右。

素髎穴：候脾胃之疾。

迎香穴：候大肠之疾。

天容穴：候肾、脐之疾。

颧髎穴：候小肠之疾。

人中穴：男候膀胱、女候子宫之疾。男子人中平浅且不生须者，多主无子。妇人人中深长者，善于产育。

巨髎穴：候肩之疾。

下关穴：候臂疾。

大迎穴：候膝、足之疾。

天牖穴：候背之疾。

睛明穴：候胸乳之疾。

附：儿科“三关诊”歌诀

紫热红伤寒，青惊白主疳。

脉长知轻重，气血盈亏参。

（三）望形

形指形体，望形体除包括望体形、肌肉、骨骼、皮肤等，还包括望舌形等，形是静态的。因为人体是内外统一的整体，所以通过体表可以了解内脏的变化，从望形体不但可知病者的体质、发育及营养状况，而且有助于了解气血的盛衰、五脏的虚实、邪正的消长和伤痛的部位等。

1. 形体

（1）形体强弱

体强：表现为骨骼粗大，胸廓宽厚，肌肉充实，皮肤润泽，筋强力壮等。为形气有余，说明体魄强壮，内脏坚实，气血旺盛。

体弱：表现为骨骼细小，胸廓狭窄，肌肉瘦削，皮肤枯槁，筋弱无力等。为形气不足，说明体质虚衰，内脏脆弱，气血不足。

（2）形体胖瘦

肥胖：常多血少气。若胖而能食，肌肉坚实，力气充足，为形气有余（健康、实证、热证）；若肥而少食，气短无力，肌肉松软，是形盛气虚（阳虚脾弱，多痰多湿）。

消瘦：常多气少血。若形瘦食多，为中焦有火；形瘦食少，是中气虚弱。

（3）躯干外形

手足屈伸困难或肿胀，多为风寒湿痹；抽搐、痉挛，多是肝风；足膝软弱无力，行动不灵，多为痿证；一侧手足举动不遂，多为中风偏瘫；鸡胸、龟背，多属先天禀赋不足或后天失养，由肾精气亏损或脾胃虚弱所致；胸如桶状，多为伏饮积痰，而致咳喘顽症；单腹肿大四肢瘦，为臌胀。

（4）皮肤外形

皮肤枯槁无华，皱缩无弹性，为津液已伤，营血久亏，肌肤失养所致。

皮肤干枯粗糙，状如鱼鳞、松树皮，触之棘手，称肌肤甲错。由血虚、津枯或瘀血日久，肌肤失养所致。若兼眼眶暗黑，为内有干血；若兼腹中急痛，多为内生痈脓，消耗津血所致。

皮肤脱若蛇皮，或遍身如癣者，或皮肤溃烂而无脓者，多属疠风皮病。

皮肤肿胀，皮薄光亮，按之凹陷，不能随手而起，为水肿。其中头面先肿，继及全身，身半以上肿甚者为阳水；足跗下肢先肿，继及全身，身半以下肿甚者为阴水。

皮肤肿胀，皮厚色苍，按之随手而起属于气胀。

体表皮肤（阿是穴）汗毛见漩涡者，主此处经气瘀阻不畅。

2. 舌形

（1）舌质

老嫩："老"即指舌质纹理粗糙，形色坚敛，多属实证、热证；"嫩"指舌质纹理细腻，形色浮嫩，多属虚证或虚寒证。

胖瘦："胖"指舌体胖大、肿胀，多与水湿停留有关。舌质淡而胖，舌边有齿痕者，多属脾虚或肾阳虚、水湿停留；舌质红而肿胀，多属湿热内蕴或热毒亢盛。"瘦"指舌体瘦小而薄，多属虚证。舌质淡而舌形瘦者，多为气血不足；舌质红绛而舌形瘦者，多属阴虚内热。

芒刺：舌乳头增生、肥大，突起如刺，多属热邪亢盛。热邪越重，芒刺越大、越多。临床上芒刺多见于舌尖与舌边，舌尖芒刺多属心火亢盛，舌体两侧芒刺多属肝胆热盛。

裂纹：舌体上有多种纵行或横行的裂沟或皱纹，多由于黏膜萎缩而形成。裂纹舌可见于少数正常人。舌质红绛而有裂纹者多属热盛；舌质淡而有裂纹者多属气阴不足。

（2）舌苔

薄苔：多为疾病初起，病邪在表，病情较轻。

厚苔：多示病邪较盛，并已传里；或有胃肠积滞；或有痰湿。苔愈厚表示邪越盛，病情愈重。但舌苔的形成，反映了胃气的有无，舌苔虽厚，说明胃气尚存的一面。

少苔：常表示机体正气不足。

无苔：主胃气大虚，缺乏生发之机。

花剥苔：舌面上有不规则的舌苔剥脱，剥脱处光滑无苔，多属胃之气阴不足，若兼有腻苔则表示痰湿未化而正气已伤。

（四）望态

态指的是病态反应，包括神态、形态、姿态、舌态等。

1. 神态

勇者血热气盛，怯者气虚血亏。阳证多语，阴证少言，多语者易治，无言者难疗。骂詈笑歌、其行日夜不休者，狂态也；直视僵仆、其脉阴阳俱盛者，癫态也。厥者，阴阳不足；冒者，表里俱虚；昏沉者，阴阳亏而神气少；恍惚者，津液亡而心血虚。起卧不安、反复颠倒、心中懊憹者，虚烦之证；衣被不敛、言语善恶、不避亲疏者，神乱之征。如狂者，血蓄膀胱、热结未泻；如醉者，邪侵六腑、闭塞不通；妄言妄见者，邪在于胃；不识不知者，邪入于腑。

2. 姿态

踡卧喜静，多属寒证；烦躁喜动，多属热症。张口抬肩，喘息不能平卧是喘症；项背强急，角弓反张是痉病；两目上窜，直视或斜视为肝风内动；鼻翼煽动为邪热蕴肺；头部摇动而不能自主，多为风病或气血不足；久病循衣摸床，撮空理线是危重证候。

3. 舌态

（1）震颤：舌体不自主地颤抖或吐弄，多属气血两虚或肝风内动。

（2）歪斜：舌体偏歪于一侧，多为中风偏瘫或中风先兆。

（3）痿软：舌体伸卷无力，多因气血俱虚、筋脉失养所致。

（4）强硬：舌体欠柔，屈伸不利甚至不能转动，多属高热伤津，邪热炽盛，或为中风的征兆。

4. 目态

目窠肿为水肿初起征象，目窠内陷为脏腑精气衰竭；眼球突起多为眼底病或瘿病。若瞳仁变色，眼生翳膜，视物不清，为内障、外障等眼病。若见瞳仁扩大是肾精耗竭，见于濒死危象，或绿风内障及某些中毒症；若瞳仁缩小，多属肝胆火旺、虚火上扰或为中毒。眼睑下垂称睑废，为先天不足或脾肾两虚，也可因外伤所致。目翻上视、直视，病较严重，昏睡露睛，则常见于小儿脾虚或慢脾风。

（五）望坐

坐而欲起者阴气实，坐不欲起者阳气虚。

坐不能起者阴经之证，立不能坐者阳病之征。

坐而去衣者应是内热，坐而索衣者必为表寒。

坐而仰者肺实气逆，坐而伏者肺虚少气。

坐而触心者汗后血虚，坐而护腹者胃肠里急。

惧坐喜卧者肛门生疮，喜坐惧卧者腰背有伤。

坐而俯首者石淋可参，坐而汗出者心脱必辨。

转侧不能者痿痹之状，坐卧不宁者焦燥之形。

坐而下一脚者腰痛之貌，坐而垂两手者丧气之容。

坐而难眠、眠则气逆者肺胀咳嗽，眠不耐坐、坐则昏沉者气虚血夺。

（六）望卧

卧而仰者属阳，睡而伏者属阴。

嗜睡者脾虚，无眠者胃实。

卧不安乃胃不和，坐难卧则肺气逆。

病肺者左卧而右重，右卧而左重。

病腰者左卧而右痛，右卧而左痛。

转侧不能者风湿相搏，起卧不安者心烦意乱。

卧安立眩者脑血不足，汗出心烦难卧者翻证可参。

伸而不蜷者阳经实热，蜷而不伸者阴经虚寒。

卧难瞑目者心肾不交，睡不瞑目者阴阳不交。

卧向内、身蜷、喜静懒动者热去正虚，睡向外、体露、躁动不安者热盛邪实。

（七）望立

立而稳重是正形，立而不稳是眩症。

立而突仆多痫证，立而突昏乃厥证。

立而烦言心气盛，垂头不言肺气虚。

立而嗔目怨气多，立而掩目正气伤。

立不能行是腿疾，立不欲坐是痔伤。

立而不能见痿软，循衣摸床虑危亡。

（八）望走

昂首挺胸是正形，阔步健行身无病。

行艰无痛是痿症，行艰有痛乃痹形。
半身不遂是中风，头摇反张动肝风。
护腹前倾是腹痛，捂腰屈背必腰疼。
弃衣而走是狂证，沉默痴呆癫形成。
踱步不坐心意烦，只坐不行瘫痪应。
看似简单七八句，临床辨证心中明。

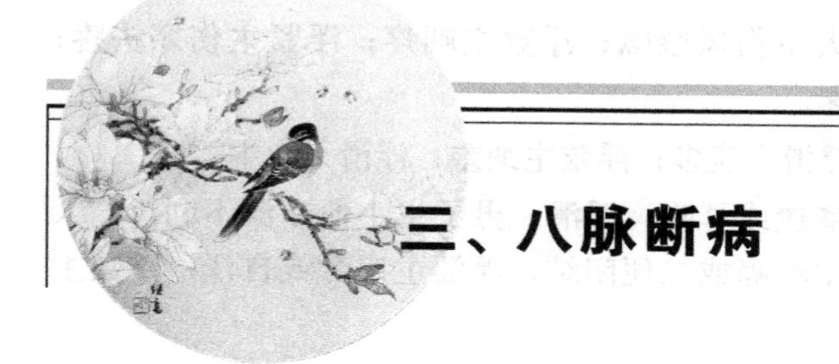

三、八脉断病

《灵枢·九针十二原》云："凡用针者，必先诊脉，视气之剧易，乃可以治"，《难经·六十一难》亦云："切脉而知之者，诊其寸口，视其虚实，以知其病在何藏腑也"，均说明针者在临证中，须藉脉诊来了解疾病的阴阳、表里、寒热、虚实，气血盛衰，以及所涉脏腑、经络、病位、邪正力量消长等，以指导治疗，并据此确定针刺的手法以及针刺所选穴位、针具、针刺深度、留针与否及留针时间。

寸口又名气口，手太阴肺经太渊位也，为脉之大会。肺居高位，有君主之象，故肺主气而朝百脉，为五脏六腑之始归。所以，张景岳云："脉者血气之神，邪正之鉴也，有诸中必形诸外"，此亦为毓琳公重视脉诊之一端。另外，毓琳公还认为：医者通过自身的修气，能更直接精准地体会寸口脉的变化，并且通过诊脉这种形式与患者面对面的沟通，可迅速拉近与患者的距离，做到心灵相通，对确立患者的信念是有很大帮助的。

毓琳公家藏有清武进张敬敷惠宽氏之《桐影书屋脉诀》，多有研习。毓琳公临证时，重八脉统摄，以别阴阳、辨表里、知寒热、分虚实，以八辨应万变。四证明，则病无遁形。兹简要介绍如下，读者须灵活变通应用之，切勿胶柱鼓瑟。

（一）浮脉

浮脉法天，有轻清上浮之象，轻按即得。得此脉或兼它脉，皆有表无里、邪盛正衰、内虚外实之端。

左寸浮：浮而有力主外感头痛或眩晕；浮而无力主怔忡与虚烦；浮紧为心疼或心悬；浮数为口舌生疮；浮芤主失血。

左关浮：主肝气不和、胁下满。浮大有力主珠目赤痛；浮弦主头眩疼、胁下痞；浮数主吐血。

左尺浮：有力主小便赤涩；无力主阳事不兴；浮紧主耳聋耳鸣；浮弦主腰疼；浮涩主遗精。

右寸浮：肺之本脉。浮大主伤风咳嗽；浮数主咽疼；浮紧主伤寒头疼；浮滑主痰逆；浮弦主风邪头疼。

右关浮：浮实主痞满；浮滑主痰多；浮弦主纳差；浮滑无力主呕逆。

右尺浮：浮弦主腰疼或梦遗或耳鸣；浮滑，男子主小便赤涩不利，妇人主有子，女子为带下；浮大主噎嗝或二便闭结；浮涩主房劳或自汗；浮数主肾劳。

（二）沉脉

沉脉法地，有重浊在下之象，重按方得。得其脉或兼脉主有里无表、热少寒多，为阴阳郁滞之脉，气郁症及夫人多见之，证属阴。

左寸沉：主心气郁结。沉软主悬饮；沉细主血亏难寐；沉弦主气滞胃疼；沉迟主身寒或心惕；沉数主烦渴；沉紧主胃寒疼、伤寒头疼。

左关沉：主肝气不舒。沉弦主肝气胀疼或癥瘕气聚；沉数主朝凉暮热或眼睛涩疼；沉滑主肝热而有痰或气逆吐血；沉迟主腰冷足疼。

左尺沉：沉缓而滑，肾之本脉。沉散主肾经气虚、腰疼、溺难；沉实主膀胱热、小便不利；沉弦主小腹坠疼、腰重；沉滑主腰间发热。

右寸沉：沉滑主久咳，日轻夜重；沉弦主胸闷痰壅；沉涩而滑主骨蒸；沉数主肺中郁热、咽干。

右关沉：主中气郁滞，脾气不升、饮食停滞。沉滑主脾热；沉实主吞酸嗳腐；沉迟主寒痰积聚；沉紧主悬饮。

右尺沉：沉滑而缓，男子好色女为胎；沉实而长主六腑秘结；沉数主肠风下血；沉迟主痼冷。

（三）迟脉

迟脉有阳气萧瑟之状，一息三至。有里无表，为寒为虚。

左寸迟：主心火气衰、精神困倦、心腹暴痛，或吐清涎。

左关迟：肝胆气寒，主手足冷、胁下疼、筋脉寒急、恶寒不食。

左尺迟：主肾虚腰疼、手足厥冷、腹痛、耳鸣、眩晕，女子主宫寒闭经。

右寸迟：主恶寒咳嗽、鼻流清涕。

右关迟：主饮食不化，见食则吐或呕吐清谷，亦主四肢不举。

右尺迟：迟而有力主小腹引胁痛；迟而无力主下虚逆冷。

（四）数脉

数脉为一息六至，有力为火，无力为热。

左寸数：主口舌生疮、吐血狂烦、身热或头目大痛。

左关数：主两胁胀满或善怒或心下坚满。弦数主头眩或拘挛；浮数主头面生疮。

左尺数：主阴血亏虚、舌燥咽干、咳喘、汗出、五心热。

右寸数：主肺热咳喘、喉痹。

右关数：主胸膈烦闷。沉数主胃热吞酸或胀满；浮数主齿龈肿烂。

右尺数：浮数主咽肿舌燥；沉数主肠风、足心热、足跟痛。

（五）滑脉

滑脉往来流利，如珠之状。主痰滞有余。

左寸滑：主五心烦热。浮滑主风热，或舌强语滞，头重眩晕，或肺痈。

左关滑：浮滑主血热妄行；沉滑主吞酸、胸膈胀满或为舌强；弦滑主筋骨酸痛；细滑主阴虚少食。

左尺滑：沉滑主女子有子；浮滑主舌燥咽肿、小腹胀满、阴虚骨蒸；细滑主肾虚血热；弦滑主腰脚重。

右寸滑：滑数主痰火、咳嗽喘急或喉痹；洪滑主眩晕、热痰喘咳；短滑主酒伤水逆。

右关滑：主胃火痰热、痞满或食积。沉滑主气郁；浮滑主呕逆。

右尺滑：浮滑主虚火上炎，头眩口渴、泄痢淋涩。

（六）涩脉

涩脉缓而难、短且散，如雨沾沙。主气血不足。

左寸涩：主心血虚耗见心痛或惧畏。沉涩主心腹隐痛；涩而大主汗出、咽燥。

左关涩：主肝胆血虚，关节不利，或目翳生花。涩大主骨蒸或两胁胀满；

细涩主筋骨疼痛。

左尺涩：主足筋痿弱或短气或耳鸣。沉涩主体重骨热或腰背拘急或喘。

右寸涩：浮而大主喘咳，亦主少气。

右关涩：主食下难咽、胸满。

右尺涩：男子主阳痿耳鸣、呼吸少气，女子主月事不通。

（七）虚脉

虚脉缓大而濡，按之无力，应指而空。为正气衰微之候。

左寸虚：主心虚多汗或怔忡或梦寐多惊。虚数主失血心慌。

左关虚：主阴虚发热或中气虚怯。

左尺虚：主骨蒸痿痹或男子伤精、女子带下。

右寸虚：主少息。虚数主咳喘；虚迟主饮食难化；虚弦主中虚气痛。

右关虚：主泄泻或食少乏力。虚滑主呕逆吞酸；虚弦主血虚胃痛。

右尺虚：主丹田气少，阳气衰微。虚滑男子主梦遗精滑、女子主带下崩中；虚弦主腰痛；沉虚主房劳气陷。

（八）实脉

实脉浮、中、沉所候皆应有力，大小平和匀称。平人见此主元气充实，病家见此主邪气盛，为有余。

左寸实：主君火过剩，可见身热、心烦不眠、口舌生疮、头疼咽干、胸膈胀痛等。

左关实：主胁痛、善怒或项背强。

左尺实：主阳秘不通或小便涩痛。

右寸实：主咽痛或项背生疮。

右关实：主善食易饥或发热谵语。

右尺实：主阳强多欲或便溲不畅。

附：切体

切诊的另外一个内容是按察肌肤和特殊穴位，《灵枢·刺节真邪》篇所云：“凡用针者，必先查其经络之实虚，切而循之，按而弹之，视其应动者，乃后取之而下之”，即指此。其又云：“一经上实下虚而不通者，此必有横络盛加于大经，令之不通，视而泻之，此所谓解结也。”阴阳失调，经络失衡，气血失常，或津液代谢失常，机体会出现各种“结”的病证与特征，表现为或瘀滞，或阻逆，或寒凝，或留浊，或各种痹证等，尤其位于经络循行脉线上表现更为明显，即相应的经络出现经络信息反应，郑魁琳先生一般是通过循（即循经感应，体会有无经气传导异常并观察有无经络现象，包括循经红线等）、按（即对特殊穴位的按压，观察有无阳性反应）、摸（即对特定病位的体温、解剖构造的勘察等）三法来感知病情的。如在体表局部经络解剖定位的腧穴淫痒、酸楚、麻木、过敏、压痛、隐疹、皮丘、皮毛漩涡、皮下结节、色泽异常等变异现象。切诊后，明确腧穴处的皮下组织有无隆起、凹陷、松弛和皮肤温度的变异等“结”的反应现象，及有关穴位邻近或远端有无明显的结节、条索状物等阳性反应征，以此进行经络辨病辨证，明确病在何经、疾患哪脏，进而为治疗提供证据。

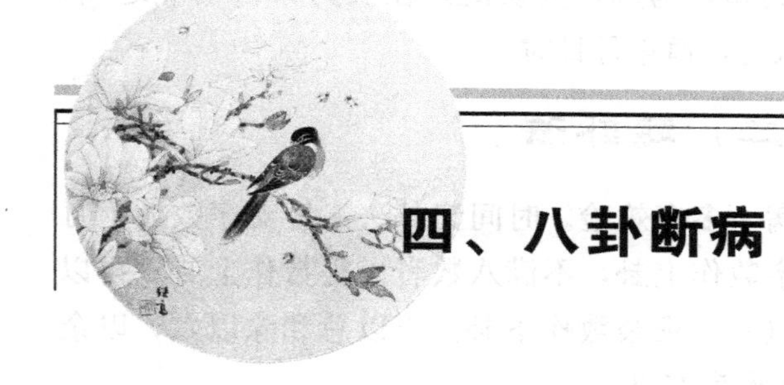

四、八卦断病

医易同源，孙真人有言：“不知易者不足以言太医”，明代医家张景岳亦云：“阴阳虽备于《内经》，变化莫大乎《周易》”。阴阳是中医理论之核心，《周易》乃阴阳之肇始，郑魁琳先生自幼学医兼易，“以体天地之撰，以通神明之德”（《系辞下》），临证中特重八卦之运用，巧断病证原由，活用八卦玄机，于临床多有补益，兹就其学简述之。

《周易·系辞传》：无极生太极，太极生两仪，两仪生四象，四象生八卦，八卦定吉凶。万事万物发展皆有规律，静中生动，动中含静，阴极则阳，阳极则阴，故有八卦象形之由：乾三连，坤六断，震仰盂，艮覆碗，离中虚，坎中满，兑上缺，巽下断。八卦在天成象，在地成形，远取诸物，近取诸身。

（一）八卦主病

乾卦，属金，在身为头，为骨，为肺；在疾病为头面之疾，为肺疾，为筋骨之疾，上焦之疾；时序为秋，戌亥年月日时。

坤卦，属土，在身为腹，为脾，为胃，为肉。在疾病为腹疾，为脾胃之病，饮食伤积，水谷不化。时序为辰戌丑未月，未申年月日时。

震卦，属木，在身为足，为肝，为毛发，为声音。在疾病为足疾，为肝经之病，惊恐不安。时序春月，卯年月日时。

巽卦，属木。在身为股肱，为气，为胆。在疾病为股肱之疾，为风疾，为胆病，为中风，为气滞。时序春夏之交，辰巳年月日时。

坎卦，属水，在身为耳，为血液，为肾。在疾病为耳疾，为血寒，为肾病。时序冬月，子年月日时。

离卦，属火，在身为目，为心，为上焦。在疾为目疾，为心火，为上焦病，为热病。时序夏月，午年月日时。

艮卦，属土，在身为手指，为骨，为鼻，为背。在疾为手指肿胀，为骨痹，为背重。时序冬春之月，丑寅年月日时。

兑卦，属金，在身为舌，为口，为肺，为痰涎。在疾为口舌咽喉之病，为气逆咳喘，为肺痛。时序秋八月，酉年月日时。

（二）起卦法

毓琳公每用时间起卦而断病，多有效验。时间起卦法：年支序数加上月数加上日数，总和除以八，求余数作上卦，不满八数者以得数作上卦。再以年月日加上时序之数，总和除以八，求余数作下卦。再以总和除以六，以余数求动爻。以定体用之卦，而断疾病玄机。

（三）断卦及应用

卦象既定，垂象以示。以体卦为患者，用卦为疾病。体卦宜旺不宜衰，宜生不宜克。体卦克用卦，疾病易安。体卦生用卦，久病难痊。若体逢克而乘旺，得时便安。体遇克而更衰，绝处难存。体生用者，迁延难好。用生体者，愈在当下。体用比和，虽病缠身，无须恐惶。若求病愈之期，体卦详之，若详危厄之期，克体定之。若论医药之属，当观生体之卦何如，如离卦生体，宜服热药、刺以“热补法”；如坎卦生体，宜饮凉药、刺以“凉泻法”。

此上为断病要义，如若能扩其八卦类象而用之，其妙不可言。

（四）医案举例

1936年岁次丙子孟春，毓琳公见一壮丁跑来邀诊，神态恐惶，未等病家开口，即言尔等稍安勿躁，家中老母有疾，中风甚危，必是突发昏仆，喉中痰声漉漉，不省人事，是由脾虚内生痰湿，肝内夹痰内旋，上蒙清窍所致，故尔甚急，无须惊慌，此疾看似甚危，定有良法可医。随之与病家前去诊治，果不出其所料。急针人中、百会、合谷、三阴交、丰隆，点刺十宣，瞬时而醒。其子魁山问所由，毓琳公曰：为医者不可不知易，病家来时甚急，当时卜得风地观变风水涣卦，为阳风之象，岂有缓事之理，观卦内坤外巽，内卦为用为病，必为脾土虚弱，痰湿内盛，外卦为巽，风象外生，又从上，故诊风痰之疾，坤为老母，故断之。观变风水涣，用卦生体，愈在当下，故有惊无险，水旺则风熄。

又，1945 年岁次乙酉初春的一天傍晚，在北京郑氏针灸门诊即将下班之际，来一女士，面带口罩，神态怪异，求诊于毓琳公，毓老观其貌相，不多作声，自起一卦，得大畜之小畜。便开口以告患者，所得骨痹痛证，良由寒湿内入筋骨，腰腿为重，逢寒则甚，得病有一年半左右。当时患者点头称是，全场惊讶。病家述其有事，先行告辞，众人不解。走后毓琳公说道，其人明天 9 点后必来，还不止一人，有多人陪同坐轿车而来。旁听者顿感兴奋而好奇，只盼明天见其分晓。9 点 40 左右，果如其言。毓琳公曰：主卦大畜，必是富人。用卦艮土生体卦，其病为寒湿，为骨病，自然就是骨痹痛症。变卦巽为四，乾为一，故断 1 年半左右。体卦为乾，乾为领导，为头目，互卦与变卦见震巽，必定见车，巽为风，故可断定此人雷厉风行，非同常人（后得知为人民日报社一领导）。变卦为体克用，其疾易痊。语毕，全场哗然。

以上为郑氏临证之一角，但愿有抛砖引玉、触类旁通之功。需要特别说明的是：因以上所涉内容未见于教科书，尚存学术争议，只可作为医事之参考，不可作确诊之依据，仅供医道同仁内部交流使用，不可妄言于患者也。郑魁山教授时嘱我等“不足为外人道也”，非私密也，诚恐招谤于人也。今争得郑魁山教授同意，略陈一二，藉以管窥郑氏诊疗之全貌。

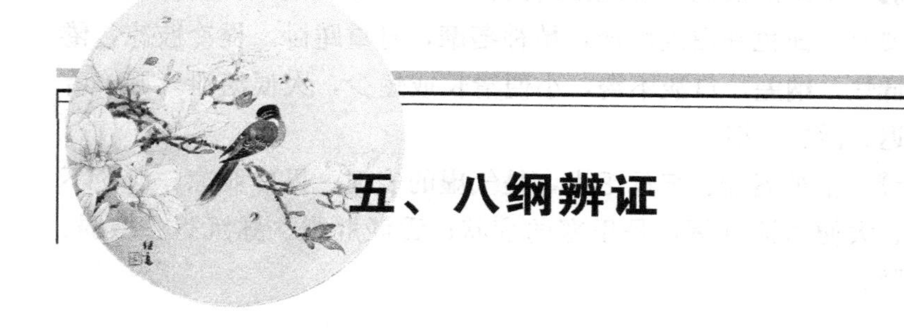

五、八纲辨证

《黄帝内经》和《伤寒论》中虽未明确“八纲”一词，但已初具“八纲辨证”之雏形。至明代张介宾《景岳全书·传忠录》专设“阴阳篇”、“六变辨”，对八纲作了进一步论述，并以二纲统六变，曰：“阴阳既明，则表与里对，虚与实对，寒与热对，明此六变，明此阴阳，则天下之病，固不能出此八者”，明确地将“阴阳六变”作为辨证的纲领。

凡世间万事万物皆有其内外本因之滥觞，亦会随时空的迁移而变化。所以万不可把“八纲辨证”看成僵死的教条，囿困医者于篱下。临证之时宜灵活把握、圆融变通。

毓琳公认为：运用八纲辨证时，应以阴阳为提挈，先辨表里定病位，次辨寒热定病性，再辨虚实定病势，为施治提供依据。

（一）阴阳辨证

阴阳是八纲中的总纲。

由于阴、阳分别代表事物相互对立的两个方面，它无所不指，也无所定指，故疾病的性质、临床的证候，一般都可归属于阴或阳的范畴，所以阴阳是辨证的基本大法。《素问·阴阳应象大论》说：“善诊者，察色按脉，先别阴阳。”《类经·阴阳类》说：“人之疾病，……必有所本，或本于阴，或本于阳，病变虽多，其本则一。”《景岳全书·传忠录》亦说：“凡诊病施治，必须先审阴阳，乃为医道之纲领，阴阳无谬，治焉有差？医道虽繁，而可以一言蔽之者，曰阴阳而已”。因此，阴阳两纲可以统率其他六纲而成为八纲中的总纲。

1. 阴证

凡见抑制、沉静、衰退、晦黯等表现的里证、寒证、虚证，以及症状表现于内的、向下的、不易发现的，或病邪性质为阴邪致病、病情变化较慢等，均属阴证范畴。

【临床表现】 不同的疾病，表现出的阴证证候不尽相同，各有侧重。其特征性表现主要有：面色苍白或黯淡，精神萎靡，身重蜷卧，畏冷肢凉，倦怠无力，语声低怯，纳差，口淡不渴，小便清长或短少，大便溏泄气腥，舌淡胖嫩，脉沉迟、微弱、细。

【证候分析】 精神萎靡、声低乏力，是气虚的表现；畏冷肢凉、口淡不渴、小便清长、大便溏泄气腥，是里寒的症状；舌淡胖嫩、脉沉迟、微弱、细均为虚寒舌脉。

2. 阳证

凡见兴奋、躁动、亢进、明亮等表现的表证、热证、实证，以及症状表现于外的、向上的、容易发现的，或病邪性质为阳邪致病、病情变化较快等，均属阳证范畴。

【临床表现】 不同的疾病，表现出的阳证证候不尽相同，各有侧重。其特征性表现主要有：面色赤，恶寒发热，肌肤灼热，烦躁不安，语声高亢，呼吸气粗，喘促痰鸣，口干渴饮，小便短赤涩痛，大便秘结奇臭，舌红绛，苔黄黑生芒刺，脉浮数、洪大、滑实。

【证候分析】 恶寒发热并见是表证特征；面红，肌肤灼热，烦躁不安，口干渴饮，小便短赤涩痛，为热证表现；语声高亢，呼吸气粗，喘促痰鸣，大便秘结，为实证症状；舌红绛，苔黄黑起刺，脉浮数、洪大、滑实，均为实热的特征。

（二）表里辨证

《医学心悟·寒热虚实表里阴阳辨》说："一病之表里，全在发热与潮热，恶寒与恶热，头痛与腹痛，鼻塞与口燥，舌苔之有无，脉之浮沉以分之。假如发热恶寒，头痛鼻塞，舌上无苔（或作薄白），脉息浮，此表也；如潮热恶热，腹痛口燥，舌苔黄黑，脉息沉，此里也"，指出表里辨证之要领。

1. 表证

指六淫、疫疠等邪气，经皮毛、口鼻侵入机体的初期阶段，正（卫）气抗邪于肤表浅层，以新起恶寒发热为主要表现的轻浅证候。

【临床表现】 新起恶风寒，或恶寒发热，头身疼痛，喷嚏，鼻塞，流涕，咽喉痒痛，微有咳嗽、气喘，舌淡红，苔薄，脉浮。

【证候分析】 表证见于外感病初期阶段，一般有感受六淫等邪的原因。《景岳全书·传忠录》说："表证者，邪气之自外而入者也。凡风寒暑湿火燥，气有不正，皆是也。……病必自表而入者，方得谓之表证。"

2. 里证

《景岳全书·传忠录》说："里证者，病之在内、在脏也。凡病自内生则或因七情，或因劳倦，或因饮食所伤，或为酒色所困，皆为里证。"指病变部位在内，脏腑、气血、骨髓等受病所反映的证候。

【临床表现】 里证的范围极为广泛，其表现多种多样，概而言之，凡非表证（及半表半里证）的特定证候，一般都属里证的范畴，即所谓"非表即里"。其证候特征是无新起恶寒发热并见，以脏腑症状为主要表现。

【证候分析】 形成里证的原因有三个方面：一是外邪袭表，表证不解，病邪传里，形成里证；二是外邪直接入里，侵犯脏腑等部位，即所谓"直中"为病；三是情志内伤、饮食劳倦等因素，直接损伤脏腑气血，或脏腑气血功能紊乱而出现种种证候。

附：半表半里证

指病变既非完全在表，又未完全入里，病位处于表里进退变化之中，以寒热往来等为主要表现的证候。

【临床表现】 寒热往来，胸胁苦满，心烦喜呕，默默不欲饮食，口苦，咽干，目眩，脉弦。

【证候分析】 半表半里证在六经辨证中通常称为少阳病证，是外感病邪由表入里的过程中，邪正分争，少阳枢机不利所表现的证候。

（三）寒热辨证

《素问·阴阳应象大论》指出："阳盛则热，阴盛则寒"，《素问·调经论》又说："阳虚则外寒，阴虚则内热"，《类经·疾病类》亦说："水火失其和，则为寒为热"，说明寒热反映的是机体的阴阳盛衰情况。《医学心悟·寒热虚实表里阴阳辨》说："一病之寒热，全在口渴与不渴，渴而消水与不消水，饮食喜热与喜冷，烦躁厥逆，溺之长短赤白，便之溏结，脉之迟数以分之。假如口渴而能消水，喜冷饮食，烦躁，溺短赤，便结，脉数，此热也；假如口不渴，或假渴而不能消水，喜饮热汤，手足厥冷，溺清长，便溏，脉迟，此寒也"，指出寒热辨证之要领。

对于寒热真假的辨别，吴又可《温疫论·论阳证似阴》论断最为确当，其指出："捷要辨法，凡阳证似阴，外寒而内必热，故小便血赤；凡阴证似阳者，格阳之证也，上（外）热下（内）寒，故小便清白。但以小便赤白为据，以此推之，万不失一"，可作参考之用。

1. 寒证

指感受寒邪，或阳虚阴盛，导致机体功能活动衰退所表现的具有冷、凉特点的证候。由于阴盛可表现为寒的证候，阳虚亦可表现为寒的证候，故寒证有实寒证、虚寒证之分。

【临床表现】 常见恶寒，畏寒，冷痛，喜暖，口淡不渴，肢冷蜷卧，痰、涎、涕清稀，小便清长，大便稀溏，面色白，舌淡，苔白而润，脉紧或迟等。

【证候分析】 因感受寒邪，或过服生冷寒凉所致，起病急骤，体质壮实者，多为实寒证；因内伤久病，阳气虚弱而阴寒偏胜者，多为虚寒证。寒邪袭于表，多为表寒证；寒邪客于脏腑，或因阳虚阴盛所致者，多为里寒证。

2. 热证

指感受热邪，或脏腑阳气亢盛，或阴虚阳亢，导致机体机能活动亢进所表现的具有温、热特点的证候。由于阳盛可表现为热的证候，阴虚亦可表现为热的证候，故热证有实热证、虚热证之分。

【临床表现】 常见发热，恶热喜冷，口渴欲饮，面赤，烦躁不宁，痰、涕黄稠，小便短黄，大便干结，舌红，苔黄燥少津，脉数等。

【证候分析】 因外感火热阳邪，或过服辛辣温热之品，或体内阳热之气过盛所致，病势急骤，形体壮实者，多为实热证；因内伤久病，阴液耗损而阳气偏亢者，多为虚热证。风热之邪袭于表，多为表热证；热邪盛于脏腑，或因阴虚阳亢所致者，多为里热证。

（四）虚实辨证

《素问·调经论》指出："百病之生，皆有虚实"，《素问·通评虚实论》则说："邪气盛则实，精气夺则虚"，说明实是指邪气盛实，虚是指正气不足。通过虚实辨证，可以了解病体的邪正盛衰，为治疗提供依据。"实则泻之虚则补之"，虚实辨证准确，攻补方能适宜，才能免犯实实虚虚之误。

《内经知要》所谓之"大实有羸状"、"至虚有盛候"，是指证候的"假象"，须以脉象有无"胃气"（沉取有力谓之"有根"）决之。

1. 实证

指人体感受外邪，或疾病过程中阴阳气血失调，体内病理产物蓄积，以邪气盛、正气不虚为基本病理，表现为有余、亢盛、停聚特征的各种证候。

【临床表现】 由于感邪性质的差异，致病的病理因素不同，以及病邪侵袭、停积部位的差别，因而证候表现各不相同，所以很难以哪几个症状作为实证的代表。临床一般是新起、暴病多实证，病情急剧者多实证，体质壮实者多实证，故《难经·四十八难》有"入者为实"、"急者为实"的说法，《类经·疾病类》亦说："凡外入之病多有余，如六气所感、饮食所伤之类也。"

【证候分析】 实证范围极为广泛，临床表现十分复杂，其病因病机主要可概括为两个方面：一是风寒暑湿燥火、疫疠以及虫毒等邪气侵犯人体，正气奋起抗邪，故病势较为亢奋、急迫，以寒热显著、疼痛剧烈或呕泻咳喘明显、二便不通、脉实等症为突出表现。二是内脏功能失调，气化失职，气机阻滞，形成痰、饮、水、湿、脓、瘀血、宿食等有形病理物质，壅聚停积于体内。因此，风邪、寒邪、暑邪、湿邪、热邪、燥邪、疫毒为病，痰阻、饮停、水泛、食积、虫积、气滞、血瘀、脓毒等病理改变，一般都属实证的范畴。

2. 虚证

指人体阴阳、气血、津液、精髓等正气亏虚，而邪气不著，表现为不足、松弛、衰退特征的各种证候。

【临床表现】 各种虚证的表现极不一致，各脏腑虚证的表现更是各不相同，所以很难用几个症状全面概括。临床一般以久病、势缓者多虚证，耗损过多者多虚证，体质素弱者多虚证，故《难经·四十八难》有“出者为虚”、“缓者为虚”的说法，《类经·疾病类》亦说：“内出之病多不足，如七情伤气、劳倦伤精之类也。”

【证候分析】 形成虚证的病因病机，虽可以由先天禀赋不足所导致，但主要是由后天失调和疾病耗损所产生，如饮食失调，营血生化之源不足；思虑太过、悲哀卒恐、过度劳倦等，耗伤气血营阴；房室不节，耗损肾精元气；久病失治、误治，损伤正气；大吐、大泻、大汗、出血、失精等，使阴液气血耗损等，均可形成虚证。

附：八纲在实际运用中的互相联系

阴阳、表里、寒热、虚实八纲的区分并不是单纯、彼此孤立、静止不变的，而是错综复杂、互相联系、互相转化的。归纳起来，八纲之间存在着“相兼”、“夹杂”、“转化”的关系。

1. 相兼关系

“相兼”即指两个纲以上的症状同时出现，如外感热病初期，见有表证，还须进一步辨其兼寒或兼热，故可分为表寒证和表热证；久病多虚证，当进一步辨其属虚寒证或虚热证。相兼证的出现，不能平均看待，而是有主次和从属关系的，如表寒、表热证都是以表证为主，寒或热从属于表证，治疗当以解表为主，分别用辛温解表或辛凉解表；虚寒、虚热证都是以虚证为主，寒或热也从属于虚证，治疗时当以补虚为主，分别用补阳或滋阴的方法。至于表里相兼时，以何证为主，须看具体病情而定。

2. 夹杂关系

“夹杂”即指患者同时出现性质互相对立的两纲症状，如寒热夹杂、虚实夹杂、表里夹杂（习称“表里同病”）病。另外，在疾病发展过程中，还会出现一些假象，如真热假寒、真寒假热等。所以，在辨证过程中，要细心观察，全面分析，去伪存真，抓住本质，以免造成误诊、误治，延误病情。

3. 转化关系

“转化”即指某一纲的症状向其对立的一方转化。表里之间、寒热之间、虚实之间、阴阳之间既是相互对立的，又可在一定条件下相互转化。如外感风寒见恶寒发热、头痛等表寒证，若因病情发展或治疗不当，则病邪可由表入里，病变性质可由寒转热，最后由表寒证转化为里热证；实证可因误治、失治等原因，致病程迁延，虽邪气渐去，而正气亦伤，逐渐转化为虚证，虚证可由于正气不足，不能布化，以致产生痰饮或水湿、气滞或血瘀等实邪，而出现种种实证。转化是在一定条件下才能发生，辨证时必须随时审察病机的转变，及时诊断治疗，避免疾病向恶化方向发展，促进疾病向痊愈方向转化。

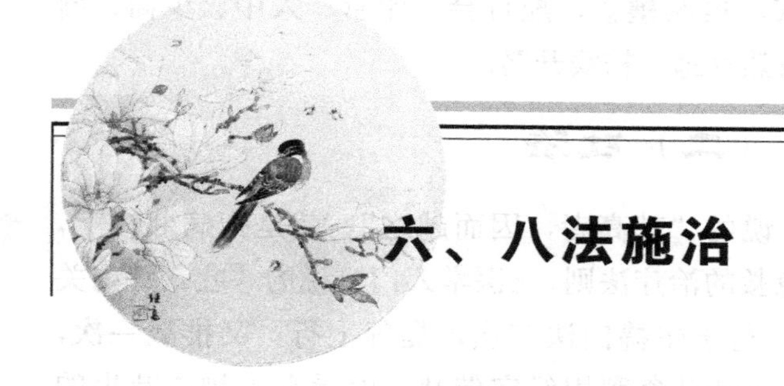

六、八法施治

《荀子·劝学》云："若挈裘领，诎五指而顿之，顺者不可胜数也"。一个完整的中医诊疗方案应该包括"理、法、方、药"四大要素，郑毓琳先生认为：一个完整的针灸诊疗方案则需要"理、法、方、穴、术"五大要素。当我们明了一个疾病的病机之后，最关键的就是确定治疗大法，毓琳公在精研《内经》、《难经》的基础上，根据家传与临床实践，结合八纲辨证、八法治病的原则总结出"针灸治疗八法"，毓琳公认为针灸只要辨证清楚、配穴得要、手法精练，是可以达到汗、吐、下、和、温、清、补、消的治病目的的。毓琳公对"针灸治疗八法"的归纳与总结，充分体现了他高屋建瓴的学术见地，授人以鱼更授人以渔，同时也为郑魁山教授继承和弘扬"郑氏针法"奠定了基础。

本节我们专就"针灸治疗八法"进行讲解，让针灸医者有所了解，以便在临证时更有方向性和针对性。

（一）汗法

《素问·阴阳应象大论》说："其在皮者，汗而发之"，就是指病邪在肌表者应用汗法外解的治疗原则。《医学入门》说的"汗，针合谷入二分，行九九数，搓数十次，男左搓、女右搓，得汗行泻法，汗止身温出针……"，就是针灸利用经穴，开泄腠理、发汗祛邪治疗表证的方法。

1. 发散风寒

取风池、大椎、身柱、风门、合谷、后溪，用"烧山火"法，使其产生热感发汗，主治感冒、头痛、恶寒、发热无汗、脉浮紧的表寒证。鼻塞流涕，配上迎香、迎香、列缺用小幅度捻转补法，以祛风开窍。

2. 清透表热

取大椎、陶道、身柱、肺俞，用丛针扬刺法，刺之出血；列缺、合谷用透天凉法，使其产生凉感发汗，主治感冒发热、咳嗽痰喘、脉浮数有力的表热证。如目窜面青、神昏不安、痰涎壅盛，配百会、印堂、人中、少商、商阳、中冲用点刺法出血，以清热宣肺、祛痰开窍。

（二）吐法

《素问·阴阳应象大论》说的“其高者，因而越之”，就是指病邪在上，胸满脘胀者，应用吐法催吐急救的治疗法则。《医学入门》说的“吐，针内关入三分，先补六次，泻三次，行子午捣臼法三次，提气上行，又推战一次，病人多呼几次，即吐……”，就是针灸利用经穴催吐，引导有害物质吐出的方法。

1. 涌吐风痰

取天突或旁廉泉用导痰法，即以左手拇指或食指紧按天突穴，候至患者呕时，速刺天突穴，欲使其激起内脏反射作用，上涌作呕，即可将顽痰涌出，如不能将顽痰涌出再以左手拇指和食指紧切左右廉泉穴，候至患者作呕时，用指切速刺法针右旁廉泉速刺速出，再作呕时，再速刺左侧旁廉泉。欲使其激起内脏反射作用，上涌作呕，即可将顽痰涌出。如患者极力作呕，口吐黏液，而痰仍不能顺利涌出时，急将患者扶起，医者两手用力撑肋，拇指紧按两侧肾俞穴，就可以促其患者将顽痰涌出，主治中风闭证和小儿惊风所致痰阻咽喉、不能吐出的险症。如中风不语，配风府用凉泻法，针时让患者喊“一、二”，金津、玉液用“金钩钓鱼”法（用速刺法进针 2～5 分，找到感觉后，拇指向后捻，用针尖拉着有感觉的部位抖提几次），能起到清热开窍、诱导说话的作用。

2. 通结催吐

取中脘、幽门用催吐法。即以左手中指紧按中脘穴，右手持针刺入八分，找到感觉用关闭法，中指压在针的下方，其他四个手指压按在左右两侧（称为“五穴取一”），右手持针的针尖和左手压按的指力，随其出气向胸部弩力推进 1 分，随其入气左手减轻压按将针尖提退 1 分，反复操作几次，使感觉向上传导，欲使其气向上攻，激起内脏反射作用，上涌作呕，急速将针拔出。就可以将胃脘停留难以消化的食物呕吐而出。如患者仍不能呕吐时，急用左手食、中二指压按左右幽门穴，其他手指压按在左右两侧，候患者作呕时，速刺右侧幽门，再作呕时，再速刺左侧幽门，即可促使患者呕吐。主治食物中毒或宿食停滞、壅塞胃脘、欲吐不出的险症。如肝郁气滞，胸脘隐痛，两胁胀满，呃逆厌食，配期门、行间用凉泻法，中脘、足三里用小幅度提插补法，以疏肝理气。

（三）下法

《素问·阴阳应象大论》说："中满者，泻之于内"，《素问·至真要大论》说："盛者泻之"，都是病邪在中焦，腹中胀满，应用泻法攻下的治疗法则。《素问·针解》说："满而泄之者，针下寒也，气虚乃寒也；……邪胜则虚之者，出针勿按；……刺实须其虚者，留针阴气隆至，乃去针也"，《医学入门》说："下，针三阴交入三分，男左女右，以针盘旋，右转六阴数毕，用口鼻闭气，吞鼓腹中，将泻插一下，其人即泻，鼻吸手泻三十六遍，方开口鼻之气，插针即泻……"，都是针灸利用经穴，泻热导滞，排除肠胃积结，通便止痛，推陈致新的方法。

1. 泻热通便

取大肠俞、天枢、丰隆、足三里用凉泻法，使其产生凉感下泻，主治胃肠积热、腹痛拒按、大便秘结，脉数有力的实热证。如年老体衰、气血亏耗、肠失润养的阴虚便秘，则取支沟透间使，用泻法，次髎、三阴交、照海用补法，以清热养阴，润肠通便。

2. 清肠导滞

取中脘、天枢、气海、曲池、足三里用凉泻法，使其产生凉感通便，主治湿热阻滞、腹痛便秘或下痢赤白、里急后重、脉滑数的湿热症。如小儿食积痞块，取上脘、中脘、建里用小幅度提插泻法，不留针，取三关穴（即食指之风、气、命三关纹中点）用小针点刺法出血，以健脾助运，消积化滞。

（四）和法

《素问·至真要大论》说的"谨察阴阳所在而调之，以平为期"，就是病邪在半表半里或阴阳偏衰的，应用和法和解与调整平衡的治疗法则。《灵枢·终始》说的"阴盛而阳虚，先补其阳，后泻其阴而和之；阴虚而阳盛，先补其阴，后泻其阳而和之"，就是针灸利用经穴调和机体在生理、病理、机能上的偏盛偏衰、扶正祛邪的方法。

1. 和解少阳

取大椎、陶道、身柱、液门、外关透内关、侠溪，用阳中隐阴法，使其先热后凉，主治外感病，邪传半表半里，出现寒热往来，胸胁苦满，口苦咽干，心烦喜呕证候。如疟疾，在发作前1～2小时取大椎、陶道、身柱，针后加灸10～20分钟，能起到扶正截疟的作用。

2. 疏肝理气

取神封、上期门、膻中、膈俞、肝俞用小幅度捻转泻法，支沟、阳陵泉留针10～20分钟，主治肝气郁结的胸胁腹痛。如肝阳上亢，头痛、眩晕、失眠，取百会、印堂、神门、三阴交，用小幅度提插泻法，留针20～30分钟，有平肝潜阳、养阴安神的作用。肝气下滞出现疝气、偏坠、睾丸抽痛，配大敦针后加灸10～20分钟，照海、中都用小幅度捻转补法，留针20～30分钟，有疏经活血、行气止痛的功能。

3. 和血调经

取气海、关元、气穴、合谷、三阴交，辨证后用凉泻法或热补法，留针10～15分钟，使其产生胀感，主治妇女月经不调、经闭、痛经等症。如痛经，取关元、归来、三阴交，辨证后用凉泻法或热补法，留针20～30分钟，有和血调经、疏肝止痛的作用。

（五）温法

《素问·至真要大论》说的“寒者热之”和“清者温之”以及《素问·阴阳应象大论》说的“形不足者，温之以气”，就是指感受寒邪或形体虚寒的，应用温经散寒补气的治疗法则。《灵枢·经脉》说的“寒则留之”，《灵枢·九针十二原》说的“刺寒清者，如人不欲行”（即急进、慢退）及《针灸大全》说的“有寒则温之”，都是针灸利用经穴消除沉寒阴冷、补益阳气的方法。

1. 温中散寒

取上脘、中脘、建里、下脘、梁门、足三里或膈俞、肝俞、脾俞，用热补法或留针加灸10～15分钟，使其产生热感，主治胃脘剧痛；呕吐恶心，取内关、公孙留针20～30分钟，以温中散寒，镇痛止呕。

2. 温肾壮阳

取肾俞、关元俞、次髎，用热补法，使腰部产生热感，主治腰痛腿软，脉沉细无力的虚寒证。如腰背剧痛，不能转侧，配委中、秩边、人中用热补法，留针10～15分钟，以散寒镇痛。

3. 温通经络

上肢，取大椎、大杼、膏肓、肩髎、肩髃、曲池、外关、合谷、后溪；下肢，取肾俞、关元俞、次髎、秩边、环跳、风市、阴市、阳陵泉、足三里、绝骨、解溪、申脉；按顺序由上而下针刺（此之谓“通经接气法”），用热补法或针后加灸10～15分钟，使其产生热感，主治瘫痪、痿软、风湿痹症。如下肢瘫痪，取环跳、风市、阳陵泉、绝骨，用热补法，使热感传到足趾，以温经活血，恢复功能。肩痛不举取天宗、肩髃、肩髎、天髎透肩井、条口透承山，用热补法或温通针法，俗称“穿胛热”，能温通经络，祛寒镇痛。

（六）清法

《素问·至真要大论》说的“温者清之”及《针灸大全》说的“有热则清之”，就是指病邪化热、耗伤津液时，应用清热养阴的治疗法则。《灵枢·经脉》说的“热则疾之”和《灵枢·九针十二原》说的“刺诸热者，如以手探汤”（即慢进、急退），说的是针灸利用经穴，清热除烦、生津止渴的方法。

1. 清热开窍

取百会、人中、承浆、十宣用点刺法出血，主治中风窍闭、中暑昏迷、小儿惊厥、热极神昏、癫痫、脏躁等症。如疯狂、脏躁，于痰迷心窍、精神失常、哭笑打骂、不识亲疏时，取内关、合谷用白虎摇头法，人中、承浆、百会、巨阙、中脘、丰隆、太冲用凉泻法，留针20～30分钟，使其产生凉感，以息风降痰、清热开窍。

2. 清热养阴

取尺泽、委中用三棱针点刺出血，排其血中毒热，主治霍乱腹痛、上吐下泻之急症。如呕吐不止，取内关用泻法，留针20～30分钟，能清热止吐，如吐泻之后，津液耗损，正气大亏，脉细无力的脱证，取气海、神阙灸20～30分钟，中脘、天枢、足三里用补法，以疏导气机、回阳救阴。

3. 清热解毒

取风池、大椎、颊车、翳风、合谷用凉泻法，使其产生凉感，留针20～30分钟，少商、商阳用点刺法出血，主治痄腮（腮腺炎）、咽喉肿痛、口唇生疮等温毒积热证。如项后发际疮疖（毛囊炎），取大椎、身柱、灵台、筋缩、脊中、命门、腰阳关、腰俞，用丛针扬刺法，使之出血，乃有“釜底抽薪”之效。

（七）补法

《灵枢·经脉》说的“虚则补之”、《素问·阴阳应象大论》说的“因其衰而彰之”及《针灸大全》说的“补则补其不足”，都是指形体衰弱或气血不足者，应用益气养血的治疗法则。《素问·针解》说的“刺虚须其实者，阳气隆至，针下热，乃去针也”和《灵枢·官能》说的“阴阳皆虚，火自当之”，都是针灸利用经穴扶正祛邪，补益人体的阴阳气血和脏腑虚损的方法。

1. 培元固本

取神封、幽门、中脘、列缺、太渊、足三里、照海用热补法，大椎、百劳、肺俞、心俞、膏肓、肝俞、脾俞、肾俞，针后加灸10～20分钟，使其产生热感，主治喘咳气短、消化不良、自汗、盗汗等脏腑损症。如阳痿早泄，遗精，遗尿，取肾俞、关元俞、膀胱俞、关元、三阴交，用热补法或针后加灸，以补肾益精、固本壮阳。

2. 补中益气

取中脘、关元、天枢、腰俞、会阳、长强，用热补法或针后加灸20～30分钟，使腹部和肛门温热，主治久泻不止、脱肛不收、腹痛喜温，苔薄白，舌质淡，脉迟无力的脾胃虚寒证。如五更泄，神衰厌食，配脾俞、胃俞、关元俞，用热补法或针后加灸，以温肾暖脾，涩肠固脱。

3. 固崩止带

取大赫、中极、归来、三阴交，用热补法，留针10～15分钟，使其产生热感，主治经行不止、赤白带下、脉细无力、冲任不固的虚寒证。如血崩不止，神昏不语，面白脉微的脱证，取隐白、人中用小幅度捻转补法，行间用热补法，大敦针后加灸10～20分钟，以回阳固脱，补气摄血。

（八）消法

《素问·至真要大论》说的“坚者削之”和“结者散之”，就是指气血积聚或痰湿凝滞者，应用消法软坚磨积的治疗法则。《素问·阴阳应象大论》说的“其实者，散而泻之”，《灵枢·小针解》说的“菀陈则除之”和“邪胜则虚之”，就是针灸利用经穴消积化滞、破瘀散结的方法。

1. 破瘀活血

取风池、角孙、曲鬓、攒竹、太阳，用热补法或温通针法，使热感传到眼底，俗称“过眼热”。内睛明用压针缓进法，留针10～20分钟，使眼底有痒胀热感，能化散玻璃体内的瘀血，并使瘀血吸收。主治视网膜出血、暴盲、青盲、云雾移睛等眼病。如身体虚弱、反复出血，配大椎、肝俞、肾俞用热补法，使其产生热感，以调肝补肾、益气养血、清头明目。

2. 消肿止痛

取小节（腰部以上的取手小节，腰部以下的取足小节）用小幅度捻转补法，留针20～30分钟，在留针期间，每5～6分钟操作一次，使感觉放散传导，现时让患者活动肿痛部位，以缓解疼痛，主治创伤性疼痛。如红肿严重，局部用围刺法或施熨热灸 20～30 分钟，以活血散瘀。用局部灸法治疗冻疮，也有显著效果。

3. 消坚散结

取阿是穴用三棱针点刺，挤出胶状黏液，主治腱鞘囊肿。局部用围刺提插法，主治瘿气。取扶突透天窗、天髎透肩井、曲池透臂臑，辨证后用凉泻法或热补法，留针 20～30 分钟，主治瘰疬。如瘰疬坚硬，配阿是穴（瘰疬结节），操作时，结节小似豆者，针向核中直刺；大如核桃者，用围刺法或针向核边斜刺。进至缝隙后，用苍龙摆尾法，徐徐拨动，能活血散瘀，散结消肿。

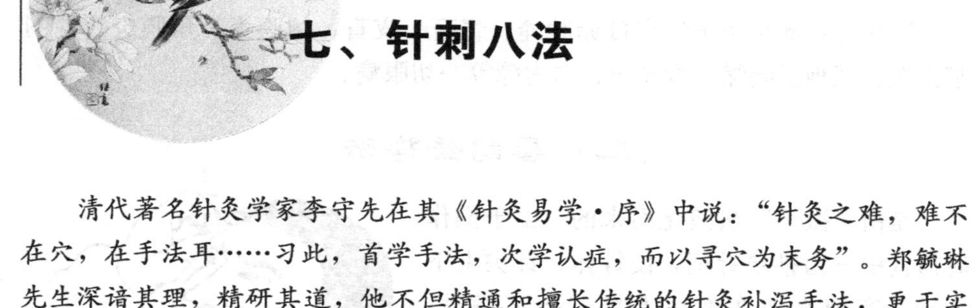

七、针刺八法

清代著名针灸学家李守先在其《针灸易学·序》中说："针灸之难，难不在穴，在手法耳……习此，首学手法，次学认症，而以寻穴为末务"。郑毓琳先生深谙其理，精研其道，他不但精通和擅长传统的针灸补泻手法，更于实践中慧悟创新了一些独特手法，丰富了祖国传统针法，此篇专就其创新手法作一介绍，至于先生对其余传统针法的心得和体会，请参阅《郑氏针灸全集》或《郑魁山针法传心录》，此处不复赘述。（编者注）

通过古今临床医师的实践证明，针灸治病，手法是关键之一。对手法的研究，许多针灸著作均有专章讨论。虽然手法多端，但离不开补泻两大类。针道法天，垂象以示，古今医家为了便于初学者记忆体会和掌握应用，常将飞禽走兽的动作用来描述针刺手法的操作方法。如明代杨继洲《针灸大成》载有"赤凤摇头，苍龙摆尾……"等手法操作。郑毓琳老师在临床实践中，结合古今的经验，也将其创立的八种手法取类比象，取名为：二龙戏珠、喜鹊登梅、老驴拉磨、金钩钓鱼、金鸡啄米、白蛇吐信、怪蟒翻身和鼠爪刺法。今将八种手法的命名含义、操作方法及其临床应用，简单介绍如下，以供同道们临床应用和研究手法之参考。

（一）二龙戏珠法

是由“青龙摆尾”手法发展而来的。由于操作时使针感向上下传导，有似两条龙戏眼珠的形象，故名。

操作方法：用于瞳子髎、丝竹空、太阳等穴，左手食指紧按针穴，右手持针速刺或捻转进针，得气后，右手持针的针尖和左侧押手同时向上眼睑方向推按、捻转，使针感传导到上眼睑和眼球；右手持针的针尖和左侧押手同时再向下眼睑方向推按、捻转，使针感传导到下眼睑和眼球；使两条针感包围眼球。但虚证用补法，实证用泻法，留针与否应根据病情而定（图 1）。

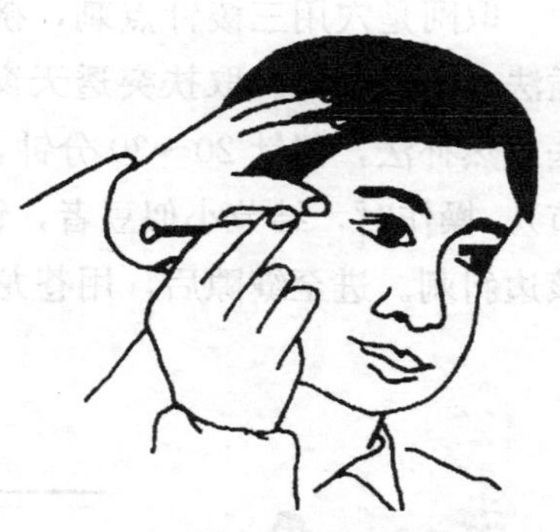

图 1　二龙戏珠法

适应证：此法用于治疗目赤肿痛、青盲、夜盲、结膜炎、角膜炎、视网膜出血、视神经萎缩、青光眼、白内障等一切眼病。

（二）喜鹊登梅法

是由“搬垫”法演化而来的。由于操作时拇食中三指推垫针柄，使针体、针尖上下摆动，有似喜鹊在梅枝上登着上下颤动，故名。

操作方法：用于攒竹、鱼腰等穴，左手食指点按针穴，右手持针速刺或捻转进针，得气后，右手拇食二指推持针柄，中指搬垫针体（中指在针身上为搬法，中指在针身下为垫法），使针柄、针体、针尖上下摆动，针感连续不断地传导到眼内。虚证用补法，实证用泻法，留针与否应根据病情而定（图 2）。

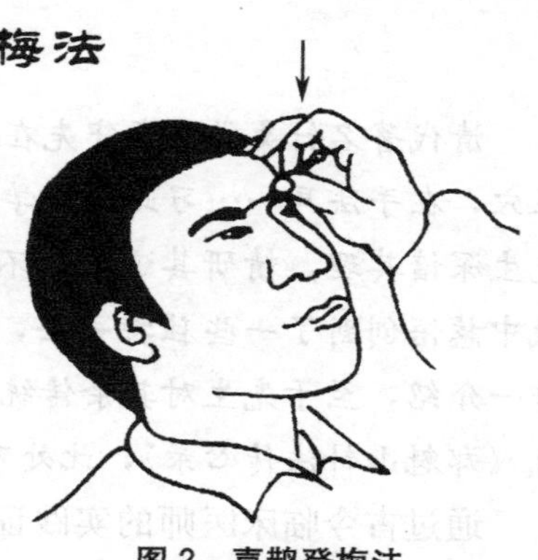

图 2　喜鹊登梅法

适应证：目赤肿痛、青盲、夜盲、近视、视网膜出血、视神经萎缩等一切眼病。并可治头痛、面神经麻痹等症。

（三）金钩钓鱼法

是从“提插”和如“鱼吞钩饵之浮沉”发展而来的。由于操作时拇食二指持针，针尖带着穴位处肌肤提抖，有似鱼吞钩饵浮沉的形象，故名。

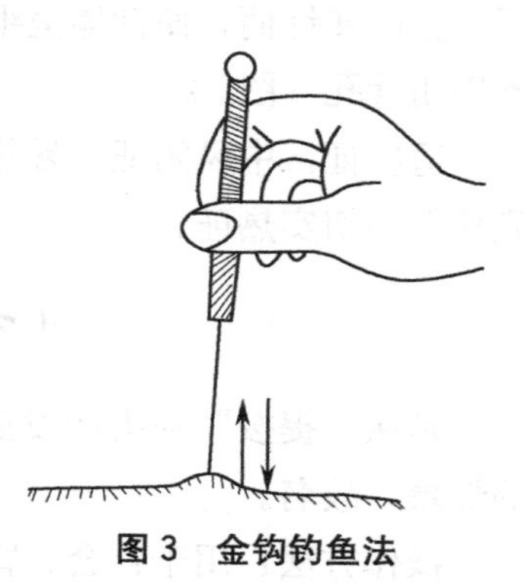

图 3 金钩钓鱼法

操作方法：用于金津、玉液、膻中等肌肉浅薄处穴位，左手食指紧按或不按针穴，右手持针速刺或捻转进针，得气后，使针体向前捻转，待针下沉紧，出现涩针现象时，针尖带着穴位处肌肤微微提抖，出针时将针转回，使针下松滑再拔针，出针后不扪闭针孔（图 3）。

适应证：中风闭证、痰涎涌盛、舌强不语、胸满胀痛、咳嗽气喘等一切气血瘀滞证和实热证。

（四）白蛇吐信法

是从“齐刺”和“傍针刺”发展而来的。由于操作时双针齐刺、进退提插，有似白蛇吐信伸缩的形象，故名。

操作方法：用于肝俞、关元俞、曲池、足三里等背部和四肢穴位，左手拇指或食指紧按针穴，以拇食中三指持双针，齐刺进针，得气后，行小幅度的提插手法，操作完毕，即刻出针，揉按针孔（图 4）。

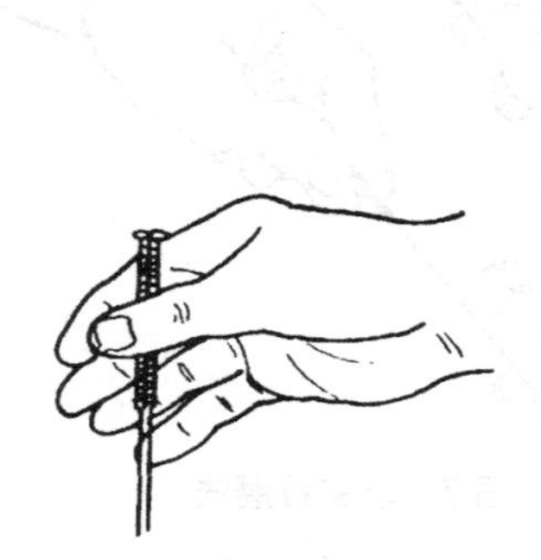

图 4 白蛇吐信法

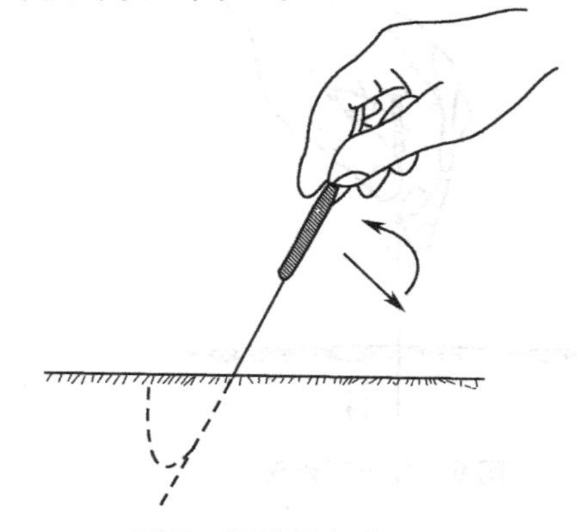

图 5 怪蟒翻身法

适应证：胸满腹胀、背腰串痛、四肢酸痛、麻木等一切气滞血瘀证。

（五）怪蟒翻身法

是从“白虎摇头”手法简化而来的。由于操作时拇食二指持针柄，由下向上搬转，有似怪蟒翻身的形象，故名。

操作方法：用于脾俞、关元俞、合谷、阳陵泉等背腰部和四肢穴位，左手拇指或食指紧按针穴，右手拇食二指或拇食中三指持针进针，得气后，由下向上搬转针柄，使针体呈半圆形向上转动，连续搬转不超过6次，出针后，不扪闭针孔（图5）。

适应证：中风闭证、暑热高烧、胸满腹胀、腹痛便秘、尿闭不通、脏躁疯狂等一切实热证。

（六）金鸡啄米法

是从“提按”补泻法发展而来的。由于操作时重按轻提，有似金鸡啄米的形象，故名。

操作方法：用于百会、肾俞、上脘、手三里、太溪等全身各部穴位，左手拇指或食指紧按针穴，拇食二指持针，进针后，用提插法找到感应，然后行重插轻提的小提插术3～5次，留针与否应根据病情而定（图6）。

适应证：胃脘隐痛、肠鸣腹泻、腰酸腿软、瘫痪下痿、小儿麻痹、肌肉萎缩、月经不调、痛经等一切虚寒证。

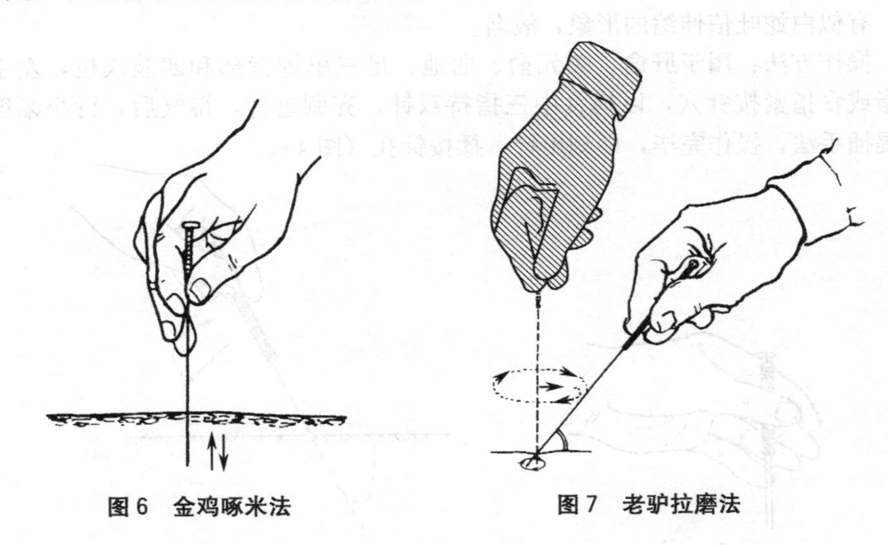

图6 金鸡啄米法　　图7 老驴拉磨法

（七）老驴拉磨法

是从“盘拨”法发展而来的。由于操作时拇食二指握着针柄，围绕穴位缓慢地转圈，有似老驴拉磨的形象，故名。

操作方法：用于中脘、建里等腹部穴位，左手食指紧按针穴，右手持针将针进至地部（深处），得气后，再将针提至天部（浅处），将针搬倒，使针倾斜约与皮肤成15°～45°角，以拇食二指握固针柄，似拉（推）磨式地围绕穴位转圈，最多不超过6圈，使针孔开大，针下空虚，出针后不扪闭针孔。

留针与否应根据病情而定（图 7）。

适应证：食停胃脘、腹部结块、癥瘕积聚、脘腹胀痛等一切气血郁滞证。

（八）鼠爪刺法

是从“扬刺”和“豹文刺”法发展而来的。由于操作时拇食中三指捏持 5 枚针点刺，出针后皮肤上遗留 5 个针印，有似鼠爪登过的形象，故名。

操作方法：用于大椎、至阳、外关、悬钟等背部及全身各处穴位，取 5 枚 1 寸或 1.5 寸毫针，将针柄缠在一起，以拇食中三指持拿，在穴位上点刺，拔针后，在穴位处皮肤上遗留 5 个针印或 5 个点（图 8）。

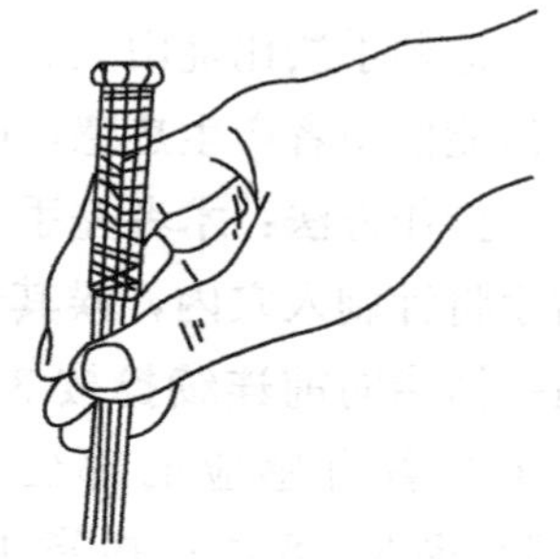

图 8　鼠爪刺法

适应证：风热感冒、暑热高烧、皮肤疖肿、带状疱疹、肺热咳痰、胸胁胀满、目赤肿痛等一切实热证。

结　　语

本文所整理的八种针刺手法，是郑老先生于临床中创立并屡试不爽的针刺操作方法。他融会古今临床施针经验，通过这些手法激发某个穴位的最大效能，提高了施针疗效，以更快的速度解决了患者的痛苦。如针太阳穴治疗眼病，将针刺的手法，描写为二龙戏珠；针攒竹穴、鱼腰穴，描写为喜鹊登梅；行小提插术，描写为金鸡啄米等。这八种针刺手法操作，象形于飞禽走兽的动作，对初学者容易掌握，在临床使用上有一定的价值。因我们水平所限，临床体会还不够深刻，仅作为初步整理。文内不妥之处，请同道们指正。

（注：本节标题原为《郑毓琳老师常用的八种针刺手法概述》，二十世纪六十年代由卫生部中医研究院针灸研究所李志明、吴希靖、杨润平、王凤玲整理，郑魁山审校，赵尔康、王德深、王起山等参阅。发表于《上海中医药杂志》1962 年第 06 期。本文收录时，根据郑魁山教授七十载应用经验，稍事修改以期完善。）

附：郑毓琳先生改进之“热补法”、“凉泻法”

“郑氏针法”是中国传统针法研究集大成者，毓琳公对传统的高难度手法“烧山火”、“透天凉”等演练得炉火纯青、信手拈来，应用临床得心应手。

毓琳公领悟《素问·针解》“刺实须其虚者，留针阴气隆至，乃去针也；刺虚须其实者，阳气隆至，针下热乃去针也”之旨，认为针治之要，是辨清虚实，分别施以补泻之法，毋犯“虚虚实实”之戒。从实践中，毓琳公与其子郑魁山都认为传统的“烧山火”、“透天凉”手法操作复杂，不是一般针家所能掌握，故郑氏父子在不失其要旨与精髓的基础上，删繁就简，将“烧山火”简化为“热补法”，将“透天凉”简化为“凉泻法”，利于后学，并能有效地应用于临床实践。

1. **热补法**

这种手法比烧山火、进火补简便，刺激量介于两者之间，实验证明，它不但能使患者产生热感，而且能使皮肤温度升高。

操作方法：术者左手食指或拇指紧按针穴，右手将针刺入穴内，候其气至，左手加重压力，右手拇指向前连续捻按3～5次，候针下沉紧，针尖拉着有感应的部位，连续急（重）插慢（轻）提3～5次；拇指再向前连续捻按3～5次；针尖顶着产生感觉的部位守气，使针下继续沉紧，产生热感。根据病情留针后，缓慢将针拔出，急扪针穴（图9）。

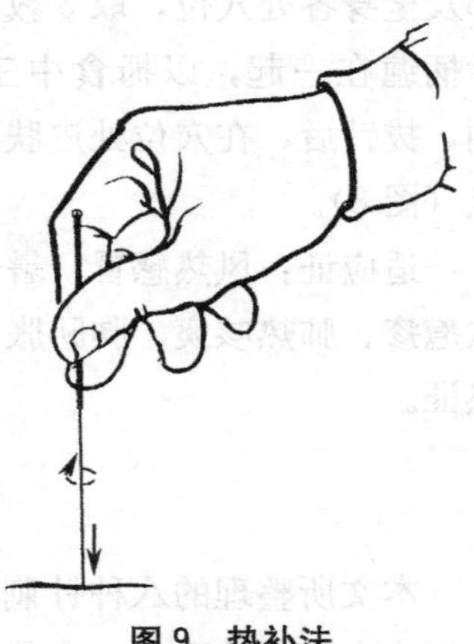
图9 热补法

适应证：中风脱证、瘫痪麻痹、风湿痹证、腹痛泄泻、阳痿遗精等一切虚寒证。临床应用本法，针中脘、天枢、气海、腰俞、会阳等穴，使之产生热感，治疗腹痛等一切虚寒证都有明显效果。

2. **凉泻法**

这种手法比透天凉、进水泻简便，刺激量介于两者之间，实验证明，它不但能使患者产生凉感，而且能使皮肤温度下降。

操作方法：术者左手食指或拇指紧按针穴，右手将针刺入穴内，候其气至，左手减轻压力，右手拇指向后连续捻提3～5次，候针下沉紧，提退1分左右，针尖向有感应的部位，连续慢（轻）插急（重）提3～5次；拇指向后再连续捻提3～5次，针尖拉着产生感应的部位守气，使针下松滑，产生凉感。根据病情留针后，急速将针拔出，不扪针穴（图10）。

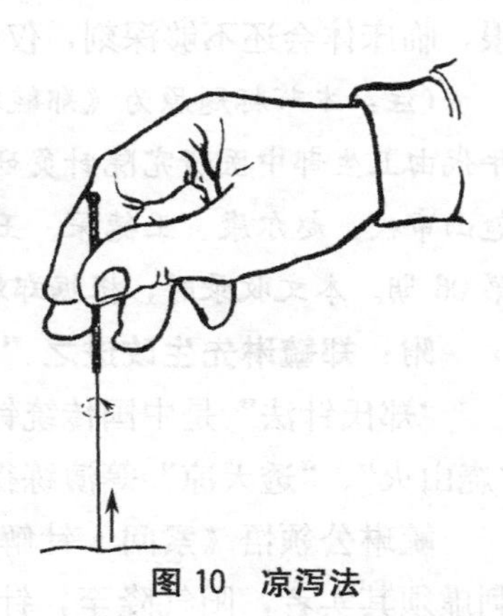
图10 凉泻法

适应证：中风闭证、暑热高烧、谵语癫狂、

目赤龈肿、唇烂便秘等一切实热证。临床应用本法，针颊车、翳风、合谷等穴，使之产生凉感，可以清热消肿，治疗痄腮有明显效果。

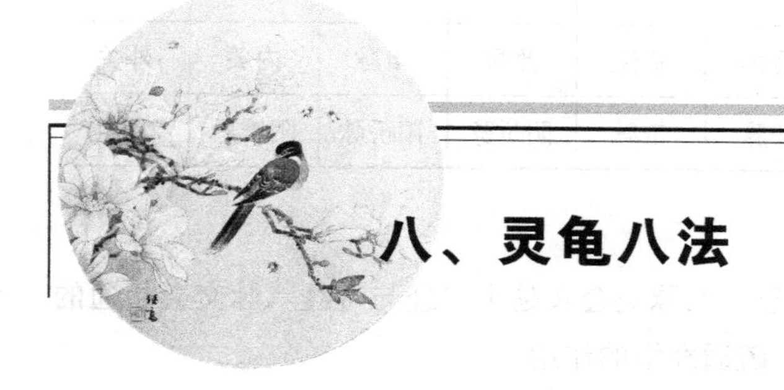

八、灵龟八法

“灵龟八法”又名“八法神针”，亦称“奇经纳卦法”。是古人根据《洛书·九宫图》和《灵枢·九宫八风》的方位和八风对人体的侵害，配合奇经八脉的八个穴位，按日时开穴治病的方法。此八穴首见于宋子华的《流经八穴》，其书佚亡，后收录于元代窦汉卿所著之《针经指南》，窦氏称其为“流注八穴”、“交经八穴”。“灵龟八法”是古代时辰针灸学的一个主要内容，取穴运算周期为60天。因为它用阴经四穴、阳脉四穴，故毓琳公于“文革”时隐称其为“阴四针阳四针”。

传说伏羲氏时，有龙马从黄河出现，背负“河图”；有神龟从洛水出现，背负“洛书”。伏羲根据这个“图”、“书”画成八卦，这就是《周易》九宫八卦的来源。灵龟八法是九宫八卦理论应用于医学的实例，其神奇的疗效充分体现了祖国传统文化的生机和魅力。

灵龟八法针法是在八纲辨证的前提下，对常法治疗不逮疾病的补充，是解决病因复杂或病因不明疾病的金钥匙。其向世人传达的是民族文化治病的力量，这是其他任何一个民族都不具备的。这对确立我民族医学的自尊心和自信心是至关重要的。毓琳公曾言：“学会灵龟八法，走遍天下不怕。”

（一）八脉交会穴的配合

八脉交会穴是十二正经联络奇经八脉的重要腧穴，针感强烈，治疗范围广，疗效好。现将其部位、功能及其应用概述如下：

1. 部位

八脉交会的八个穴位，皆位于四肢腕踝前后（表1）。

表1　八脉交会穴

经脉	肺	小肠	脾	胆	肾	膀胱	心包	三焦
穴位	列缺	后溪	公孙	临泣	照海	申脉	内关	外关
通脉	任脉	督脉	冲脉	带脉	阴跻脉	阳跻脉	阴维脉	阳维脉

2. 功能

“交会”有交接会合的含意。八脉交会穴是十二经与奇经八脉交会相通的八个穴位。同样有调整脏腑、疏通经络的作用。

3. 应用

八脉交会穴通常是两穴配合应用，亦可单独取用。如单取内关，治疗胃痛；内关、公孙配用，治胃、心、胸部的病和疟疾；后溪、申脉配用，治内眼角、颈、耳部病和发热恶寒的表症；外关、足临泣配用，治外眼角、耳后、颊、颈、胁部病和往来寒热证；列缺、照海配用，治咽喉、胸膈部病和阴虚内热证。

4. 八穴配合歌

公孙偏与内关合，列缺能消照海痾，
临泣外关分主客，后溪申脉正相合。
左针右病知高下，以意通经广按摩。
补泻迎随分逆顺，五门八法是真科。

按：此歌是内关通阴维脉，公孙通冲脉，二脉交会于胃、心胸；列缺通任脉，照海通阴跻脉，二脉交会于肺系、咽喉、胸膈；外关通阳维脉，足临泣通带脉，二脉交会于目外眦、耳后、颈、颊；后溪通督脉，申脉通阳跻脉，二脉交会于目内眦、颈、项、耳。治病先取开穴，后取应穴，开穴为主，应穴为客，两穴配合应用。有时也配用其他穴位施治。

（二）灵龟八法的组成

1. 八法日的“干支”基数歌

甲己辰戌丑未十，乙庚申酉九为期，
丁壬寅卯八成就，戊癸巳午七相依，
丙辛亥子亦七数，逐日干支即得知。

按：此歌用于日的“天干”、“地支”计数（表2）。

表 2　日的天干地支基数

天干	甲己	乙庚	丁壬	戊癸丙辛
地支	戌辰丑未	申酉	寅卯	巳午亥子
基数	10	9	8	7

2. 八法时的“干支”基数歌

甲己子午九宜用，乙庚丑未八无疑，
丙辛寅申七作数，丁壬卯酉六顺知，
戊癸辰戌各有五，巳亥单加四共齐。

按：此歌用于时的“天干”、“地支”计数（表 3）。

表 3　时的天干地支基数

天干	甲己	乙庚	丙辛	丁壬	戊癸	
地支	子午	丑未	寅申	卯酉	辰戌	巳亥
基数	9	8	7	6	5	4

3. 临时开穴歌

阳日除九阴除六，不及零余穴下推。

按：此歌是将日、时、干、支的四个基数加在一起，然后先按阳日（甲、丙戊、庚、壬日）用九除，阴日（乙、丁、己、辛、亥日）用六除，根据其余数再找符合下述九宫八卦基数的穴位，就是灵龟八法所开的穴位。在找余数时，阳日如遇到 27 数，不能以 9 除尽，应当除 18，余 9 开列缺；阴日如遇 30 数，也应除 24，余 6 开公孙。如甲子日，丙寅时，甲 10、子 7、丙 7、寅 7，共 31，按阳数被 9 除，余 4 开临泣。其算式为 31÷9＝3…4。乙丑日，戊寅时，乙 9，丑 10，戊 5，寅 7，共 31，按阴日被 6 除，余 1 开申脉。其算式为 31÷6＝5…1。

4. 腧穴占八卦基数歌

坎一联申脉，照海坤二五，
震三属外关，巽四临泣数，
乾六是公孙，兑七后溪府，
艮八系内关，离九列缺主。

按：此歌是将奇经八脉的八个穴位和八卦联系起来，每个腧穴占一卦的基数，用于余数开穴（表4）。

表4 九宫八卦基数和开穴

八卦	坎	坤	震	巽	乾	兑	艮	离
基数	1	2、5	3	4	6	7	8	9
穴位	申脉	照海	外关	临泣	公孙	后溪	内关	列缺

九宫八卦，即乾三连，坤六断，离中虚，坎中满，兑上缺，巽下断，震仰盂，艮覆碗，是无极生太极，太极生两仪，两仪生四象，四象生八卦，八卦变九宫，结合天地水火风雷山泽作成的。它是古代的阴阳、五行、哲学，又是数学。

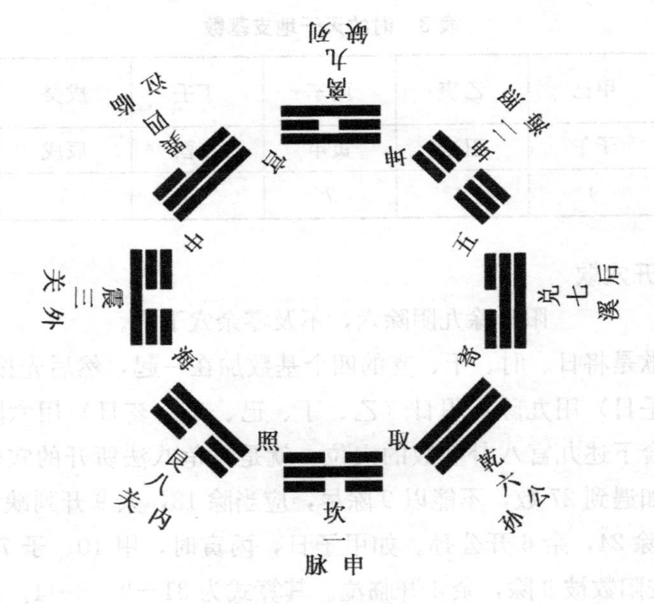

灵龟八法九宫图

戴九履一，左三右七，二四为肩，八六为足，五居中宫，寄于坤局。相对的八方，相合都成十，加中宫之五，都成十五；横平也是十五。比如坎一、离九是十，加中宫之五，共十五；乾六、坎一、艮八，共十五；这就是加法。乾六减坎一、艮八减震三、离九减巽四、兑七减坤二，都剩五，这就是减法。根据阳数为一，阴数为二，阴阳相合等于三，由三相乘分属四方。阳数三为起点，东方震宫为三，三三得九，南方离宫，三九二十七，西方兑宫，三七二十一，北方坎宫，一三得三，震宫；阴数二为起点，西南坤宫为二，二二得四，东南巽宫，二四得八，东北艮宫，二八十六，西北乾宫，二六十二，坤宫。将八卦的一、三、七、九阳数乘五，或二、四、六、八阴数乘五，都是一百，这就是乘法。

（三）医案举例

1. 神经性头痛

张某，男，45 岁，干部，因右侧头痛，于 1955 年 6 月 10 日下午 6 时就诊。患者自述，两年前因受刺激导致失眠，继而头痛如劈，经他处服药、针灸，失眠有所缓解，头痛依然时有发作，每次发作时疼痛难忍，伴有恶心呕吐，时而自己揪发，时而用头撞墙，痛不欲生。经查，其右侧枕部及太阳穴处有搏动感，脉弦大，舌质红、苔淡黄。西医诊断为“神经性头痛”，中医辨证系肝失条达、清阳不运，治宜疏肝解郁、通调少阳，虑其已于他处针灸乏效且疼痛剧烈，决定予灵龟八法开穴治疗。乙未年、辛巳月、壬寅日、己酉时，开主穴为临泣，配外关。针下痛减，不复呕逆。5 分钟后疼痛消失，留针 20 分钟。次日是癸卯日，患者于戊午时就诊，疼痛若失，开穴照海，配列缺。继针 5 日，症状全消，告痊愈。

2. 儿童黄疸

左姓儿，13 个月大，北京市昌平县人。患黄疸病 2 月余，1964 年 2 月 25 日上午 10 点就诊，曾求诊于保定、北京两大医院，其父母花尽积蓄未见其效。观其状：遍身皆黄，睛珠尤甚，其所着之衣帽亦染黄色；四肢皮肤粗糙泛青；面色无华，两目无神，精神萎靡。其脉沉弦，舌质红、苔厚腻，舌体两侧红而衬紫。此当为肝胆湿热致病，久不得治，后天失养，故见憔悴。虑其数日来惯用抗生素及激素，脾胃受累饱受寒凉，故建议其无须再服药，采取针灸治疗。因其病情缠绵复杂，故采用灵龟八法开穴治疗，其时为丙寅年、甲辰月、甲辰日、己巳时，在卦为乾，取公孙、内关。翌日，身黄减轻；继针三日，身黄骤减，白睛黄色亦有消退，共九日治愈。

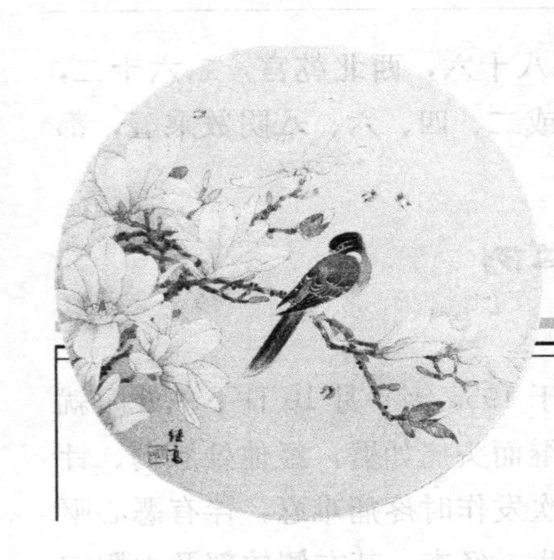

第二章 郑氏临证医钥

针法之要在于守神。

——郑毓琳

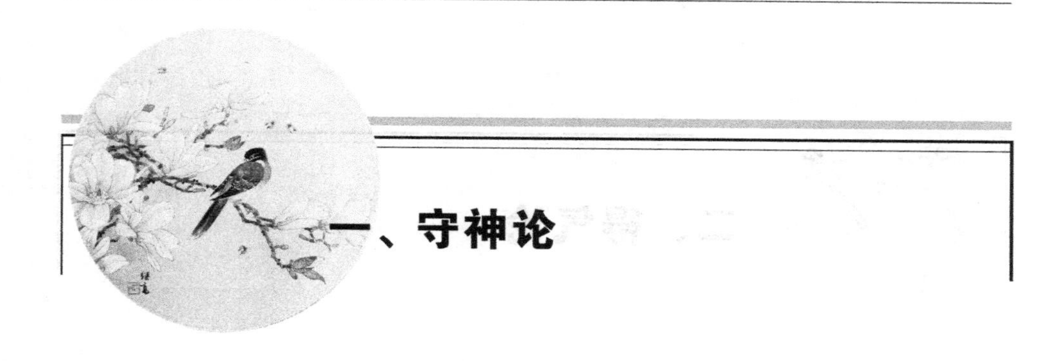

一、守神论

“凡刺之要，必先本于神”，“凡刺之真，必先治神”（《素问·宝命全形论》），此先人之教诲，历数千年其言尤真。

《易·系辞》云：“一阴一阳之谓道，阴阳不测之谓神”，《黄帝内经》云：“人生有形，不离阴阳”，程颐曰：“阴阳，气也”，《素问·八正神明论》曰：“血气者，人之神”，故曰：守神即是守天地之道，即是守阴阳，即是守气。“万物各得其和以生，各得其善以成”（《荀子·天论》），故毓琳公云：“得气即为神至，守气便是守神”。

“粗守形，上守神”（《灵枢·九针十二原》），“上”者，即是于有形之体施针术而守神，就是心与神会，就是心与天地相交，使病患之躯重归天地运行之道，并借天地运行之力祛邪除疾。故曰：“用针之要，在于知调阴与阳。调阴与阳，精气乃光，合形与气，使神内藏”（《灵枢·根结第五》）。

欲守其神，医者必先安神定志，《道藏·洞真部·玉诀类》云：“心不动念，无来无往，不出不如，自然常住”，医神之定天神固守。故，古往今来诸医家皆秉从“必一其神，令志在针”（《灵枢·终始》）之宗旨，全神贯注，合念抱一，“神在秋毫，属意病者，审视血脉，刺之无殆”（《灵枢·九针十二原》）。

《素问·宝命全形论》形容医者施术时说：“如临深渊，手如握虎，神无营于众物”，《标幽赋》强调行针时要做到“目无外视，手如握虎，心无内慕，如待贵人”，东汉名医郭玉亦曾深有体会地说：“神在于心手之际”。这些都说明意为心之用，心为意之体，医者必须心无旁骛、全神于施术之中。同时也要求诊疗时的外界环境须相对安静，不可太嘈杂，并且提醒患者配合身心的投入。孙真人曾言：“夫为针者，不离乎心”，诚然。

收心止念调真息，少得多惑天下式。真息即无息，故曰：“寂然不动为心，感而遂通为神。”一言以蔽之：心与神会，万念归一，守神即通神，通神即守一。

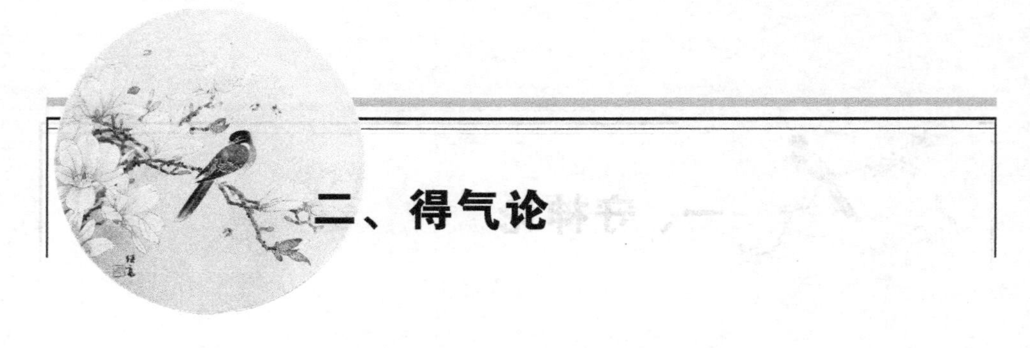

二、得气论

在针灸临床中，“气至”与否是临床取效的关键。《黄帝内经》云：“刺之要，气至而有效。效之信，若风之吹云，明乎若见苍天”，《标幽赋》中也提到：“气速至而速效，气迟至而不治”，这些均阐明了针刺取效的前提是“气至”。

“气至”俗称“得气”，是针刺部位产生的经气感应，一般认为是患者的针刺部位有酸、麻、胀、痛的感觉，有时还出现程度不同的感传现象，即刻或随后病位感觉舒适。郑毓琳先生则认为：“得气即为神至，气行可称神动。”另外，医者更应体会自己手下的感应，一是左手即“押手”的感应，二是右手即“刺手”的感应，针感应该掌握在医者的手下、操纵于医者心中，而不能只偏信患者所言之感觉。得气与否及得气快慢的关键在于左手即“押手”的控制，这需要的是内功的修炼，修炼得法即可对手下之气做到有效合理调控。这也是郑毓琳先生重视并践行修功的初衷。

《类经·摄生类》云：“生化之道，以气为本，天地万物莫不由之”，充分说明了气的重要性。“真气者，所受于天，与谷气并而充身者也”（《灵枢·刺节真邪论》），针灸所得之气即是此气，即“天地真气”与“谷气”的合气，统称“正气”。得气后，医者手下的感应可以体察气之变化，进而通过准确恰当的手法操作掌控气之运行。“意者气之使，意有所到则气到”（《鸡峰普济方》），这就要求针家临证之时，必须全神贯注，针随心动、心随针动。

《标幽赋》所言：“气之至也，如鱼吞钩饵之沉浮；气未至也，如闲居幽室之深邃”及“轻滑慢而未来，沉涩紧而已至”均说明了这一点。不过，“空中之机，清静以微”（《灵枢·小针解》），“邪气来也紧而疾，谷气来也徐而和”（《灵枢·终始》），精微的感觉需要我们用手感知、用心体会，需要我们十指的敏感度，更需要我们心与神会的心智。凡得“正气”者，患者感觉针感舒适且病痛减轻，其疗效都相对较好；而针下所得为“邪气”者，患者多感觉针感难受且病痛未有减轻，这样疗效差或反助病势，宜退而更之，针家不可不明。

“气者，人之根本也”（《难经·八难》），针刺必令“气至”。当针下“气至”，针家复将内力通过针体传至病所后，此正气之大聚，邪曷能干？《素问·评热论》云：“邪之所凑，其气必虚”，故曰：“病之可调者，气也。”于是，针家临证通过手法的灵活施用而调气的过程，就是完成补正达邪或祛邪扶正的过程。

“气至”可分为“气至针下”和“气至病所”。只要患者的体质尚可，一般情况下“气至针下”是问题不大的，真的有所不能，可行“搜”、“循按”、“弹震”或“移位”之法（详见《郑氏针灸全集》或《郑魁山针法传心录》），“候气前行，催气运至于病所”（《针灸问对》），以候气催气。而“气至病所”，即“有病远道者，必先使气直达病所”（《针灸大成》），是有一定难度的，它不但要求（也是检验）患者的气血相对充盈、经络相对舒畅，更要求医者训练有素，善于左手的揣穴和左右手的灵活配合，这在下一节，我们将有所论及。总之，“刺之而气不至，无问其数；刺之而气至，乃去针，勿复针”（《灵枢·九针十二原》），以此为要则。

另外，患者“得气”与否或言中病与否，还可以对比患者针刺前后的脉象变化进行观察。《灵枢·终始》云：“所谓气至而有效者，泻则益虚，虚者脉大如其故而不坚也……补则益实，实者脉大如其故而益坚也”，这种相对虚实的变化的脉象，是对正邪盛衰变化的一种描述。说明虚证患者在施行针刺补法后脉象由“濡虚”转“坚实”，而实证患者经针刺施行泻法后脉象由“坚实”转“濡虚”，均属于“气至而有效”。“气盛则泻之，虚则补之。”（《灵枢·背腧》），此之谓也。

针刺得气后慎守勿失。如果说“得气”是针刺取效的重要条件，那么“守气”则是使整个针刺过程一直保持“得气”的状态，“坚拒勿出，谨守勿内，是谓得气。”（《灵枢·终始》），这尤为关键。《灵枢·小针解》说：“上守机者，知守气也。机之动不离其空中者，知气之虚实，用针之明疾也。空中之机清静以微者，针以得气，密意守气勿失也”，说明临证时，必须仔细辨认得气情况，得气后不要随意改变针刺方向和针刺深度，宜手不离针，持针不动，针尖不要偏离已得气之处。或用治神运气法，贯气于指，守气勿失；或用较轻柔平和的手法，促使经气续续而至，聚于针下，随左手推努而行走于经脉。守气时，医者要全神贯注，通过手、眼观察和体会经气的活动，即指下冲动感、沉紧感，针体转动有吸力和看到针穴处或针穴远处的肌肉跳动等。动静间，尽显从容，如此便可起到较好的治疗效果。

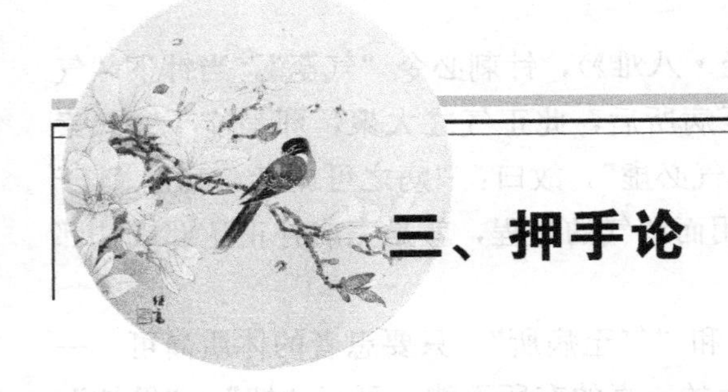

三、押手论

《难经·七十八难》云："知为针者信其左，不知为针者信其右。当刺之时，必先以左手压按所针荥俞之处，弹而努之，爪而下之，其气之来，如动脉之状，顺针而刺之。"这充分说明了左手揣穴的重要性，而后世医家多有忽视或误解。郑毓琳老先生身体力行，以无争的事实证明了它的重要性和关键性，补泻手法尤其是一些复式的补泻手法，离开左手揣穴绝难成功。

左手揣穴似"先遣兵"，也有"侦察兵"、"探雷器"的作用，是"气至病所"的前提，更是无痛进针的玄机。另外，还必须注重双手有机、灵活地配合应用，所谓"一阴一阳之谓道"是也。《金针赋》云："以龙虎升腾之法，按之在前，使气在后，按之在后，使气在前，运气走至疼痛之所"。当刺之时，医者意念须集中于针下，作用于患者，更好地体会针下的气至冲动。另外，当医者功力达到一定程度后，能随自己的意念，将内气外发，在针刺操作过程中，这种内气所产生的能量，会通过针体作用于腧穴、经络，以增强得气感，达到意气相随、刚柔并济、意到气至的境界。

揣穴是用拇指或食指放在穴位处，向前后、左右推拉、揉按、揣摸，以体会针穴处肌肉厚薄，孔隙大小，指感的位置，周围有无肌腱、血管，将被针的穴位侦察清楚，把妨碍进针的肌腱、血管等拨开，再确定进针的方向和深浅，这是有的放矢，还能随时感觉穴位上气的冲动变化。例如针合谷，针刺前左手拇指或食指须放在两岐骨间的合谷处，向前后、左右推拉揉按，将妨碍进针的肌腱、血管推开，揣到患者感到最酸胀的位置，便是正穴，选好1寸毫针，向最酸胀的点刺入3～5分，针感就会恰到好处。又如针手三里，针刺前须让患者屈肘拱手，手虎口向上，医者左手拇指或食指，放在手三里处、桡骨外缘，将桡骨和肌肉拨开，揣到患者感到最酸胀的位置，便是正穴，选好1.5寸毫针，向桡骨处缘的正穴刺入5～8分，针感就会恰到好处。如果针尖刺到了桡骨内侧，偏离了大肠经，就刺到肺经或他经去了，针感也就传导到了他经。再如用"关闭法"针内关，要针感传导到胸部，针刺前须让患者仰掌握拳，医者左手拇指放在内关穴处，将两筋分开，揣到患者感到最酸胀的正穴，选好1寸毫针，向正穴刺入3～5分，右手持针的针尖和左手拇指同时向上用力推弩，针感就能传到胸部。如果不揣清穴位内部的指感所在，针尖刺不到正穴上，或刺过了最酸胀的点，针感就不一定能传导到胸部。所以不用左手揣穴，穴位内部情况不明，就不知道穴位的深浅和具体正穴在什么位置，如果只根据穴位的体表位置进针，往往刺不中正穴点，针感也就不会循经传导。若要掌握刺中正穴点，使针感循经传导，针刺前必须将穴位揣准，在正穴点上行针，使气至病所，是治疗经络脏腑病取得疗效的关键。

还有很重要的一点必须说明，根据押手揣按、顶压的方向不同，针感传导的方向也是不同的，这也是左手揣穴的必要性和重要性之一。

针下气至，左侧押手放在针穴下方，向上连续不断地用力，同时右手持针亦向上推，针感即向上传导；左侧押手放在针穴上方，向下连续不断地用力，同时右手持针亦向下推，针感即向下传导。针感如果能向远处传导，到达了目的地（病所），是指力和手法运用合适；针感如果传导不到病所，是指力不足或手法不对或因患者经络受阻或经气不足的缘故。比如针风池治疗鼻或眼病，左侧押手应放在针穴下方，向上连续用力推按，同时右手持针向对侧太阳斜刺5分，得气后亦向上推，针感即可传导到鼻区或眼区；如果治疗风寒感冒，用“烧山火”手法发汗，则应在针感的基础上推弩守气以加强针感；如果治疗头痛，则应使针感传导到头顶；如果治疗偏头痛或耳聋，右手持针需向同侧前额进针，左侧押手亦向前推按，针感即可传导到前额或耳区，有时可立止偏头痛；如果左侧押手压力不足，针感还会向下或向肩背传导。

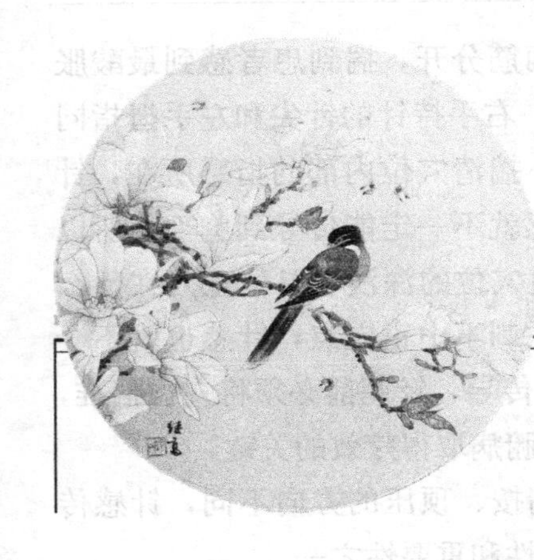

第三章

郑氏临证医话

一物一太极，每个穴位都是一个太极。针灸医者的职责就是通过手法激发所取穴位的最大效能，从而达到治病的目的。

——郑毓琳

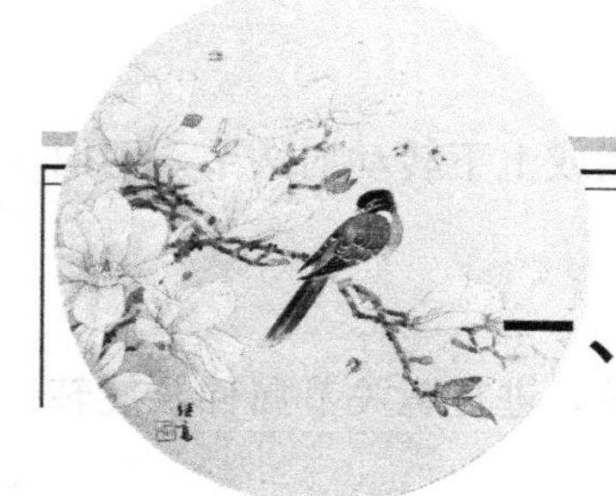

一、郑氏练针大法

练针即是练气。一是练习运气于双手指端的功力，发挥“指针”的作用，在针未到之时先行经络导气；二是练习双手的灵活度，于施术时针随手动、手随心动、法从心出，随时掌握针尖的方向和动态，把双手的进退之力（气）施于穴位，以达到或补或泻的效应。

时下，多数针家练针都侧重练习右手的指力，认为补泻的关键在于右手即刻施于针身的力量，这种蛮力有失针灸轻盈的本性，也是有悖经旨的。《难经·七十八难》：“知为针者信其左，不知为针者信其右”，说明的就是左手揣穴、点穴并导气的重要性。

初学针灸的同道可按本书第一章“修力”、“修气”章节练习，其对练习针法和施行针术是至关重要的，可以说是决定疗效的关键。如果说这样有一定难度的话，毓琳公还为学生们创制了一个相对简便易行的方法，实践证明也有事半功倍的效能，简介如下。

习武之人都知道，手上或称掌上力量是从脚底返上来的，从脚循督脉而上，抵肩、通肘、过腕再达手。这就要求针家也必须注重肩、肘、腕诸关节灵活性的练习。

肩、肘、腕三关节是上肢活动的枢纽，气是人的动力，经常锻炼，能强筋壮骨、舒利关节。施针时，左手点按，刚柔协调、揣穴准确、力量持久；右手进针迅速，操作准确、动作轻巧、得心应手。练习时，采取立式，双膝略向前屈，两足分开与肩等宽。双肩自然下垂，同时口眼微合，意守丹田，然后由鼻缓慢的吸气，再挺胸放肩，引气由下返胸，缓慢的由嘴呼出，一呼一吸，息息相随，反复呼吸3～5分钟，调匀呼吸后，即开始肩、肘、腕关节的练习。

1. 肩关节练习

首先内气贯双臂，然后上臂屈肘平肩，做由前往后或由后往前的旋转运动。两上肢交替或同时练习均可。

2. 肘关节练习

继肩关节练习之后，上肢屈与肩平，连续伸屈或上下转动肘关节。两肘交替或同时练习均可。

3. 腕关节练习

继肘关节练习之后，垂臂屈肘，将两手半握拳，进行腕关节屈伸及旋转活动。两腕交替或同时练习均可。

最后是练指，是关键也是目的。练习时，口眼微合，左手或右手或双手同时置于桌面或书本之上，手指自然弧形弯曲，贯以神而不施以力，意念手心有太极的旋转，再提丹田之气贯于指端，积以时日，每次手心就会自觉到有一股热流涌动。如此，自会力透纸背，应用其揣穴、点穴或导气时就可得心应手。

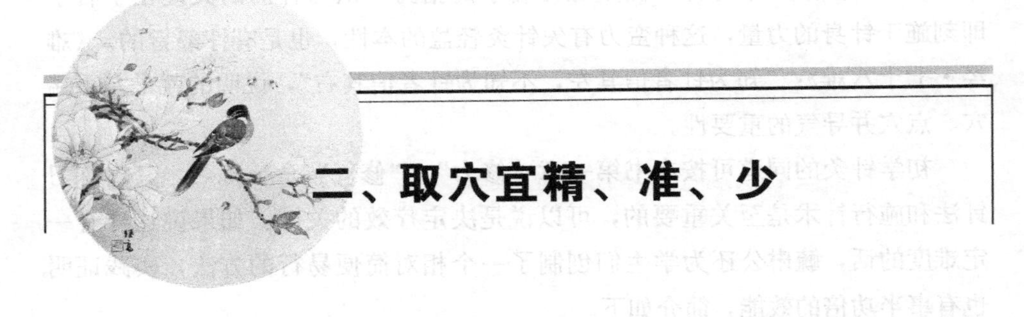

二、取穴宜精、准、少

郑毓琳先生认为："一物一太极，每个穴位都是一个太极。针灸医者的职责就是通过手法激发所取穴位的最大效能，从而达到治病的目的"。这就为郑氏临证取穴精、准、少提供了理论支持。

《黄帝内经》里针刺治病时多采用1～3个穴位，子午流注与灵龟八法亦是，古之《玉龙歌》、《杂病穴法歌》、《长桑君天星秘诀歌》、《马丹阳天星十二穴治杂病歌》、《肘后歌》等，莫不如是。

毓琳公常说："治病时，穴位不是取的越多越好，宜精、准、少。"只有如此，才能凸显穴位的效能，也更能体现医者的水准和高度自信。对患者而言，可减轻其痛苦和恐惧，更可增加对医生的信任和敬仰。

明代医家李梴在《医学入门》里说："百病以一针为率，多则四针，满身针者可恶。"言之凿凿，这和毓琳公的观点是高度一致的。

在辨证论治的基础上，毓琳公治病配穴往往以精少为要，穴数很少逾十。

常言道："将在谋而不在勇，兵在精而不在多"。作为一个针灸医生在临床实践治病时也要善于谋虑，通过辨证全面彻底地了解患者病情，然后精选少量的穴位，施以必要之手法，或补或泻，调畅气机，"凡刺之道，气调而止"（《灵枢·终始》）。这和大家看到的《黄帝内经》和《伤寒论》等经典著作里的方剂一样，药味不多却效专力宏。"阴平阳秘，精神乃治"，攻守平衡，即可消除病痛，使机体恢复健康。反之，如果医生不是认真地进行"辨证论治"，而盲目地扎许多针，眉毛胡子一起抓，甚至有些穴位与疾病无关，这样不仅对改善症状无益，反而会耗伤患者的正气，徒增患者的痛苦；同样，对医者本身的体能内力与针具也是一种消耗，走了弯路，事倍功半。郑毓琳先生尝言："阳气之精谓之神"，这就说明，在医治过程中，时刻都要以患者为中心，时刻都不要忘记护卫正气，正气的盛衰决定疾病的转归。

当然，要做到取穴"精、准、少"，就必须具备两个重要前提，一是对病情的充分认知，二是熟练地掌握针法针技。如此，临证之时才可有的放矢，得心应手。

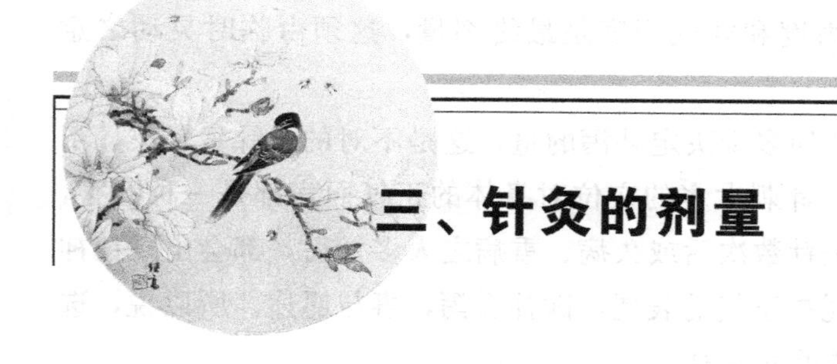

三、针灸的剂量

疾病所中有深浅，望闻问切阴阳参。

辨证施治别轻重，针灸剂量在指端。

谈到方剂的剂量，大家都知道，那是根据病情定的剂量。在疾病的治疗方面，中药的剂量起着关键性作用。然而，具体到针灸的治疗，其剂量为何？又在哪里？这是大家难以面对但又必须面对的问题。

郑毓琳老先生认为：针灸也是有剂量的。针刺剂量是由补泻手法的强度和医者临证时的即刻感应即"意"决定的。手法强度的不同相当于方剂药味剂量之不同，但是剂量的最终确定须本于医者即刻之"意"，诚如处方药味定量，三钱也好，半两也罢，都是一种应时的灵动感应。

针灸手法所调者，气也。气乃生化之源、变化之端，无论补泻，皆为泻其有余、补其不足，所补者气，所泻者亦是气。浅言之，补就是往体内送东西，泻是自体内往外取东西。《灵枢·九针十二原》云："凡用针者，虚则实之，满则泄之，菀陈则除之，邪胜则虚之"，即名此耳。

补泻手法分为单式补泻和复式补泻，其由简到繁、由轻到重的操作，一定程度上决定了针刺的剂量。轻病可以用一些单式的手法，据病情或补或泻，呼吸、迎随、提插、捻转等法皆可；稍重一些的可用进火补或进水泻法，也可应用郑毓琳老先生独创的"郑氏针刺八法"；较重的可用"热补法"、"凉泻法"或"烧山火"、"透天凉"等高难度手法，其中"烧山火"相类于中药方剂的"真武汤"，"透天凉"相类于"白虎汤"，但须注意的是"重阴必阳、重阳必阴"，过补即是泻，过泻亦是补。对于阴阳合病、寒热错杂、虚实夹杂型的疾病，据其病情可应用阴中隐阳或阳中隐阴等手法，例如疟疾患者先热后寒者，可应用阴中隐阳手法。针道法天，垂象以示，针法有不同的步骤和层次，但也不是绝对的，诚如"烧山火"，分天人地三部，每部又有"重插轻提九次"，毓琳公一直提醒我们一定要把握"气至而止"，万不可盲目的追求老阳之数，提插三次或五次能找到感觉，效果是一样的。但是，必须说明的是，手法相类于方剂，操作力度和守气程度是最终剂量，这须由临时灵动之意决定。

有人认为，针刺穴位的多少决定补泻的量，这是不对的。针贵轻灵，不论是应用补法还是泻法，针刺太多的穴位对身体的正气而言都是一种戕害，可能会显一时之效，但是针数次后或久病、重病之人多针后，都会出现精神倦怠乏力的现象，这是耗损正气的表现，欲补反泻，事与愿违。所以说，选穴宜精、准、少，于细微处见精神。

另外，必须说明的一个问题是：针由气导，补泻剂量的适度是据针下感应决定的，是对"气"的精微体会，是针家心与神会后决定的，随"意"性极强，所有的感觉和决断都来自手下、发自心中，这需要我们真正的做到心与神俱、意气相随。诚如吃饭，饱没饱是一种感觉，因为人的饭量有差异，又每人每次的饭量不一，很难"量化"，针法亦然。如果一味地去追求"量化"，单纯地思虑针刺的深度、捻转提插的次数，根据针刺捻转的频率、幅度、深度、施术时间、作用力方向等去定量、定性，势必有失针灸之本真，"导气"也便成了"捣气"，慧感也便成了呆板。

以上所谈为针法的剂量问题，至于灸法的补泻，以不吹火、使火燃烧缓慢而灼痛轻为补，以疾吹其火、火燃烧急快而灼痛重为泻。具体到灸法的剂量，周楣生先生之《灸绳》所言最为畅快，读者可参考之。

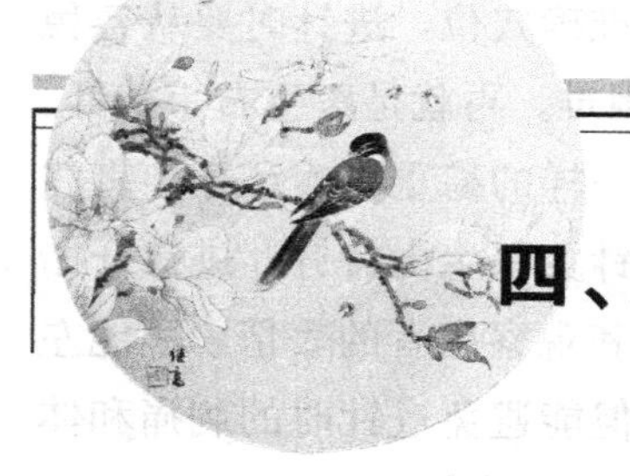

四、略谈《针灸甲乙经》对针刺手法的启示

晋代针灸家皇甫谧在继承前人针灸医学成就的基础上，结合个人经验，编写了我国现存最早的一部针灸专著《针灸甲乙经》。

先父毓琳公早年立志继承传统的针灸学，熟读《针灸甲乙经》，并奉之为临证指南，但尊古而不泥古，善于灵活运用，通过长期刻苦钻研和临床实践，推陈出新，总结出了一套系统的针刺手法。学有渊源，因而具有辨证准确、取穴精简、手法独特、收效迅速的特色。魁山才疏学浅，经验不足，致使先父不少独创的绝技，未能全面继承下来。现略就所知整理如下，但时隔久远，记录不全，挂一漏万在所难免，管窥之见，尚希昔日同窗及同道指正。

（一）精神集中地辨证

《针灸甲乙经》曰："凡刺之真，必先治神，五脏已定，九候已明，后乃存针。众脉所见，众凶所闻。外内相得，无以先行。可玩往来，乃施于人"。指出凡用针治病，必须集中精神辨证，将五脏的虚实肯定下来，按三部九侯的切脉明确诊断，然后再用针。在诊断时，所诊到的脉象和见到的症状，是否外内形气和脉证都相符合，不能单凭外形为依据。更要熟悉各经气血往来和病邪出入的情况，是气血不足，还是邪气有余，才能够为人施治，也就是说，针灸医生在针刺之前，必须根据脏腑、经络学说，运用"四诊八纲"的辨证方法，将临床上各种病症加以分析归纳，以明确疾病的部位，是在脏在腑，在经在络，在表在里，病症是属寒属热、属虚属实，抓住病机，及时地配穴处方，决定是补是泻，才能有的放矢，治好疾病。

（二）全神贯注地进针

《针灸甲乙经》曰："持针之道，欲端以正，安以静。左手执骨，右手循之，无与肉裹”和“如临深渊，手如握虎，神无营于众物”，指出在持针进针操作的时候，医生必须态度端正，心神安静。在进针之前先用左手执其机体，使其不能移动，右手循按经穴，揣出具有指感的准确穴位，进针时要从容稳准，防止肌肉缠裹针，引起患者疼痛、医者操作困难。再就是医生右手持针、左手按穴，双手配合，密切合作，好像握住猛虎一样的稳重坚实，全神贯注地进针，不能为其他的事务所干扰。也就是说，针灸医生由持针、进针开始就要聚精会神、心神专一、全神贯注地进行操作和观察患者的表情，不能左顾右盼、高谈阔论，让周围事务所干扰，这样不但能避免进针时的刺痛和体会针下气至冲动的快慢、大小，而且可以防止发生医疗事故。

（三）心手合一地候气

《针灸甲乙经》曰：“夫针之要，勿陈而难入。粗守形，上守神。神乎神，客在门”和“经气已至，慎守勿失。浅深在志，远近若一”。指出用针治病的要领，说起来容易，到实践中操作就比较困难了。技术差的医生，只能看到形体上的病变；技术高明的医生，却能明察人体神气的盛衰。神指的是人体的正气，客指的是邪气，邪气常随正气的出入之处而往来。再就是经气已至的时候，应当用针尖小心谨慎地守住（“守气”），千万不能丢失（“失气”）。表证宜浅刺，应在天部行气，里证宜深刺，应在地部行气。无论是久病还是新病，都应该以得气为主。邪气常随正气的出入之处而往来，如何体会呢？

1. 邪气

“邪气来也紧而疾”。“邪气”在针下的表现为“紧而疾”，“紧”是来势紧迫而匆促；“疾”是动态急速而迅疾。即针下突然紧涩，肌肉缠针和感应一闪即无，时间很短的“邪气”。不要把邪气误以为是“经气”（“正气”）。

2. 正气

“谷气来也徐而和”。谷气者，正气也，包括营气和卫气。“营气”即水谷之精气。“营行脉中，徐和柔匀，不紧不疾，循行于十二经脉之经随”，即针下“指端搏动感”连续出现的现象。“卫气”即水谷之悍气。卫行脉外，慓悍滑利，疾而不紧，滑而不涩……如动脉之状。即针下指端缓和搏动感连续出现的现象，如动脉之状，感应时间持久的“经气”（“正气”）。也不要把“经气”（“正气”）误认为是“邪气”。正如《标幽赋》说的：“气之至也，如鱼吞钩饵之沉浮，气未至也，如闲处幽堂之深邃”。也就是说进针候气，必须心手合一地去体会针下有否得气，得的是邪气，还是正气，得到了正气，即酸、麻、胀、热、凉……感觉，用哪一种感觉，去治什么病，让气往什么方向、地方传导，要用“关闭”法进行控制，在患者有舒适感觉的时候，要“守气”，根据病情需要，让得气感保留多长时间，就保留多长时间，这是掌握针刺手法的关键。

（四）补虚泻实的体会

《针灸甲乙经》曰：“凡用针者，虚则实之，满则泻之，菀陈则除之，邪胜则虚之”和“刺虚者须其实，刺实者须其虚”，指出用针治病的原则：虚证，寸口部脉虚弱的，应用补的手法；实证，寸口部脉象盛的，应用泻的手法，以泻其邪气；郁积证，脉络郁结不通的，应用放血的手法，以排除郁积之邪而使其通畅；邪气盛的，应用泻的手法，消除其病邪。再就是治疗虚证用补法：针下应由松滑转变沉紧、充实、真气的内守，产生温热感觉，达到正气实的目的；实证用泻法，针下应由紧涩变为松滑、空虚、邪气外散，产生凉爽的感觉，达到邪气虚的目的。根据这个原则，临床上对血崩的患者气血两虚、昏迷不醒、面色晄白、脉微欲绝时，针人中、内关、大敦等穴，用补法，有回阳救脱、固气摄血的作用，不但能止血醒神，而且能使脉象和面色恢复正常；脱肛的患者，久泻不止、中气下陷、脱肛不收、体虚乏力、精神不振时，针百会、腰俞、中脘、气海等穴，用补法，不但能补中益气、止泻缩肛，而且能使精神和体力得到恢复；虚喘的患者，喘而气微，吐痰无力，动则气促时，针百会、肺俞、膏肓等穴，用补法，能温中定喘，使呼吸恢复正常；四肢厥逆的患者，阳气不足，四肢厥冷时，针曲池、外关、足三里、三阴交等穴，用热补法，能温通经络，使四肢肌肉恢复温暖，这就是正气不足的虚证，用补法后，产生温热感觉后，人体的正气得到恢复的体会，闭经的患者，气滞血瘀，故不来月经，胸胁痞满，心烦急躁，精神抑郁，小腹胀痛，面唇发青，脉弦时，针膈俞、肝俞、关元，用小幅度提插泻法，三阴交用凉泻法，能理气活血，不但能使月经应时而下，而且能使胸胁痞满、小腹胀痛等症消失，面色和脉象恢复正常；下肢静脉曲张并发血栓性静脉炎的患者，下肢瘀血凝滞、肿块胀痛时，用梅花针沿静脉曲张和结节肿块部位叩打，挤出瘀血，并针血海、三阴交等穴，用温通法，能使经络通畅，炎症和胀痛消失；腱鞘囊肿的患者，在手腕或膝窝部起囊肿，在囊肿顶端用三棱针点刺，将胶状黏液挤净，使囊肿消失，这就是气滞血瘀的郁积症，用活血化瘀、消坚散结法后，使经络通畅，“菀陈则除之”的体会。腮腺炎的患者，腮部肿痛灼热，咀嚼吞咽困难时，针翳风、颊车、合谷，用凉泻法，能疏风清热、消肿止痛，不但能使肿痛消失，而且能使咀嚼、吞咽功能恢复正常；急性阑尾炎患者，在右下腹剧烈疼痛，有压痛、反跳痛并伴有恶心呕吐、发热口渴、便秘时，针天枢、大巨、上巨虚等穴，用泻法，以泻肠中积热，不但能消炎止痛，而且能使发热、呕吐、便秘等症状消失；感冒的患者，外感风热，发热恶风、头痛无汗，咳吐黄痰，咽喉肿痛，脉浮数时，针风池、大椎、合谷等穴，用“透天凉”手法，使其出汗，发散风热，不但能退热止痛，而且能使身体恢复正常，这就是邪气盛的实证，用泻法产生凉爽感觉后，人体的病邪得到消除的体会。

（郑魁山 整理）

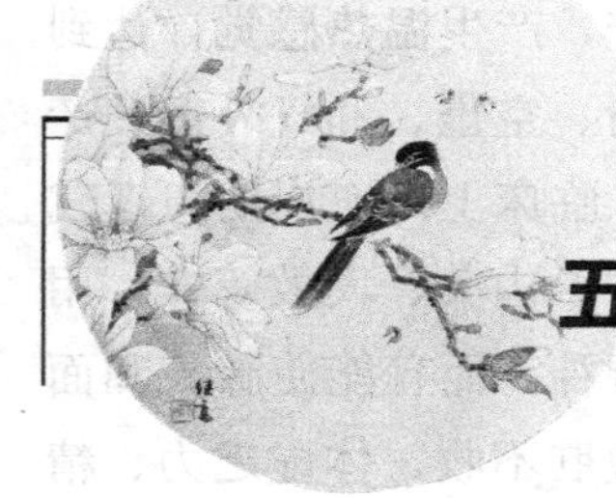

五、论“平补平泻”

目前，无论是在理论上还是临床中，有关“平补平泻”概念的理解和运用是不够确切的。如全国高等医学院校针灸教材中，将其视为“进针后，均匀地提插、捻转，得气后出针”的手法；也有人认为“是中等度刺激量的一种针刺手法，没有明显的刺激强弱可分”；还有人认为是“介于补泻之间，即非补亦非泻的一种操作方法。其特点是刺激量较小，不快不慢地左右捻转和上下提插，以得气为度”。我们认为把“平补平泻”作为手法的理解值得商榷，这是有悖古人之意的。

“平补平泻”一词，最早见于明代陈会之《神应经》，其云：“凡人有疾，皆邪气所凑，虽病人瘦弱，不可专行补法……如患赤目等疾，明见其为邪热所致，可专行泻法。其余诸疾，只宜平补平泻，须先泻后补，谓之先泻其邪，后补真气，乃先师不传之秘诀也。”文中只言补泻，而未谈及是用提插、捻转、迎随、呼吸、开阖、九六等何种补泻之法，说明“平补平泻”是一种治疗原则，有些病不宜单纯的补或泻，宜先泻后补或先补后泻，只是先补后泻或先泻后补的次序不同。

《针灸大成·经络迎随设为问答·刺有大小》云："有平补平泻，谓其阴阳不平而后平也。阳下之曰补，阴上之曰泻。但得内外之气调则已。有大补大泻，惟其阴阳俱有盛衰，内针于天地部内，俱补俱泻，必使经气内外相通，上下相接，盛气乃衰，此名调阴换阳，一名接气通经，一名从本引末。审按其道以予之，徐往徐来以去之，其实一义也。"明确指出"平补平泻"是以平和阴阳为治则。这也是符合《灵枢·九针十二原》之"阴盛而阳虚，先补其阳，后泻其阴而和之；阴虚而阳盛，先补其阴，后泻其阳而和之"经旨的，而非像今人所理解的面对虚实夹杂或虚实难辨证时，运用的所谓"也补也泻"、"非补非泻"的中等强度提插捻转手法。故言"平补平泻法"尚可，说"平补平泻手法"则不宜。

清代著名针灸学家李守先认为学习针灸应"首学手法，次学认症，而以寻穴为末务"，《千金方》也提出"凡用针之法，以补泻为先"，这些先哲们都明确指出针灸治病时，必须行补泻手法。疾病分阴阳，手法有补泻，手法是在辨证的基础上进行的，"虚则补之，实则泻之"，当补则补，当泻则泻；阴阳合病，可行"阴中隐阳"或"阳中隐阴"手法，以调燮阴阳；当不虚不实时，"阴平阳秘，精神乃治"，是为"平人"，为健康态，无需针灸，更谈何补泻！针灸临证必须明辨阴阳，巧施补泻，"补泻反，则病益笃"（《灵枢·邪气脏腑病形》），故"平补平泻"作为手法没有存在的理论依据和现实需要，而把它认定为一种"治则"庶可合古人之意。

时下，"平补平泻"手法之说风行，更有甚者把"平补平泻"理解为"前后转转、上下动动"，并视为"万能手法"，其实是一些乱施手法之人的挡箭牌，更是一些不明手法之人的遮羞布，其动摇的是辨证施治的根基，其泯灭的是针灸手法的真义。此风当休矣！

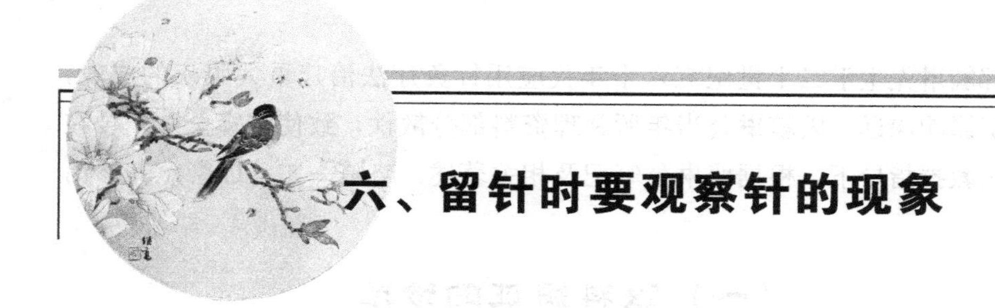

六、留针时要观察针的现象

针前和针刺时要观察患者的表情及面色，即观察患者的病情、精神和对针的态度，进针时针下轻滑、空虚，似扎在豆腐上的样子，是不得气，患者没感应的现象，应用提插、搓捻等法，使针下气至沉紧；如果发现患者恐惧或面色苍白，是怕针或晕针的表现，应当向患者解释，以解除其恐惧；如果是发生晕针应当用指切人中等穴，以解除晕针；如果留针时观察到针穴处出现凹陷，是针体下陷或肌肉缠针或针感过强，患者有不舒服感的现象，应提退其针或将针回转，使针下松解；针柄向右倒，是针刺入穴内针尖向左偏的现象；针柄向左倒，是针刺入穴内针尖向右偏的现象；应将针提至天部（皮下），变换方向另刺，纠正到针体垂直为止。

1937年秋季的一天晚上，我村郑群英来找我治胃痛，先父要考我的基本功，让我将煤油灯熄灭，用手摸着针中脘、下脘、足三里，针后将灯点燃，先父指着针对我说："穴位取得比较准，深浅比较合适，但还需要看上腹部中脘、下脘穴的针，看是否随着呼吸上、下摆动，如果摆动均匀就更合适；如果针柄像弹弦子一样的跳动，是腹气不通的表现，应多留一会儿针，使针平静下来；如果针柄向下倒，是气向上逆的表现应加强刺激量或增加留针时间，使气下行；针柄向上倒是气往下行、腹气已通、胃痛停止的表现，应当再留针片刻起针"。

（郑魁山　整理）

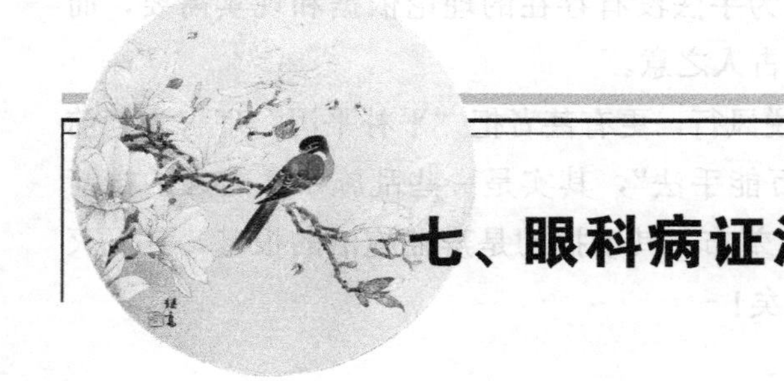

七、眼科病证治求真

郑毓琳先生于二十世纪五六十年代应用针灸疗法治疗重大眼疾的成就，至今仍影响深远。因毓琳公当年所整理资料部分散佚，致使难窥全豹，今在郑魁山教授指导下，根据毓琳公笔记及相关著述，略陈一二，以管窥其诊治大法。

（一）眼科病证的诊治

眼科病证的诊断、治疗与临床其他各科基本相同。用望闻问切"四诊合参”，结合脏腑经络辨证，进行治疗。《素问·五脏生成》说：“肝受血而能视。”《灵枢·脉度》说：“肝气通于目，肝和则目能辨五色。”《眼科龙目论·眼叙论》说：“夫眼者，五脏之睛明，一身之至宝，如天之有日月，其可不保护哉。然骨之精为瞳子，属肾；筋之精为黑眼，属肝；血之精为络果，属心；气之精为白眼，属肺；肉之精为约束，属脾；契筋骨气血之精，与脉并为之系，系上属于脑。……赤脉上下者，太阳病；从下上者，阳明病；从外走内者，少阳病。”《眼科龙目论·五轮歌》说：“眼中赤翳血轮心，黑睛属肾水轮深，白睛属肺气轮应，肝应风轮位亦沉，总管肉轮脾脏应，两睑脾应病亦侵。”指出目内眦有红肉隆起，目外眦有血络分布，属心，心主血，故称血轮，有润养眼球的作用；瞳神在黄仁中央，属肾，肾主水，故称水轮，瞳神能展能缩内含神水、晶珠、神膏等，而使眼睛明亮，有视万物的作用；白睛在眼球外壁，属肺，肺主气，故称气轮，白睛环绕黑睛周围，两者密切相连，质地致密坚革，有保护眼球内部组织的作用；黑睛在眼球前部的中央，属肝，肝主风，故称风轮，黑睛后方与黄仁相邻，质地透明坚韧，是光线进入眼内的必由之路，有保护瞳神及其他眼内组织的作用；黄仁为眼内组织，直接围绕瞳神，眼睑在眼球前方，分上下两部分，黄睛和胞睑均属脾，脾主肌肉，故称肉轮，上下眼睑生有睫毛，能开能合，有保护眼球的作用。

眼与经络的关系：《灵枢·邪气脏腑病形》说：“十二经脉，三百六十五络，其血气皆上于面而走空窍，其精阳气上走于目而为之睛。”《灵枢·口问》说：“目者，宗脉之聚也。”手阳明大肠经、“上挟鼻孔”，由迎香穴接近眼睛；胃经“旁约大阳之脉”，由睛明穴经过眼睛；手少阴心经“上挟咽，系目系”，由眼内组织与脑相连；手太阳小肠经的支脉“上颊，至目锐眦”和“抵鼻，至目内眦”，均在眼睛周围和眼内与眼睛接连；足太阳膀胱经起于目内眦，由睛明穴通于眼内；手少阳三焦经“交颊、至目锐眦”，在眼睛外缘；足少阳胆经“起于目锐眦”，在眼睛外缘；足厥阴肝经“上入颃颡，连目系”，通于眼内；督脉“与太阳起于目内眦”，和“上系两目之下中央”，与眼睛相通；任脉“循面入目”，进入眼内；冲脉“出于颃颡，渗诸精”，与眼睛联系；阳跻脉“入于脑者，正属目本名曰目系”和“交于目内眦”，通于眼睛根部及目系；阴跻脉“入頄，属目内眦”，通于眼睛；阳维脉“起于诸阳之会”交会阳白穴，在眼睛上方；手阳明之筋“上颊，结于頄”，接近眼睛；足阳明之筋“为目下纲”，足太阳之筋为目上纲，这两条经筋维护眼球；手太阳之筋“上属目外眦”，接近眼睛；手少阳之筋“循耳前，属目外眦”，接近眼睛；足少阳之筋“结于目外眦，为外维”，能使眼睛左右盼视。根据上述情况可以看出，全身有8经、6脉、6筋，20条经络、经筋与眼睛有直接或间接的联系，眼睛与脏腑、器官之间，靠经络的连接沟通，不断地输送气血，才能维护眼睛辨色视物的功能，也就是眼睛得到气血的营养，才能够视别万物。

（郑魁山 整理）

（二）眼病针刺法则及选穴

眼病的治疗和其他病一样，亦须遵循“寒者热之，热者寒之，菀陈则除之”的原则。

根据辨证确定病性，再根据病性确定相关的针刺法则并选用相应对症腧穴。

1. 针刺法则

（1）寒症，据病情采用热补法或“烧山火”手法，也可行“二龙戏珠”或“喜鹊登梅”手法，用温散法。

（2）热证，据病情采用凉泻法或“透天凉”手法，也可行“二龙戏珠”或“喜鹊登梅”手法，用泻法。

2. 取穴原则

（1）局部取穴：又名近端取穴，是选用病位附近的穴位治病的一种方法，具体到眼病，是选用眼睛周围或头面部的穴位。如睛明、丝竹空、承泣等。

（2）远端取穴：主要选取四肢或背部的相关穴位，这些穴位虽然相距眼睛较远，但是由于经络的关系，其效果也很好。如合谷、风池、光明等。

（3）全身取穴：这是在辨证的基础上，根据“急则治其标，缓则治其本”的原则确定的，是从整体观出发的。例如肝肾亏损型在局部取穴基础上可加肝俞、肾俞、太溪、太冲、照海、三阴交等，心营亏虚型加用心俞、神门、足三里等，脾肾阳虚型加用脾俞、肾俞、关元、命门、百会等，肝气郁结型加用支沟、太冲等，气滞血瘀型加用内关、膈俞等。亦有一些治疗以远取穴位为主，如单用肝俞、肾俞治疗色素变性或暴发火眼等，或单用行间治疗青光眼等。

3. 重用风池穴

郑毓琳先生治疗重大眼病时必取风池穴，其认为：风池穴为足少阳、手少阳和阳维脉之会穴，具有疏风解表、清利头目、健脑安神之功效。于其穴多采用热补法，令气至病所，可通达脑目脉络，故能温经散寒化痰浊、祛风散寒行气血。当其时，令患者端坐，自然体位，以左手拇指或食指揣按风池穴，选用 1 寸毫针进针 0.5～1 寸后，押手和刺手仔细体会针下气至的感觉。“得气”后针尖朝向对侧目内眦方向行热补法操作，押手紧按穴位下方，并配合刺手向对侧眼底方向推弩，使“热流”一样的针感传递至同侧眼底，守气 1 分钟，不留针。应用其治疗眼病，尤其是眼底疾患，取得了惊人疗效，曾治愈众多眼底出血、视神经萎缩、黄斑变性患者。据毓琳公的经验，凡针感传至眼底者预后较好，针感只传至头顶者效果相对较差，针感不能传导者，说明气血瘀滞过重、经气不通，很难取效。

4. 部分眼病选穴规律

在按上法针刺风池穴的基础上，据病症、病情配加穴位。

（1）儿童近视：配攒竹、鱼腰、太阳、承泣透睛明，用补法，以益气明目。体弱血虚，配肝俞、肾俞、光明，用补法，以补益肝肾、养阴明目。原则上男孩不超过 16 岁，女孩不超过 14 岁效果最好。

（2）视网膜出血：配曲鬓、鱼腰、阳白、四白、角孙，用补法；内睛明用压针缓进法，太阳用二龙戏珠手法，攒竹用喜鹊登梅手法，留针 10～20 分钟，以活血化瘀、清头明目。

（3）玻璃体混浊：有陈旧性积血者，配瞳子髎透太阳、阳白透丝竹空，以通络活血、祛瘀生新。

（4）眼底静脉曲张：有出血先兆时，配上迎香点刺，脑空、合谷、三阴交，用小幅度提插泻法，以清热散瘀、防止出血；肝肾不足（或见血小板降低），配大椎、身柱、膏肓、肝俞、肾俞，用热补法或加灸，以补益肝肾、养血明目。

（5）视神经萎缩：配内睛明、球后，用压针缓进法，瞳子髎、攒竹用小幅度捻转补法，留针 10～20 分钟，以通络明目。头晕烦躁者，配丝竹空、鱼腰、曲鬓、肝俞、合谷、光明，用小幅度提插泻法，以镇静安神；遗精阳痿、疲乏无力者，配脑空、大椎、肝俞、肾俞，用热补法，以培补肝肾、益精明目。

（6）睑废（眼睑下垂）：配阳白、攒竹、鱼腰、太阳、足三里、脾俞、肝俞、申脉。脾俞、肝俞均行补法，守气 1 分钟，不留针。阳白透鱼腰和攒竹透鱼腰交替选用，均用补法，留针 30 分钟。

（7）过敏性结膜炎：配攒竹透鱼腰、太阳、曲池、血海、百虫窝，用补法。

（三）针灸治疗眼病的规律

《灵枢·大惑论》说："五脏六腑之精气，皆上注于目。"人体"十二经"和"奇经八脉"，共13条经脉的循行通过或起于眼睛和眼的附近。针刺某些有关经穴，可通过经脉联系直接或间接影响眼睛，使病证得到减轻，视力得到增加乃至恢复。现将治疗急性结膜炎、近视眼、翼状胬、青光眼、麻痹性斜视等病所选用的主要穴位，根据经络学说分析如下：

1. 病起目外眦，目赤痒痛

取风池、瞳子髎、曲鬓、光明是足少阳胆经穴。胆经循行"起于目锐眦"胆与肝相表里，肝虚血少，不能濡目而目不明者，针风池为治一切眼病之要穴，用"关闭法"使针感传到眼球，曲鬓、瞳子髎、光明用"烧山火"手法，能疏经活络、养血明目。肝胆火盛，目赤由目外眦始者用透天凉法，能泻肝胆热，清头明目。

2. 瞳神失濡养，视物不明

取内睛明、攒竹、肝俞、肾俞、太溪、照海是足太阳膀胱经和足少阴肾经穴。膀胱经循行"起于目内眦"，膀胱与肾相表里，瞳神属肾。《灵枢·经脉》说："肾经病，目𥉂𥉂如无所见。"肾经病主要表现为瞳神之藏水不足，视物不清。内睛明在目内眦，用压针缓进法，攒竹在眉头用喜鹊登梅法，能直接治疗眼病。肝俞、肾俞虽是膀胱经穴位，但肝俞属于肝之背俞，肾俞属于肾之背俞，用补法，不留针，太溪、照海用补法，留针20分钟，虽不能直接治疗眼病，但能起到补肾益精，间接治疗眼病的作用。

3. 白睛之色赤，始目内眦

取合谷、商阳是手阳明大肠经穴。大肠经循行"上挟鼻孔"（接近眼区），大肠与肺相表里，白睛属肺，《灵枢·经脉》说："肺经病"……甚则交两手而瞀。"是说肺经病加剧时两手交叉扪于胸部而眼睛昏瞀，视物模糊。《灵枢·热病》说："目中赤而痛也。"合谷用泻法，商阳点刺出血，能起到祛风泻热、疏能经强、清头明目、间接治疗眼病的作用。

（郑魁山 整理）

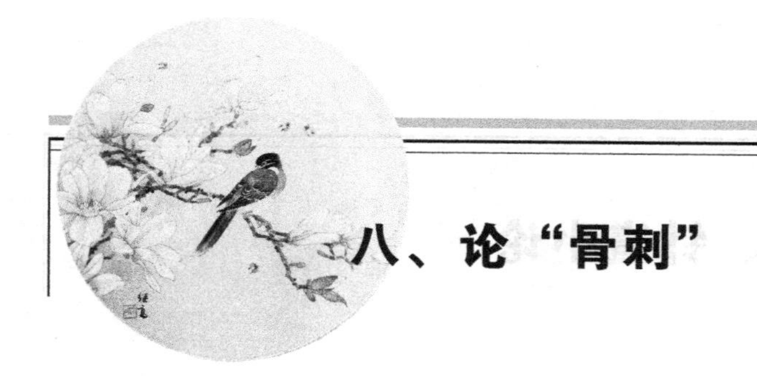

八、论“骨刺”

随着现代科学仪器的发展，“骨刺”越来越多地被人们发现，也越来越多地被人们误解，成为大家的“眼中钉肉中刺”。

早在二十世纪五十年代初，“骨刺”刚刚被中国人看清（X线片）开始，郑毓琳老先生就明确地告诉大家“骨刺”对骨病患者来说是个好东西。

“骨刺”是人体对病伤的一种自我保护措施，是一种应激反应。没有外伤或外邪侵袭之人是不会生“骨刺”的，诚如墙头，新建的坚固结实，没有人会用杠子去支撑，只有年久出现歪斜了，才会用杠子支撑一下以防倒塌，人体亦然。“骨刺”便是那“杠子”。毓琳公还说，农村的玉米秆到了长玉米的时候，从地上会生一些根，像“杠子”一样围着玉米秆扎一圈下去，以确保植株的稳固性。植物尚明机巧，何况人耶？

而今之人，见骨刺如临大敌，除之而后快，这也是违背常理的。然而，有人还会说“在肉里长着，不去掉它会引发疼痛啊”，可是大家必须明白：胫骨也好，腓骨也罢，那么大的骨头，天天在我们的肉里长着，哪天疼过？真正引发疼痛的不是“骨刺”，而是其周边的环境，或外伤致骨膜或软组织损伤，或风寒湿等外邪侵袭致局部机体气血循行受阻等，凡此种种，皆可致痛，非“骨刺”之过也。不过，也确实有极少数“骨刺”生的位置有问题，压迫血管或神经，可考虑手术除之，其余皆应以中医之法，或针或灸或药或按摩等消除病原，以恢复受损之机体，使气血畅通，通则不痛，“骨刺”之苦自平。

骨病是针灸科医生常见之病症，谨以此症为示，愿大家临证之时多些思考，少些盲目，于医有补，于人有益。

九、针道小论

《黄帝内经》云：“上古之人，其知道者，法于阴阳，和于术数”。阴阳者，天地之总纲，万物之所宗；术数者，天地之气数，生养之大法也。法天则地，调燮阴阳，医道如斯，针道亦然。

“人，与天地相参，与日月相应也。”（《灵枢·岁露》）人体之血气脏腑，犹如天地之星辰湖海，与日月同行，故人分男女、物别水火。经络穴位则是天人相应之切合点，为人体交通天地之机关，为人体接收自然信息之“网”，反其用，经络穴位亦为修复患体重返天地运行大道之“枢”。“善言天者，必有验于人；善言古者，必有合于今；善言人者，必有厌于己。如此，则道不惑而至数极，所谓明也”（《素问·举痛论》），故“经脉者，所以决死生，处百病，调虚实，不可不通。”（《灵枢·经脉》）

然，经络终为何物？《奇经八脉考》有云：“内景隧道，唯有反观者能察之。”说明经络是由修道者内视所得，经络者“气道”也，息存则具，息亡则废。故凡习针道者，无需再剖逝人以验之。务须静神以扶正，修德以养道，以明天地运化之道，以参阴阳燮变之机。如是，人不近道，道已近人；否则，道不远人，人已远道。

中华文化浩淼精深，古往今来百家争鸣，诸如儒家讲求正心养性，佛家讲求明心见性，道家讲求静心炼性，貌似莫衷一是，易生歧途，实则万法归一，大道至简，阴阳之道为其旨，心性之修为其要。养生之要，莫大于养心；养心之要，莫大于养德。

医乃仁术，其德秉于诸家，修功即是修心，修心即是修德，修德即是修道。修功之要凡八种，即德、意、神、智、身、行、气、力，德、意、神、智偏重虚功，身、行、气、力侧重实为；德、意、神皆为智所用，行、气、力均因身而来。此皆为针家所必修，亦为针家出世之基础。而后，复习周易生化之机、阴阳辨证之识、临证操针之巧。如是，针家阴阳可倚，意气相随，针应意动，临证之时，天意可假，得心而应手。

《易》为群经之首。易有太极，是生两仪，阴阳开化，四维始定，四象八卦，次第生焉。八卦另衍八门：休、伤、生、杜、景、死、惊、开，生化无穷，观阴阳动静演化之妙，得事物由来转归之理。天人一理，医易同源。乾之道，圣手自强以求术也；坤之象，医者养德以救人也。针灸之太阴、太阳、少阴、少阳经脉之名，即直取诸四象，仲景伤寒三阴三阳之六经辨证亦直取之。“周易六壬，并须精熟，如此乃得为大医。若不尔者，如无目夜游，动致颠殒。”（《备急千金要方·大医习业第一》），至哉此言！深于易者必善于医，精于医者必通于易，毓琳公熟稔奇门之术，以繁统易、以易驭繁，熟路轻车，事半功倍。公日演八卦九宫，精通穴位先天后天生成之理数，临证之时，无论面形脉象，施治之际，无论穴道手法，皆以阴阳统该。医以易为体，易以医为用，此悟道之真也。

毓琳公以为“一物一太极，每个穴位都是一个太极。医者的责任就是通过我们的手法激发所取穴位的最大效能，从而达到治病的目的”。一穴一太极，则一穴一阴阳。针家操治，“必别阴阳”（《素问·标本病传论》），阴阳既别，治则已出，针法已定，“故善用针者，从阴引阳，从阳引阴，以右治左，以左治右，以我知彼，以表知里，以观过与不及之理，见微得过，用之不殆。”（《素问·阴阳应象大论》）张介宾亦言：“善补阳者，必于阴中求阳，则阳得阴助而生化无穷；善补阴者，必于阳中求阴，则阴得阳升而泉源不竭”（《景岳全书·新方八阵》），此阴滋阳生、阳助阴长之机也。

针法乃针道之精魂，秘传千古，得者广闻，操法临证，易者易而难者亦易矣。《难经·七十八难》曰：“知为针者信其左，不知为针者信其右。当刺之时，必先以左手压按所针荥俞之处，弹而努之，爪而下之。”凡刺之妙，必先以左手揣按穴道，一以通经催气，二为避开血管神经，三则即刻麻醉，无痛进针；喻以兵法，则一举可兼调内应、护机要、除警戒，然后精兵强将，放胆长驱，火力尽展，二竖诸邪，束手可缚，而左右配合、内外夹击，则皆“一阴一阳之谓道”者也。此亦“烧山火”、“透天凉”等高难度手法操作成功之真谛。

人立天地间，吸日月之精华，取万物以自养，是为能量。能量者，持其常则身平，异其常则体病。病者，不平之谓；不平，则有虚实二种。凡刺之时，“虚则补之，实则泻之。”（《素问·三部九候论》），当补则补，当泻则泻，不虚不实，无需针之，故“平补平泻”之怪谈可以休矣，伤体费针之“奇法”

可以止矣！

补法即是往病体内输送正气，补充能量；泻法则反之。针家用于补充患者能量的来源，道之高者取诸天地，道之平者取诸自身，仁者自寿，兼能寿人，此之谓也。

凡刺之机，务须得气，气之来如鱼吞饵，轻盈而不重涩，温和而无躁动，审时度势，因势利导，慎守勿失，或爪而下之，或重而提之，循证施治，其效必彰。

又，针行贵少，其一体现医家之充分自信，其二可减轻患者之无端苦痛，其三可节约能源，减少污染，其前提乃医家淬针修道之硬功。非是，多多益善，遍身插铁，或可逞一时之效，然远期疗效多不佳，盖杀敌一千，自损八百，患者正气因之过耗故也，而其于道于德亦日远。

针刺有如开药，亦有剂量。针由气导，补泻是否适度，乃针家精心会“气”之结果，并据针下感应决定，意气相随，针应意动，随“意”性极强，所有感觉与决断均来自手下，发自心中。诚如吃饭，饱否因人之饭量不同而有异，又每人每次饭量不一，绝难量化，针法亦然，若一味追求量化，单纯思虑针刺之深度、捻转提插之次数，并据针刺捻转之频率、幅度、深度、施术时间、作用力方向等去定量、定性，势必有失针灸之本真，“导气”也便成了“捣气”，“捣”之不已，也便成了乱气、斜气，甚至逆气，横冲直撞，上下混杂，沉疴未去，新疾又滋矣。

针有道，守乎道，其道自彰，传乎道，其道自远。针亦有法，得乎法，其针自效，精乎法，其效益广。针为针道之具、针法之器，不针为针道之至高境界，不战而屈、大道无形之谓也。

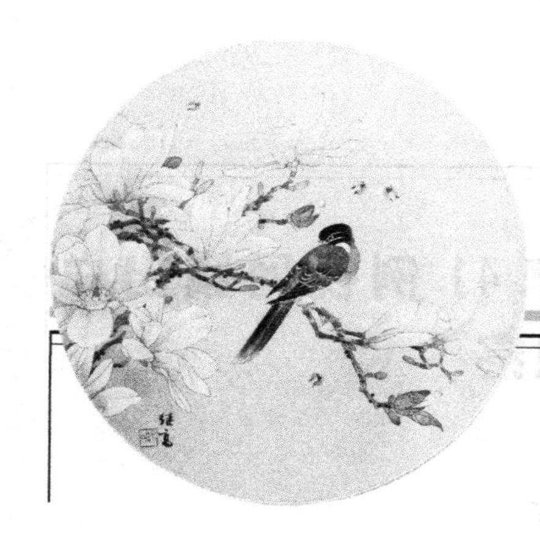

第四章 郑氏临证医论

针灸疗法是我们先祖源于自然的伟大发现，也是我们回归自然的必然抉择。

——郑毓琳

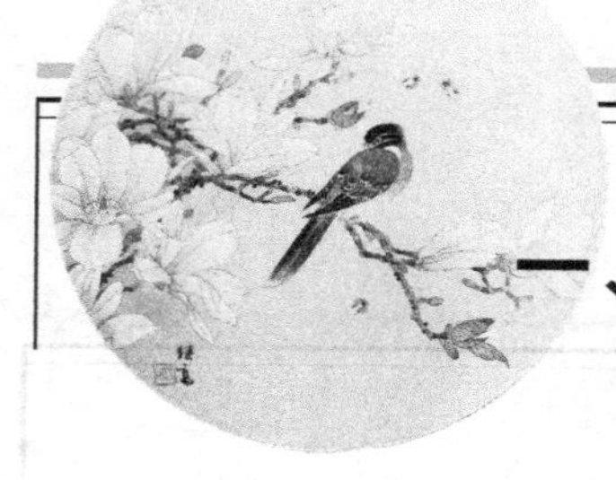

一、针刺治疗41例视网膜出血的初步观察

绪　　言

视网膜出血在眼科是比较复杂而难治的疾病。出血严重时，患者往往主诉一侧或两侧眼睛视物模糊，或觉眼前有黑点，或觉有飞蚊，或觉有蜘蛛样物；有的感到头痛、头胀、头晕、全身倦怠；有的还伴有失眠、遗精等症状。在眼底检查上，一般视网膜出血时，如常见的青年结核性静脉周围炎所致的出血，眼底中则见静脉周围有程度不等的“白色鞘膜”和大小不等的点状（或片状）出血区。或因反复出血的结果，使出血区结缔组织增生，且见有灰白色索条状物，混有增生的小血管。如出血位于浅部，则呈放射线（火焰）状。惟有时出血较多，且淤集于网膜前玻璃体内，则使光线难以透入、眼底无法看见，而需借用病历、主诉症状、视力改变以及化验检查等来协助诊断。发病原因，按现代各家见解，除有战伤、打扑伤等外伤所致外，大部是全身性疾病，如结核、高血压、糖尿病、肾炎、白血病、贫血，尤其是由再生障碍性贫血和梅毒等病引起，也有由视网膜血行障碍，如视网膜动脉、静脉栓塞，视网膜血管硬化等局部病变引起的。惟最多见的是由结核所造成的青年反复性视网膜静脉周围炎所致。在治疗上，一般是加强营养、适当休息，如对结核性视网膜出血，则用链霉素、结核菌素以及其他对症疗法，如注射氯化钙、凝血剂以及维生素等类药物。一般能减轻症状，但效果不显著，预后不良；极易造成终身残废——失明。

我们在两年多的门诊中，用针刺治疗了由各医院介绍来的视网膜出血患者41例。结果：12名痊愈，6名显效，19名进步，其余4名（两名只针四次、一名针六次、一名针11次）无效。现将我们的根据和点滴经验介绍出来，就正于中、西医同志，请批评、指教！

针刺治疗视网膜出血的依据

“视网膜出血”这个病名，在祖国医学文献上是没有的，但类似的症状记载则散见于一些中医眼科书中，如《银海精微·卷一·血灌瞳人》云：“血灌瞳人者，因毒血灌入金井瞳人水内也，犹如水流入井中之状，清浊相混，时痛涩红光满目，视物蒙蒙如隔绢看物，若烟雾中，然先患一只，后乃相牵俱损。此症有三：肝症、血热、日积月累灌入瞳人、血凝入水，此关乎肝肾二经病也，此血难退；撞破之血鲜而热灌，虽甚、退之亦速，又有开金针失手拨着黄白，亦有瘀血灌入瞳人，举此三症治之类同。”《审视瑶函·卷五》谈及雾移睛症云：“此症谓人自见目外有：如蝇蚊、旗旆、蛱蝶、绦条、环状等，其物色或青、黑、粉、白、微黄者，在眼外空中飞扬缭乱，仰视则上，俯视则下也，乃玄府有伤，络间精液耗涩，郁滞清纯之气，而为内障之患，其原皆属于肝肾自病。”又暴盲症云：“此症谓目平素并无他症，外不伤于轮廓，内不损于瞳神，倏然盲而不见也。”巢氏《诸病源候论·总论·卷二》目青盲候云：“青盲者谓眼本无异，瞳子黑白分明，直不视物耳。”

这些症状的描述是微细的，今天在临床上患者的主诉也离不开这个范围，所差的只不过名称而已。

对于眼睛发病原因，中医学则是按整体观念来分析它的。《素问·阴阳应象大论》云：“肝主目。”又《素问·五脏生成》云：“诸脉者皆属于目。”又云：“肝受血而能视。”《赤水玄珠·目门》曰：“目得血而能视，是血不可以不养也。”又曰：“目者肾之窍，是肾不可以不秘也。”东垣曰：“夫五脏六腑之脉皆禀受于脾土，而上贯于目，脾者诸阴之首也，目者血气之宗也，故脾虚则五脏之精气皆失所司不能归明于目矣，可见五脏之精华皆输于目。”《素问·宣明五气》云：“五劳所伤久视伤血。”《银海精微·血灌瞳人》曰：“人患眼目无内患，忽因物刺着或恶拳打伤胞睑睛球，血积不散或瘀血灌入瞳人。”《针灸大成·卷九·目生内障篇》云：“怒气伤肝，血不就舍，肾水枯竭，气血耗散，临患之时，不能节约，恣意房事，用心过多，故得此症。”《审视瑶函·卷二》云：“目病有三因：喜怒不节、忧思兼并，以致脏腑气不平，郁而生涎，随气上厥，乘脑之虚，浸淫脉系，阴注于目，轻则昏涩，重则障翳，皆内因。如数冒风寒，不避寒温，邪中于项，乘虚循系，以入于脑浸于目，而生目病者皆外因。若嗜欲无节，饮食无时，频食五辛，冒涉烟尘，劳动外情，皆丧明之道，此不内外因也。”

因此，在治疗上，古人也是采用整体与对症相结合的原则。《赤水玄珠·

保命集》云："在脏为里，当养血安神。如暴失明、昏涩……宜表散以去之。如昏弱，不欲视物，内瞳见黑花，瞳散皆里也，血少神劳肾虚也，宜养血补水安神以调之。"《一草亭眼科全集·卷二·内障治疗法》云："内障者，血少神劳肾虚也，法当养血补阴安神明目。"《改良眼科百问·卷上·第七问》云："有人苦乐相同，所处之地亦相同，而目病不同者何也？答曰：此当在脉中七表、八里详细区分之也。脉经曰：浮，芤、滑、实、弦、洪、紧，此为七表，属阳……，微、沉、缓、涩、迟、伏、濡、弱，此为八里，属阴……。故目病而脉浮者，风也，当散其风。目病而脉芤者为血，当安其血。……而脉涩者、当补其血，……而脉濡者当滋其阴。而脉弱者：当益其阳……。"内科按此理以处方（因不在针灸范围内不详谈），针灸也按此理以取穴。如《针灸大成》则以：临泣、睛明、合谷、瞳子髎、光明、风池、风府等穴为主；《审视瑶函》则以：临泣、太阳、风池、睛明、瞳子髎、合谷、光明等穴为主；《银海精微》则以：百会、神庭、临泣、听会、耳尖、风池、光明、太阳、率谷等穴为主。

我们的治疗原则和方法

根据古代和现代的治疗经验，我们在治疗中便采取"清头明目"、"破瘀活血"、"调肝安神"、"补肾强身"和按照经络虚实采取"虚则补之"、"实则泻之"的整体与对症相结合的治疗原则。

配穴和手法

1. 清头明目和破瘀活血取：大椎、风池、颅息、角孙，用"烧山火"手法，不留针；太阳、阳白、四白，找到酸麻胀的感觉，留针20～30分钟；脑空、鱼腰、攒竹，找到感觉连续刺激1分钟左右，不留针，三个配穴轮换使用。内睛明，用"压针缓进"手法（令患者仰卧，眼球向外侧视，头和眼球不要动，以左食指和中指二指分开上下眼睑，在泪阜内侧缘，半月皱壁上，不捻转，慢慢将针压入，留针10分钟左右，再慢慢将针提出，注意针前用硼酸水清洁局部或用红汞消毒。因扎一寸深左右，初学者最好是针外睛明，熟练后再针此穴）。每一疗程（半月）针一至二次。

2. 调肝安神和补肾强身取：膏肓、肝俞、肾俞，用"烧山火"手法，不留针，在身体衰弱和血小板降低时使用。合谷、三阴交、光明，找到酸麻感觉，留针20～30分钟，在头痛头晕、失眠时配合使用；中脘、气海、天枢、足三里，在消化不良时配合使用。疗程：每两星期为一疗程，（针12次）休息一星期，然后再继续治疗。

针刺对41例视网膜出血的疗效观察

1. 病例情况

表1　男女分别

性　　别	男	女	合计
病历总数	36	5	41

表2　职业分别

干部	军人	工人	学生	市民	合计
31	2	3	3	2	41

表2之41名病例中，以工作人员占绝大多数，乃因本所接受患者主要为机关单位的原因。

表3　单、双眼分别

单或双眼	单眼	双眼	合计
例数	26	15	41
眼数	(26)	(30)	(56)

表3之41名病例中，由于单眼视网膜出血者26名，双眼者15名，所以也按眼数。为了看着方便，眼数加（ ），以下写法亦如此。

2. 临床观察结果

如表4所载，病例41名，患眼（56）只之中，无效者只有4（8）以外，其痊愈者12（13），显效者6（11），进步者19（24），也就是说针治对视网膜出血与增殖性视网膜炎的有效率竟达37（48），占全病例数之90.2%（85.7%）之多。如按病期与疗效关系看来，针治对视网膜出血，较增殖性视网膜炎的痊愈及显效者为多，亦即针治对视网膜出血，较增殖性视网膜炎疗效为佳。

表5针治对41例（56）眼的治疗效果，致使出血停止者37（51），竟达全数90.2%（91%）之多。

表 4　各类视网膜出血的治疗效果

类别 \ 疗效（例与眼数）	例数					眼数				
	痊愈	显效	进步	无效	合计	痊愈	显效	进步	无效	合计
视网膜出血	10	6	16	2	34	(11)	(10)	(21)	(4)	(46)
增殖性视网膜炎	2		3	2	7	(2)	(1)	(3)	(4)	(10)
合计	12	6	19	4	41	(13)	(11)	(24)	(8)	(56)

注：(1) 痊愈者：症状完全消失，视力恢复 0.8 以上，眼底检查基本正常，已恢复工作，经通信联系情况良好，无再发出血者。

(2) 显效者：症状基本消失，视力有显著增加，眼底检查有明显好转者，或能恢复半日工作以上者。

(3) 进步者：症状减轻，视力好转者，或痊愈后经过联系又再出血者。

(4) 无效者：症状无改变，视力无进步者，包括未到疗程自行停诊者。

表 5　对出血的疗效

类别 \ 疗效（例与眼数）	例数			眼数		
	出血停止	再出血	合计	出血停止	再出血	合计
视网膜出血	31	3	34	(42)	(4)	(46)
增殖性视网膜炎	6	1	7	(9)	(1)	(10)
合计	37	4	41	(51)	(5)	(56)

表 6　对眼底的疗效

类别 \ 疗效（例与眼数）	例数				眼数			
	进步	无效	不明	合计	进步	无效	不明	合计
玻璃体高度混浊	27	3	6	36	(38)	(4)	(7)	(49)
视网膜静脉曲张	2			2	(2)			(2)
结缔组织增生			3	3			(5)	(5)
合计	29	3	9	41	(40)	(4)	(12)	(56)

表 6 之 41 例（56）眼之中，除掉未经复查的 9（12）之外，其余的由于针治致使玻璃体高度混浊，基本消失或好转者 27（38），视网膜静脉曲张有出血现象的 2（2）都得到恢复。

表 7 对视力的疗效

类别 \ 疗效 \ 例与眼数	例数			眼数		
	视力增加	视力未增	合计	视力增加	视力未增	合计
视网膜出血	32	2	34	(42)	(4)	(46)
增殖性视网膜炎	5	2	7	(6)	(4)	(10)
总计	37	4	41	(48)	(8)	(56)

表 7 由针治可使视力增加者为 37（48），占全数 41（56）中的 90.2%（85.7%）。

表 8 年岁与疗效的关系

年岁 \ 疗效 \ 例与眼数	例数					眼数				
	痊愈	显效	进步	无效	合计	痊愈	显效	进步	无效	合计
16～20	2		3		5	(2)	(1)	(4)	(1)	(8)
21～30	7	6	8	2	23	(7)	(10)	(10)	(2)	(29)
31～40	3		6	2	11	(4)		(8)	(4)	(16)
41～50			1		1			(1)	(1)	(2)
71～			1		1			(1)		(1)
总 计	12	6	19	4	41	(13)	(11)	(24)	(8)	(56)

从表 8 中，可以看到 21 岁至 30 岁之间的患病数最多，但年龄与疗效的关系尚不明显。

表 9 针治次数与疗效的关系

针治次数 \ 疗效 \ 例与眼数	例数					眼数				
	痊愈	显效	进步	无效	合计	痊愈	显效	进步	无效	合计
4～10				3	3				(3)	(3)
11～20			6	1	7			(6)	(3)	(9)
21～30		2	2		4		(3)	(3)		(6)

续表

针治次数＼疗效＼例与眼数	例数					眼数				
	痊愈	显效	进步	无效	合计	痊愈	显效	进步	无效	合计
31～40	2	1	5		8	(2)	(2)	(7)	(1)	(12)
41～50	1		3		4	(1)	(1)	(3)	(1)	(6)
51～60	2	1	1		4	(2)	(1)	(2)		(5)
61～70	1	2			3	(1)	(3)			(4)
71～80	2		1		3	(2)		(2)		(4)
81～90										
91～100	2		1		3	(3)				(3)
101～	2				2	(2)	(1)	(1)		(4)
总　计	12	6	19	4	41	(13)	(11)	(24)	(8)	(56)

如表 9 所示，从疗效看来，痊愈者皆在针治 31 至 40 次以上，显效者为 21 至 30 次以上，进步者为 11 至 20 次以上，无效者在 4 至 20 次之间，表现着针治的疗效，不应期待过早，尤其是在针治 10 次以下，没有收到治疗效果。

视网膜出血病例介绍

1. 病历号 64 号，钟某，男，40 岁，已婚，干部。发病经过：1944 年夏晚上右眼突然失明，除眼眶略有伤痛外，无其他症状，经针灸十次左右，即逐渐恢复。1947 年夏右眼又失明，在旅顺某医院检查诊断为视网膜出血，经治疗十余次即恢复。1950 年 4 月 26 日夜左眼突然失明，眼眶痛，即入湖南某医院，诊断同上，经注射链霉素，服碘化钾、钙剂、鱼肝油等，血即吸收，但视力仍减退。1951 年冬左眼出血，玻璃体高度混浊，视物不清，又服碘化钾等，但无效果。1952 年 1 月在广州某医院，在眼内做组织疗法八次，视力：右眼由 0.8 增至 0.9，左眼由 0.2 增至 0.6，即恢复了工作。1952 年 9 月，左眼视力减退到 0.1，主要是玻璃体高度混浊，于 12 月来北京某医院，诊断为“青年反复性视网膜出血”，初期治疗尚有进步，至 1953 年 3 月 16 日早晨，左眼突然出血，当时视力只有 0.02，就大量注射链霉素、氯化钙、盐水，服多种维他命，血即吸收，但视力只恢复到 0.1。5 月又继续出血，8 月 2 日双目出血，9 月 3 日双目出血，10 月左眼出血，共右眼出血四次，左眼出血七次，某医院眼科大夫感到服药打针药已过量，症状未见显著好转，又恐药物中毒，而停止治疗。1953年11月18日，来所时症状：视物不清，身体衰弱，头晕气短，不能走路，消瘦，腰背部发凉，并有风湿性关节炎，下肢关节痛，又兼胃溃疡，经常胃痛，不能饮食。检查：脉搏60次/分钟。血压100/60mmHg。身体消瘦。红血球490万，白血球6 800个。血小板7.5万。眼底：右眼结缔组织增殖，左眼陈旧性出血尚未吸收。视力：右眼0.8，左眼0.02。同意以上医院诊断：青年反复性视网膜出血。查其脉细弱，舌质淡，苔白，证属肝肾亏虚，治宜调肝安神、补肾强身，取穴膏肓、肝俞、肾俞，用“烧山火”手法，不留针；另配穴三阴交、足三里，光明，用“热补法”，自11月18日开始针灸，治疗到12月18日，计一个月，针达18次时，眼觉轻松，腰背部及下肢发凉症状即消失。治疗至1954年3月18日，计4个月，针达50次时，自觉症状完全消失，胃溃疡及风湿性关节炎即愈，眼已复明，身体逐渐恢复，又经某医院检查：眼底：陈旧性出血已吸收，结缔组织减少，视力：右眼1.0，左眼0.5。血小板14.1万。体重增加2.5公斤。至1954年5月18日计6个月，针达70次时，未发现症状，体力逐渐恢复，体重增加了5公斤。为了继续观察效果，每星期针一、二次，观察到11月1日，又针了28次，血小板增至28万。视力：右眼1.0，左眼0.5。症状完全消失，即恢复了工作。经55年多次联系，情况良好。

2.病历号1341号，张某，男，30岁，已婚，干部。发病经过：1951年11月初，赛球被球打中左面部，当时流泪发晕，1952年3月初左眼突然出血，经某医院眼科用结核菌素及链霉素等治疗，症状加剧，至9月间，共出血10次，10月到某医院诊断为：青年反复性视网膜出血、增殖性视网膜炎，用氯化钙及盐水注射。1953年4月又出血两次，视力大减，玻璃体混浊程度加重，又经某中医师用中药百余剂，但视力仍无好转，至今左眼出血共13次，已形成增殖性视网膜炎。1953年11月18日来诊时症状：两眼视物不清，下午眼胀，经常头痛，感冒引起眼出血，失眠腰痛周身无力，并有腹胀鸡鸣泻。检查：眼底：左眼玻璃体轻度混浊，有陈旧性出血及结缔组织增殖，右眼玻璃体亦轻度混浊，能看到乳头和血管。视力：右眼0.8，左眼0.02。脉搏50次/分钟，微弱。血压110/78mmHg。血小板7.3万。同意以上医院诊断：青年反复性视网膜出血增殖性网膜炎。查其脉沉涩，舌质红衬紫，苔白，证属气血瘀滞，治宜破瘀活血，取穴大椎、风池、颅息、角孙，用“烧山火”手法，不留针；另配穴太阳、阳白、四白，用小提插补法。自1953年11月18日开始治疗，到1954年4月29日，计5个月，针达70次时，自觉症状基本消失。检查：眼底：左眼玻璃体混浊已减轻，陈旧性出血绝大部分已吸收，血管安静，炎症消失，结缔组织冲开两处裂口，右眼玻璃体混浊减轻，乳头和血管大致正常。视力：右眼1.5，左眼0.08。血小板16.5万。为了继续观察，每星期针一、二次，至1955年4月2日，共观察11个月，共针113次，即恢复了工作。经常联系情况良好。

3. 病历号1878号，尚某，男，34岁，已婚，干部。发病经过：1949年春，左眼出血，1950年因鼻大出血不止，住某医院4个月，输血七磅，1951年右眼出血失明，住某医院一星期，诊断为双眼视网膜出血，经过各种治疗，但仍继续出血，至今右眼出血3次，左眼出血4次，血未吸收，两眼玻璃体混浊，视物不清。1955年6月30日来所时症状：视物模糊，眼痛，并有条状黑物呈现目前，影响视力，不能看书，精神困倦，全身无力，检查：脉搏80次/分钟，血压110/80mmHg，颈淋巴腺肿大伴压痛，视力右眼0.4，左眼0.2。眼底：玻璃体高度混浊，眼底看不清。血常规：白血球7 154，红血球427万，血色素86%，中性79%，淋巴18%，单核3%，血小板20.5万，出血时间1分30秒，凝血时间1分钟。同意以上医院诊断：双眼视网膜出血。查其脉沉细，舌质淡，苔薄白，证属寒凝经脉，血虚不荣。治宜温经散寒、补益气血，取穴肝俞、肾俞、足三里，用“烧山火”手法，留针20分钟，配穴风池、攒竹，用“热补法”，太阳用“二龙戏珠”手法。自1955年6月30日开始治疗。至一个月，针达13次时，眼既不干，痛亦消失，即能看书报，治疗到9月30日计三个月，针达36次时，症状消失。检查：视力：右眼0.6，左眼0.6。眼底：玻璃体混浊已减轻，乳头和血管已能清楚看见，血小板21.5万，其他同前，即恢复了工作。经最近联系情况良好。

4. 病历号3522号，张某，男，27岁，已婚，干部。发病经过：于1953年夏，左眼出血。1954年6月和8月连续出血，至今左眼共出血五次，曾在某医院诊断为视网膜出血，经过各种治疗，但是未见显著效果。于1954年9月14日来所时症状：头昏头重，视物不清（眼前有黑物动荡，久视则不能分清物体）。检查：脉搏72次，视力左眼0.5。同意某医院诊断：视网膜出血。查其脉细缓，舌质淡，苔白，证属肝血亏虚，治宜补益肝肾，取穴肝俞、肾俞、三阴交，用“烧山火”手法，留针20分钟，配穴风池，用“过眼热”手法，自1954年9月14日开始治疗，至10月28日，计半个月，针达13次，视力恢复到0.9，症状消失，要求回籍工作。因治疗次数太少，1955年5月工作劳累原因又出血一次，按上法继续治疗21次，遂愈。

5. 病历号2355号，杨某，女，25岁，已婚，工人。发病经过：于1954

年7月因生气左眼出血，1955年8月右眼出血，至今左眼出血2次，右眼出血1次，经某医院诊断为：双眼增殖性视网膜炎、右眼视网膜出血。经过各种治疗，但未见显著效果。于1955年9月10日来所时症状：两眼经常疼痛，视物模糊，头胀痛，不思食，大便干燥。检查：发育良好，营养中等。心、肺、肝、脾无异常所见。视力：右眼光觉，左眼0.9。眼底：右眼玻璃体内有大量积血，网膜血管为出血所遮，不能看清。血常规：红血球390万，血小板20万，白血球6 000，中性80%，淋巴19%，酸性1%，血色素78%，同意以上医院诊断：双眼增殖性视网膜炎。查其脉弦浮，舌质红，苔淡黄，证属肝气郁结、肾水枯竭，治宜疏肝补肾，取穴肝俞、膈俞、支沟、阳陵泉，用小幅度捻转泻法，留针10～20分钟；膻中用“金钩钓鱼”手法，不留针；去针后，继针肾俞、照海、合谷，用“烧山火”手法，不留针。自1955年9月10日开始治疗，至一周，大便顺畅，心情平和，遂去疏肝之法，改针肾俞、照海、合谷，用“烧山火”手法，留针10分钟，配穴风池，用“过眼热”手法，不留针，丝竹空用“喜鹊登梅”手法，不留针。至一个月，针达21次时，两眼视力增到0.9。治疗到两个月时，针达38次时，症状消失，两眼视力增加。检查：两眼视力均为1.0。眼底：右眼停止出血、视神经乳头大致正常，视网膜血管除颞上较周边部静脉周围有白线相伴外，大致正常，鼻上方较周边部，有比较陈旧之出血斑。血常规：红血球420万，血小板21.6万，白血球5 400，中性74%，淋巴24%，酸性2%，血色素85%。因症状消失，视力恢复，即在工作中进行观察治疗。于12月底（在停诊期间）因同房第二日右眼又出血而失明。又治疗20天针达10次，视力又恢复到1.0。于2月中旬停诊休息，患者白天同他的爱人游公园，晚上又同房复引起了右眼大量出血而失明。又经过一个多月的治疗，针18次，视力始恢复到0.6。故本病患者在治疗和恢复期间，务须节制房事。

6. 病历号4054号，张某，男，26岁，中央外交部职员。1957年3月5日初诊。

发病经过：五年来两眼经常出血，最近每一个月，左、右眼交替性地出一次，时好时坏，有时完全看不到东西。1952年6月右眼出血，住湘雅医院，后又来北京苏联红十字医院，诊断为视网膜静脉周围炎，曾注射链霉素、青霉素、氯化钙等，并电疗三个疗程，视力稍有好转，但仍不断出血。1956年9月25日左眼因大出血失明，又到北京苏联红十字医院治疗，后转同仁医院治疗，虽有进步，但效果不显著，1957年2月22日左眼又出血，经中药治疗视力稍有好转。但仍未停止出血。至今双眼出血已达60次之多，故来我所治疗。

经检查视力左、右均为0.9。右乳头大小正常，外上方周边部有轻微的片状出血尚未吸收；左乳头大小正常，颞上方有一小片新鲜出血尚未吸收。查其脉细，舌质淡，舌有齿痕，苔薄白，证属脾肾气虚，治宜健脾补肾。取穴肾俞、肝俞、足三里，用“烧山火”手法，配穴太溪、中脘，用小幅度提插补法。治疗到三个月，针达78次时，停止了出血。视力：右、左眼视力均为1.0。两眼乳头境界清晰，动静脉粗细正常，无充盈及迂曲，未发现出血及渗出物。为了巩固疗效和观察结果，又治疗和观察了十个月，共针治208次，视力恢复到：右眼1.2，左眼1.5，即恢复了工作。

7. 病历号10095号，李某，男，24岁，天津运输公司司机。1957年10月26日初诊。

发病经过：1957年初左眼视力模糊，住天津市立第一医院三个半月，诊断为左视网膜静脉周围炎，曾注射：氯化钙、碘化钙、生理盐水等，并服用维他命等西药，左眼视力恢复即出院，但出院时右眼视力下降。于5月初又经该院检查，认为右眼视网膜出血，住院治疗后，视力恢复到0.3，但以后仍反复出血，至今已出血4次，右眼只有光感，并有右侧偏头痛，故来所治疗。眼科检查：视力右眼前手动，左眼1.0。眼底：散瞳后，右眼底因玻璃体高度混浊，光不能射入不能看到。左眼底屈光质清晰，乳头大小正常，边缘清楚，但静脉充盈迂曲；黄斑中心凹可见，光反射正常。查其脉沉缓，舌质淡，苔薄白，证属肝血亏虚、血不归目，治宜补益肝肾、调畅气血，取穴膏肓、肝俞、肾俞，用“烧山火”手法，不留针，配穴合谷、三阴交、光明，得气后，留针20～30分钟，风池用“过眼热”手法，不留针。

治疗到五个月，针达80次时即停止了出血。眼科检查：视力右眼0.02，左眼1.0。眼底：右眼可以看到眼底，但在视网膜有块状及条状机化白斑，遮住乳头和血管，左眼底未见异常，但静脉稍粗。

治疗到8个月，共针167次时，症状完全消失。眼科检查：视力右眼0.9，左眼1.5。眼底：右玻璃体混浊，内有白色机化物，眼前可见视神经乳头色正常，左眼底正常。

因已恢复正常，又观察了一个月即恢复了工作。

结　语

本文观察了41例视网膜出血患者，其中：痊愈者12例，显效者6例，进步者19例，无效者4例，有效率估90.2%。按上述情况来看，针灸对此病是有良好效果的。

针治的疗效，建立在视网膜出血停止、玻璃体混浊消失或减少的基础上，而使视力得到增加乃至恢复。

针治对视网膜出血，较已经形成增殖性视网膜炎的疗效为佳。如乳头和黄斑部发生病变，长期失明者，则收效困难。

针治对本病，需要较长时期的治疗，根据治疗经验结果，针治 10 至 20 次以内的效果不佳，针治 30 至 40 次时，即使视力恢复，但有的仍可再次出血，大多数患者，需要治疗半年以上才能巩固。

以上的治疗结果，是采用以下的穴位和手法而收功的，即对风池、颅息、角孙、大椎、肝俞、肾俞等穴用“烧山火”手法；对内睛明穴用“压针缓进”手法；对太阳、阳白、鱼腰、攒竹等穴用普通手法。

本篇所述 41 例视网膜出血患者，大部分是通过北京苏联红十字医院和其他大医院的诊断及定期检查，并有诸多同道对患者的鼓励，我们才能得到进行观察的机会，特此提出向苏联专家以及协助工作的西医同志致谢。

（注：本文由卫生部中医研究院针灸研究所郑毓琳、郑魁山、李志明整理，发表于《中医杂志》1957 年第 6 期，本文荣获卫生部 1958 年科技成果奖）

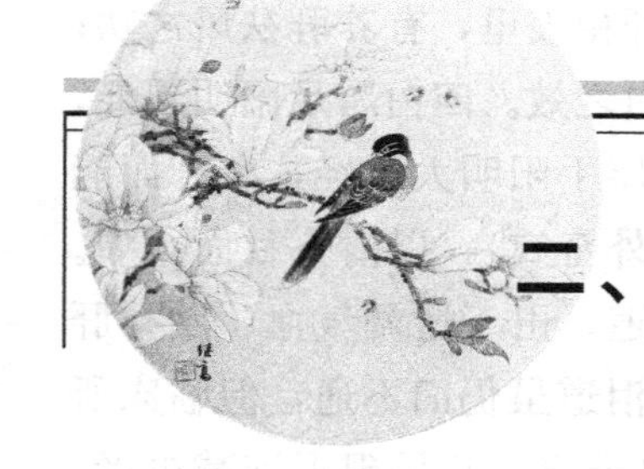

二、郑毓琳老中医师针治迎风流泪医案一则

我院郑毓琳老中医，应用针灸治疗迎风流泪症一例，甚有疗效，兹将病案摘要介绍如下，并略加讨论。

患者：郭某，男 31 岁，已婚，湖北人，工作于青海。门诊号：43450。1962 年 5 月 8 日就诊。

右眼流泪 4 年，左眼流泪 2 个月。4 年前受风砂吹打之后，右眼始生流泪，迎风加重，泪水发凉。眼内角时赤作痒，约两年之久，内眦角起一包块，压之则有脓自眼角内流出。两个月前左眼亦现流泪。来此诊治前一个月，曾于某医院行右侧鼻泪管吻合术。术后眼角流脓得愈，但泪出依然如故，右眼重于左眼，鼻干塞，目眶发胀，有耳闷感，太阳区、枕部或全头部常有疼痛，腰酸痛（目疾之前即有），寐差梦多，性情素为急躁。曾用犀黄散点眼，未见大效。

诊查：营养发育一般，双目略凹陷，内眦部有泪迹，无倒睫，眼睑不外翻，右泪囊部皮肤有一约 8 毫米的手术疤，双眼球结膜轻度充血，右上及两下泪道均不通，左上泪道通而不畅，鼻通气，鼻旁窦、额窦、上颌窦皆无压痛；脉象沉细微弦，舌质微青尖红，苔薄白。症属迎风冷泪，属虚，病在肝肾，以调气血、养肝肾、疏经络、通泪道为法。

处方：主穴：攒竹、阳白、四白、鱼腰、上迎香、合谷。配穴：太阳、印堂。(用热补手法，令下针后使温热之气集于眼部)

疗效：取上穴针至第8次时，左眼流泪减轻一半，右眼见效则不甚显著。至14诊，左眼已不流泪。17诊时，右眼流泪现象亦减轻一半，直至22诊，左眼情况一直稳定，右眼流泪亦好转一半以上。此时经北京某医院眼科复查证明左上泪道已经通（针前不大通），右上泪道通而不畅（针前不通），但两下泪道仍旧不通。

此例共针22次，经54天，效果尚称满意。后因患者急于回返工作岗位而停针。

迎风流泪症，有虚实之分，从本例之见症看来，当属迎风凉泪，故以热补法施治。所取穴位的功用是：攒竹属膀胱经，与肾相表里，针攒竹能壮肾水，养肝木，以通泪道；阳白属足少阳胆经，与肝相表里，有养肝祛风之功；加鱼腰、上迎香（皆是经外奇穴）以助攒竹、阳白之效。四白属足阳明胃经，可厚胃气、补气血，以养五脏六腑之精气；合谷属手阳明大肠经，有升而能散之力，可加强诸穴之效；配太阳、印堂（皆经外奇穴），以清头目而止痛。立方之旨，在于调气血、养肝肾、疏经络、通泪道。由于通调气血、滋补肝肾，目得精气所注，故其功能为之改善。从两下泪道虽仍旧不通，但临床所见则左眼已不流泪、右眼流泪又减轻大半等情况推想，其呈现泪液减少者，可能针刺对泪腺的分泌有一定程度上的抑制作用欤。

（注：本文由卫生部中医研究院针灸研究所第二研究室李志明、杨润平、魏明峰整理，本文发表于《上海中医药杂志》1962年第12期）

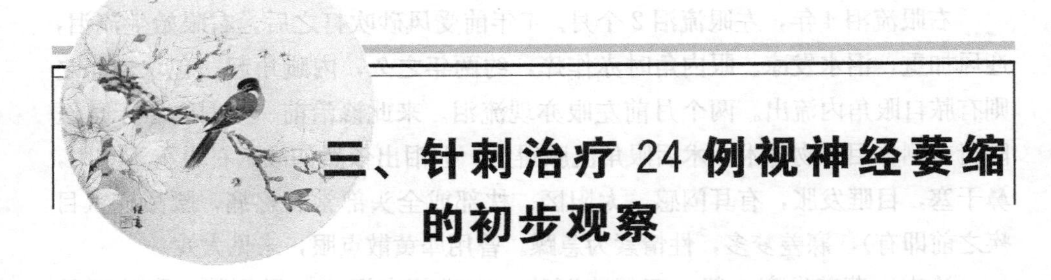

三、针刺治疗24例视神经萎缩的初步观察

视神经萎缩在眼科是一种预后较差、比较难治的疾病，有的视力逐渐减

退，终至失明。几年来在党的中医政策光辉照耀下，我国医务界用中药、针灸等方法治疗视神经萎缩，取得了一定成绩，为了进一步提高视神经萎缩的疗效，解除患者的痛苦，中医研究院针灸研究所和医学科学院附属北京协和医院眼科协作，自1959年3月16日至8月10日止共治疗观察了24例，患眼40只，初步总结介绍如下，希中西医同志批评指导。

（一）针刺治疗视神经萎缩的依据

视神经萎缩根据祖国医学文献记载，不论从病因上、症状上来看，都有与中医的“青盲”、“视瞻昏眇”、“视瞻有色症”相接近之处。先从症状来看，如《巢氏诸病源候论》中论及“青盲候”说：“青盲者，谓目本所異，瞳子黑白分明，直不见物耳。”这与视神经萎缩晚期重型的症状相似。《审视瑶函》中所述“视瞻昏眇症”说：“视瞻昏眇者，目内外别无症候，但自视昏眇矇昧不清也。”这与视神经萎缩早期轻型的视力模糊症状相似。《证治准绳》所载：“视瞻有色证”说：“目凡视物有大片……若视有大黑片者……不久盲矣。”这与视神经萎缩的视野中心暗点更相近似。再从病因来看，《素问·宣明五气》说“五劳所伤，久视伤血”，《审视瑶函》所述“青盲症”说：“是乃玄府幽深之源郁遏，不得发此灵明耳。其因有二，一曰失神，二曰胆涩……。”《秘传眼科龙木论》说：“六淫外伤，五藏内郁，饮食房劳，远视悲泣……刺血发汗，皆能病目”。《证治准绳》“视瞻昏眇症”说：“有神劳，有血少，有元气弱，有元精亏而昏眇者”。根据以上文献记载，结合临床观察，大致原因有：①失血过多；②外感风邪；③饮食不节；④疲劳过度；⑤房劳手淫；⑥忧思过度等。按病原来说和现代医学视神经萎缩的病因，基本上也有一致之处。

（二）治疗及观察方法

1.取穴和手法

根据以上所述，从而对视神经萎缩的治疗，采取“青盲症”、“视瞻昏眇症”、“视瞻有色症”的治法，也就是按照“清头明目”、“疏经活血”、“调肝补肾”的法则。再结合身体的具体情况采取了“虚则补之”、“实则泻之”、“寒则温之”、“热则清之”的整体与对症相结合的治疗原则，因而在这里只就常用的穴位记述如下：

（1）主穴：风池（烧山火手法）、内睛明（压针缓进法）、瞳子髎、攒竹（小幅度捻转补法）。

（2）辅穴：丝竹空、鱼腰、肝俞、大椎、合谷、光明（小幅度提插补法）、肾俞（“烧山火”手法）。

2. 疗程

每星期针治3次，12次（一个月）为一疗程。

（三）治疗结果的统计分析

在24例患者中：男性17名，女性7名；10～20岁的2名，21～30岁的10名，31～40岁的7名，41～50岁的5名；工人7名，干部8名，学生5名，市民4名；单眼患者8名，双眼患者16名；共40只眼睛。

1. 治疗效果

因为病例不多，治疗观察的日期尚少，大多数患者眼底和视野尚无明显改变，故仅按视力作标准，其结果如表1所示：在24例患者40只眼中，恢复程度不等的有效率为62.5%。（视力增进一行的为进步，不足一行者为无效。无效例中包括眼前手动增至三米手动的，和由0.01增至0.05的）。其中针刺组的有效率为68.2%，中药和针刺并用组的有效率为56.1%；可能是由于单用针或单用药治疗无效，且病情重才做综合疗法的缘故。

2. 疗效分析

（1）视力和疗效的关系：如表2

从表2可以看出，患眼40只，由无光感到0.2的25只中，无进步和退步的14只，0.3以上的15只中，无进步的只有一只。初步可以看出，原视力差者效果不好，原视力好者效果较佳。

（2）眼底和疗效的关系：如表3

从表3可以看出，在患眼40只中，视神经乳头全部苍白的共有13只，其中无效和退步者7只，部分苍白和颜色淡黄的27只，其中无效者8只。初步可以看出，视神经乳头病变重者效果较差，视神经乳头病变轻者效果较好。

（3）病程和疗效的关系：从患眼40只统计结果，发病在半年内治疗的6只中，有2只无进步，1～10年的34只之中，无进步和退步的有13只。初步看出，似有早期治疗效果较好的倾向。但发病在7年以上的7只中，亦有5只经针治得到进步，这也说明了开始针治的时期虽晚，仍有疗效。

（4）疗程和疗效的关系：从患眼40只统计结果初步认为，本病患者自接受针治开始如能在1～3个月内产生疗效，则恢复的希望较大。

（5）年龄和疗效的关系：从患眼40只统计结果，初步认为，年龄和疗效的关系不是很明显。

表 1 治疗效果

治疗前＼治疗后	无光	光感	指数	0.01～0.05	0.06～0.09	0.1	0.2	0.3	0.4	0.5	0.6	0.7	0.8	0.9	1	合计
无光	1	(2)														1(2)
光感		(1)	(1)													(2)
指数			(3)													(3)
0.01～0.05				1(1)	1											2(1)
0.06～0.09				2		(1)			1							3(1)
0.1					(1)	(2)	3	(1)	(1)							3(5)
0.2							2									2
0.3									2	1				1		4
0.4										1		(1)	1			2(1)
0.5																
0.6													1	1	(1)	2(1)
0.7															1(1)	1(1)
0.8														(1)		(1)
0.9															1	1
1.0～															1	1
总 计	1	(3)	(4)	3(1)	1(1)	(3)	5	(1)	3(1)	2		(1)	2	2(1)	3(2)	22(18)

说明：表格之内方格，每格代表一行，不加( )为针刺组眼数，加( )为针药并用组眼数

表 2 视力和疗效关系

原视力＼视力增进	1～2行		3～4行		5～6行		无进步		退步		合计
	针	针药	针	针药	针	针药	针	针药	针	针药	
无光—光感		3					1	1			5
指数～0.09	1	1	1				1	4	2		10
0.1～0.2	3	1		1			2	2		1	10
0.3～0.4	4		1	1	1						7
0.5～0.6	1		1	1							3
0.7～0.8		1	1	1							3
0.9～	1						1				2
总 计	10	6	4	4	1		5	7	2	1	40

表3　眼底和疗效关系

视力增进／原眼底	1～2行		3～4行		5～6行		无进步		退步		合计
	针	针药	针	针药	针	针药	针	针药	针	针药	
乳头全苍白	1	4	1				2	2	2	1	13
部分苍白	6		1		1			3			11
颜色淡黄	1							2			3
部分淡黄	1	2		2			2				7
较　浅	1		2	2			1				6
合　计	10	6	4	4	1		5	7	2	1	40

（四）治理的分析

从祖国医学理论上看来，《灵枢・大惑论》说“五脏六腑之精气，皆上注于目”，再按《灵枢・经脉》的经脉循行来看，在人体“十二经”和“奇经八脉”中：有八经五脉共13条经脉的循行通过或起于眼睛和眼的附近。针刺某些有关经穴，可能直接或间接影响眼睛，而使视力得到增加乃至恢复。现将我们治疗视神经萎缩的主要穴位，根据经络学说理论分析如下：

1. 风池、瞳子髎、曲鬓、光明，是足少阳胆经的穴位。胆经循行“起于目锐眦”，与肝相表里，胆虚则肝也虚，肝虚则血少不能濡目而致目不明，如用“烧山火”手法针风池、曲鬓，用小幅度提插或捻转补法针瞳子髎、光明，能起到疏经活血、清头明目的作用。

2. 内睛明、攒竹、肝俞、肾俞，是足太阳膀胱经的穴位。膀胱经循行“起于目内眦”，与肾相表里，瞳神属肾，如瞳神之藏水不足则视物不清，故《灵枢・经脉》说，肾经病“目𥆨𥆨如无所见”。内睛明在目内眦，攒竹在眉头，用小幅度补法能直接治疗眼病，肝俞、肾俞虽是膀胱经的穴位，但肝俞属于肝经俞穴，肾俞属于肾经俞穴，如用小幅度补法针肝俞，“烧山火”手法针肾俞，还能起到调肝补肾的作用，如果均用补法还能起到补肾养肝，间接治疗眼病的作用。

3. 合谷是手阳明大肠经穴位。大肠经循行“上挟鼻孔”（将近眼区），是治头面部病的重要穴，在有头部症状时用小幅度法，即能起到驱水散邪、疏通经络而又能达到间接治眼病的作用。

4. 大椎是督脉穴位，督脉“循额至鼻柱”（由两眼之间经过），督脉为阳脉之海，大椎为全身阳脉之会，用“烧山火”手法，能起到升阳气而旺血行和健脑的作用，用透天凉手法能起清头部诸热的作用。也就是说按病分别施治。

（五）病历介绍

张某，男，40岁，已婚，会计，病历号：828478，住北京大经厂24号，于1958年3月16日初诊。发病经过：视力逐渐减退已十年之久，曾于1951年在北京某医院诊断为视神经炎，半年前，因感冒发烧后，视力大减，只能勉强看到报纸上的一号大字，但看字呈黄色，且眼易疲乏，看3～4分钟即现头痛，眼痛睁不开而想睡。又去医院检查，诊断为视神经萎缩，遂来本组治疗。主要检查：视力右0.3，左0.4。眼底、双视乳头颞侧淡黄，边缘清楚，生理凹陷及视网膜血管正常。视野：双侧中心有绝对性暗点约3°，诊断为视神经萎缩。中医检查：舌苔白根腻，脉象缓、尺弱，面色黄而不润，诊断为“视瞻昏眇”。取穴以风池、曲鬓、瞳子髎、攒竹为主，并配合大椎、肝俞、肾俞等穴。经针灸14次，视力恢复至右0.6、左0.5。针至25次，视力恢复到右0.8、左0.7。针至56次，症状基本消失。视力：右0.9，左0.8。舌苔淡，脉象弦细，眼底：双乳头大小正常，边缘整齐，右颜色正常，左颜色略浅，血管无特殊，正继续观察中。

（六）结 语

1. 通过文献复习和针治结果，视神经萎缩可以认为与祖国医学记载的青盲、视瞻昏眇、视瞻有色症相接近。其疗效的产生乃是基于针治能起“清头明目”、“疏经活血”、“调肝补肾”和调整脏腑经络的作用。

2. 本文治疗观察的视神经萎缩的患者24例，患眼40只中，收到了62.5%的治疗效果。

3. 针治视神经萎缩的疗效与视力的程度，视神经乳头病变的轻重，治疗的早晚，成正比例。但晚期治疗也有效果。

附注：本文病例不包括因于肿瘤压迫或梅毒所引起的视神经萎缩。

（注：本文由中医研究院针灸研究所与北京协和医院眼科合作整理，发表于《中医杂志》1960年第01号）

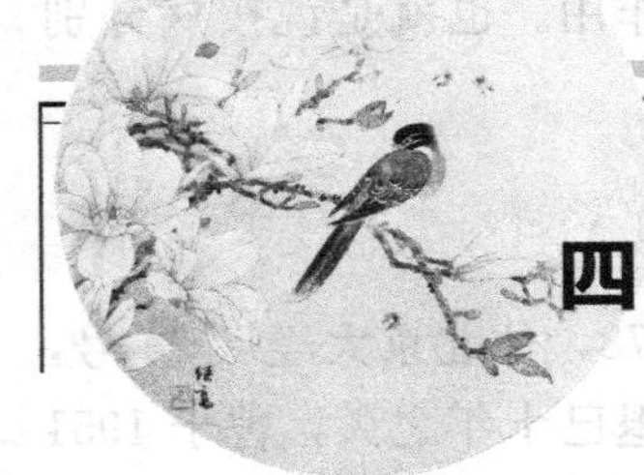

四、针灸治疗青年复发性视网膜玻璃体出血122例总结报告

青年复发性视网膜玻璃体出血是眼科常见而难治愈的病症，中医称为“云雾移睛”、“暴盲”。近年来，我们用针灸治疗观察122例，疗效比较满意，现小结如下。

（一）治疗方法

根据虚则补之，实则泻之，热则疾之，寒者留之，陷下则灸之，不虚不实以经取之之理，以清头明目、活血化瘀、补肾养肝和健脾强身为法进行施治。

1. 取穴

主穴：风池、翳明、曲鬓、太阳、内睛明、球后、光明、蠡沟。

配穴：肾虚加大椎、太溪、肾俞；脾虚加脾俞、中脘、气海、三阴交；肝经血热加肝俞、太冲；头痛加合谷；出血时加二白、阳白、四白；失眠加神门或少冲。

2. 针灸手法

(1) 热补手法：左手食指紧按穴，右手持针进入穴，用慢提紧按3～5次或9次找到针感后，向下插针2～3分，拇指向前捻转针3～5次或9次，若无热胀感觉可反复操作3～5次或9次，有时结合呼气，出针后揉按穴。

(2) 小幅度提插或捻转补法：左手食指紧按穴，右手持针进入穴，用小幅度提插或捻转手法找到针感后留针或不留针。

(3) 压针缓慢进针手法：用30～32号1.5～2寸毫针，针内睛明，左手拇、食指分开上下眼睑固定，右手持针用压针缓慢进针达1.5～2寸深，留针20～30分钟；针球后穴，左手食指固定眼球、右手持针从固定指下进针达1.5～2寸深，留针20～30分钟。起针后用消毒棉球轻压1分钟。

(4) 隔核桃皮壳灸：是隔物灸的一种，用细铁丝制成一个眼镜框，将半个核桃皮壳浸湿后放在眼镜框上，眼镜框上插1.5厘米长的艾卷段，用火柴点燃施灸，每次灸一壮。此法治疗慢性结膜炎、麦粒肿、视神经萎缩、增殖性视网膜炎等有效。

3. 手法选用

针风池、翳风、曲鬓用热补手法，使热胀感传到眼区为宜；余穴用热补手法或小幅度提插或捻转补法，留针 20～30 分钟；内睛明、球后用缓慢压进针手法，留针 20～30 分钟。

（二）一般资料

在 122 例中，男 105 例，女 17 例。年岁最小者 9 岁，最大者 71 岁，青年为多，30 岁以内者 88 例，占 72.13 %；31～40 岁 26 例，41 岁以上者 8 例。患双眼 72 例，单眼 50 例，右眼 16 只，左眼 34 只。出血次数有记载者 84 只眼，出血次数少者 1 次，多者近百次，出血 2 次以上者占 95.24 %。

（三）疗效分析

1. 疗效标准

治愈：出血停止，症状消失，视力恢复到 1.0 以上，眼底基本正常。

显效：出血停止，症状基本消失，视力增加到 0.3 以上，眼底有明显好转。

进步：出血次数或出血量减少，症状减轻，视力增加到 0.1 以上。

无效：出血未止，视力无进步。

2. 近期疗效观察

本组 194 只眼，经治疗有效为 170 只眼，有效率 87.63 %，详见表 1。

表 1 近期疗效统计

	治愈	显效	进步	无效	合计
眼只数	52	43	75	24	194
%	26.80	22.17	38.66	12.37	100

原视力与疗效的关系：原视力越好，疗效越佳；否则越差。原视力不足 0.1 的 94 只眼中治愈者 5 只眼，占 5.32%，0.1 以上的 100 只眼中，治愈者 47 只眼占 47.00 %，详见表 2。

眼底变化与疗效的关系：出血量多，玻璃体高度混浊，只能看到红光反射，看不到眼底的 103 只患眼中，治愈者 8 只眼占 7.77 %；无效者 16 只眼。

视网膜静脉部分新出血的47只眼中，治愈者22只眼占46.81%，无效者2只眼，详见表3。

针灸治疗次数与疗效的关系：治愈者皆在29次以上，针治11～50次治愈13只眼占20.00%；针治51～100次治愈18只眼占26.09%；针治101次以上治愈21只眼占35.00%。针治50次以上治愈率较高。详见表4。

表2 原视力与疗效关系

	眼只数					百分比（%）				
	治愈	显效	进步	无效	合计	治愈	显效	进步	无效	合计
无光感～0.1以下	5	30	42	17	94	5.32	31.91	44.68	18.09	100
0.1以上（含0.1）	47	13	33	7	100	47.00	13.00	33.00	7.00	100
合　计	52	43	75	24	194	26.80	22.17	38.66	12.37	100

表3 眼底变化与疗效的关系

	眼只数					百分比（%）				
眼底变化	治愈	显效	进步	无效	合计	治愈	显效	进步	无效	合计
玻璃体高度混浊只能看到红光反射看不到眼底	8	31	48	16	103	7.77	30.10	46.60	15.53	100
玻璃体混浊只能看到部分视神经乳头或血管	7	2	6	2	17	41.18	11.67	35.29	11.76	100
视网膜静脉部分新出血	22	6	17	2	47	46.81	12.77	36.17	4.26	100
视网膜静脉曲张充盈	13	3	2	2	20	65	15	10	10	100
结缔组织增生，有灰白色机化物	2	1	2	2	7	28.57	14.29	28.57	28.57	100
合　计	52	43	75	24	194	26.80	22.17	38.66	12.37	100

3. 远期疗效

为了解远期疗效和复发率的问题，对有效的病例进行了复查，通过信访的24例（44只眼），复查1～2年的只有12例（22只眼），3～4年的12例（22只眼），结果：在44只眼中，无复发者34只眼，占77.28%，复发者10

只眼，占22.72%。如按疗效分析，治愈者复发率低，显效或进步者复发率较高。

表4　针灸次数与疗效关系

疗　次	眼只数					百分比（%）				
	治愈	显效	进步	无效	合计	治愈	显效	进步	无效	合计
11～50	13	8	30	14	65	20.00	12.30	46.15	21.54	100
51～100	18	22	22	7	69	26.09	31.88	31.88	10.14	100
101次以上	21	13	23	3	60	35	21.67	38.33	5	100
合　计	52	43	75	24	194	26.8	22.17	38.66	12.23	100

【病例介绍】　李某，男，24岁，工人，于1957年10月26日初诊，门诊号10095。右眼视力减退1年，出血4次，视力光感，舌无苔，脉沉弱。眼底镜检查：右眼玻璃体高度混浊，看不到眼底。诊断：右眼青年性复发性视网膜玻璃体出血。中医诊断为云雾移睛，证属肝肾阴虚，治宜补肾养肝。用热补手法针风池，使热胀感传到眼区；内睛明用压针缓进法，太阳、攒竹、光明、三阴交，用小幅度提插补法；针肝俞，用热补手法；针脾俞、肾俞、大椎，小幅度捻转补法。治疗9个月共针167次，出血停止，右眼视力由光感恢复到0.9。经二年复查未出血。右眼底检查：玻璃体混浊，内有白色机化物，视神经乳头色正常。

（四）讨论

1. 此病常见于青年人

由于视网膜静脉出血，流入玻璃体内所致，且又常复发，故称为青年复发性视网膜玻璃体出血。其病因可能与结核、非特异性过敏反应等有关。中医认为与肾阴虚损，肝经血热和血不循经有关。用针灸治疗主要是调整体内的抗病能力，以达到消炎、止血和活血化瘀，促进视力恢复。

2. 从经络来谈

眼与经络的关系很密切。在20条经脉中起止或经过眼区及附近的经脉有8经5脉，因此取这些经脉上的穴位（如胆经的风池、光明，肝经的蠡沟，膀胱经的睛明、攒竹等）以疏通经气、活血明目。任脉之气海能调气以达气行血行。取二白，阳白能凉血止血。

3. 从脏腑来谈

眼与脏腑的关系很密切。中医书记载：“肝开窍于目。”又云：“目得血能视”。所以，针灸取肝经的蠡沟，表里经的风池、光明为主穴，以调肝益目。取肾经的太溪和肝、脾、肾三脏的俞穴，如：肝俞、脾俞、肾俞以健脾养血和活血化瘀、补肾和养肝明目。

（五）小结

1. 针灸治疗青年复发性视网膜玻璃体出血，近、远期疗效比较满意，而且简便，值得进一步研究推广。

2. 本组疗效分析：原视力好、眼底病变轻、出血量少，则效果好，反之则差。治疗次数在 50 次以上者治愈率较高，为巩固疗效，治愈后应再坚持 1～2 个疗程为宜。

3. 因眼于经络和脏腑有密切关系，最好取与经络和脏腑有关的穴位为宜。

（注：本文由中医研究院广安门医院针灸科眼病组根据郑毓琳先生在中医研究院针灸研究所和广安门医院针灸科临证资料总结而成，发表于《赤脚医生杂志》1979 年第 07 期）

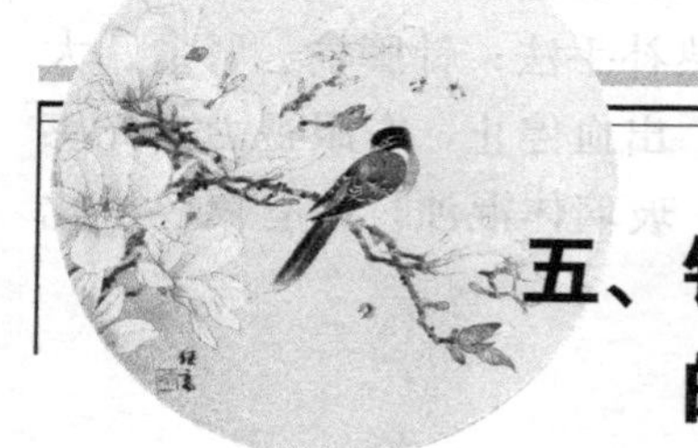

五、针灸治疗 33 例脊椎炎（腰痛）的初步报告

腰痛是常见的一种症候，分类很多，在这里所举的 33 例腰痛多为畸形性胸、腰、荐椎关节炎，包括风湿性和类风湿两种，这类患者，常常因顽固性的疼痛、运动困难而长期苦恼，影响工作的进行。而对于本病的治疗，目前尚无根治办法。在原华北中医实验所李振三所长（此时无 X 线设备无化验室，是根据各大医院的诊断）和现在的中医研究院朱琏院长的领导下，并在郑毓琳老师的指导下，开始对本病的针灸治疗工作，所收效果尚属良好，故提供诸位同道参考，并请给以指教。

（一）中国古代医学的记载

1. 症状

《素问・刺腰痛》云：“衡络之脉令人腰痛不可以俯仰。”“仰则恐仆，得之举重伤腰。”（不能屈曲、弯转、抬举，运动困难的意思），“衡络绝，恶血归之。”（风寒湿侵袭腰部，使小血管瘀滞不通，障碍血循环）。又云：“厥阴之脉令人腰痛，腰中如张弓弩弦。”（疼痛弯曲困难，强直的意思）。又云：“腰痛侠脊而痛至头，儿儿然，目，欲僵仆。”等症状记述，都很丰富。

2. 病源

《素问·痹论》云：“痹之发生”，“风、寒、湿、三气杂至合而为痹也。”“风气胜者，为行痹。”（游走性的疼痛），“寒气胜者为痛痹”（痛有定处，发炎现象），“湿气胜者为著痹。”（肌肉风湿和神经麻痹）。又云：“冬遇为骨痹”（风湿在骨节），“春遇为筋痹”（风湿在肌肉），“夏遇为脉痹”（风湿在血管）。“秋遇为皮痹”（风湿在皮肤）。以上是说明风、寒、湿、侵犯人体对气候季节有密切的关系。

3. 预后

《素问·痹论》云：“痹病入脏者死”（可能是指风湿侵犯，引起风湿性心脏病时难治），“其留连筋骨者痛久”（在肌肉深处和骨节者，治疗时间须长）“其留连皮间者易已”（在肌肉皮肤浅处者易治愈）。又云：“此亦其饮食居处为其病之本也”（对居住地区之高低、潮湿，气候冷热和饮食生活等情况，对体质的影响，为致病和治疗的根本）。

4. 针灸治疗

《素问·痹论》云：“五脏有俞”（刺五脏俞穴，如肾经俞穴太溪之类），“六腑有合”（刺六腑合穴，如膀胱经合穴委中之类）。又云：“六腑亦各有俞”（此言背部俞也，如胃俞、大肠俞之类）。由以上可以看出，祖国医学在两千多年前，对此病的症状和病源的分析认识以及治疗预后等的详细记载，是多么宝贵，期待我们中西医务人员大力发掘。

（二）病历介绍

1. 病历号 220，朱某，男，41 岁，河北省人，任司药职务。于 1951 年 5 月开始腰痛和左侧腿痛，至 1952 年症状逐渐加重，曾在协和医院经脑系科和骨科检查（由 1952 年 12 月至 1953 年 10 月），经过 X 线照片六、七次，诊断：①腰荐椎关节炎。②坐骨神经痛。曾服用水杨酸钠、维他命，并做过组织疗法和烤电，又用过电离透入法，经过长期时间用各种疗法治疗，但未见明显的效果，于 1953 年 10 月介绍到本所治疗。当时症状：腰腿酸痛，不能弯腰，不能蹲坐，站着大便，已两年之久，特别是阴天变天疼痛更加剧烈。检查：脉搏 72 次，血压 120/78mmHg。心、肺、肝、脾无异常。第二腰椎至第二荐椎（编者注：荐椎，即骶椎，骶椎关节当年又名“荐肠关节”，腰荐部即腰骶部）稍肿（不红）压痛，左臀部肌肉肥大，右臀部肌肉萎缩。同意协和医院诊断。于10月16日开始针灸治疗。针到五次时，疼痛减轻，即能蹲坐，解除了大便时的痛苦。针到两个月，计针40次时，疼痛基本消失，能弯腰和蹲坐，开始上班工作。以后每星期针一、二次，一方面治疗，一方面观察，共观察七个月，又针20次，先后共60次，即恢复了健康。同时臀部肌肉逐渐恢复了正常。于1955年12月3日经本所X线照片情形良好，未发现病变。

2. 病历号39，张某，男，38岁，河南人，干部。于1943年全身关节痛，尤以腰部脊椎部为甚，卧床一年多未起，疗养三年症状减轻，但是时好时坏，已十年之久。1953年症状复发，此前加重，主要是腰部酸痛，两腿无力，有时自行摆动，经常心跳不匀，头痛失眠，疲劳无力，右侧腰部肌肉萎缩，经湖南湘雅医院诊断为“风湿性关节炎”，认为在潮湿地区无法治愈，须转干燥地区长期疗养。于是来京住协和医院，各科大夫进行会诊，前后照X线片近20张，认为是腰荐部关节发炎。曾经内服药和各种疗法，并去北戴河疗养。对头痛心跳有效，腰荐部疼痛和腿痛等症状无明显的改变。于1954年2月17日来本所治疗。当时症状：整个脊椎酸痛，尤以腰部为甚，酸困，疲劳；两腿酸痛无力，疲劳时两脚自行颤抖摆动，饮食减少，消化不良。检查：脉搏68次，血压90/50mmHg，面部潮红，心肺肝脾无异常，腰荐椎弯曲不平，腰荐部肌肉萎缩，皮肤不润泽呈萎黄色，弯腰困难。同意其诊断为风湿性腰荐椎关节炎。于1954年2月17日开始针灸，针到20天，计针13次，背部发现片片红点（充血点），皮肤发痒，腰痛即停止。继续治疗到两个月针达39次，周身疼痛完全消失，遇到天气变化时亦不发现难受感，即开始上班工作。唯因患病太久，身体衰弱过甚，如工作较久用脑过多时，仍感疲乏腰酸，以后开始每星期针一次，观察至5月底，又针了3次共治三个半月，针共42次，腰部荐部肌肉萎缩情形好转，腰部弯转自如，精神体力增加（同时也治愈了他的消化不良），恢复了健康。为了继续观察，除经常联系外，于1955年8月间曾照X线片一次，未发现病变，据最近联系，仍照常工作，腰部肌肉恢复已接近正常。

（三）穴位和手法

1. 取穴

大椎、风门、肝俞、大杼、脊中、命门、肾俞、关元俞、膀胱俞、次髎、秩边、环跳、曲池、委中。

2. 手法

采取“进火补”手法。我们的操作方法：令患者呼气一口，随呼进针一分，找到感觉，将针急插慢提三次，令患者鼻中入气，口中呼气三次（自然呼吸）再进针二分，做同样的急插慢提三至五次，把针摇动（如有酸胀热的感觉，即将针慢慢提出急按其穴），如无酸胀热的感觉，再进针二分，做同样的急插慢提三至五次后，即将针慢慢提出急按其穴（有时不利用呼吸也可）。主要是分天、人、地三层三段进针，在浅层找到感觉后再针达深层（如针三寸深的针，二分找到感觉，即在二分处定为天部，一寸七分为人部，二寸二分为地部，或差点也可，不必死板。有时在一层找到热也可将针提出）。

（四）讨论

按现代医学来说，风湿性脊椎关节炎是关节疾病中较多的一种。本病常发生在成年人和老年者。病变区域有时可扩展到整个脊柱，但一般仅限于一部分，特别是腰荐关节部，当病情严重时，常并有风湿性心脏病，过程较轻时，特别在老年人，往往仅出现关节方面的症状。这些症状每以慢性方式进展，持续较久而多顽固，致使关节部骨质改变、软骨及肌肉萎缩、关节囊增殖肥厚，发生关节周围纤维组织炎，使关节陷于强硬状态。以先进的苏联医学观点认为：风湿病不仅是由于某些微生物和其他刺激因素所促成，而是一种有神经因素参加的变态性疾病。在这种变态反应性反应中，有着自主神经系统和中枢神经系统的作用，特别是已经确知的大脑皮质的兴奋性降低。同时，皮层与内脏的相互关系，亦因关节方面向脑皮质内发出的病理性冲动而有所改变，这样便奠定了本症的发生和发展的基础。从治疗方面来说，每以保守疗法为主，在慢性过程中间常采用各种理疗，如深部X线透视、电气疗法、游子透入等，止痛剂、柳酸剂亦常被应用，有着一定的效果，但有的效果还不能令人满意。伟大的祖国医学文化遗产之一的针灸疗法，对本病有着良好的效果，从本文33例病案治疗分析中：痊愈者占42.4%，显效者21.2%，进步者30.3%，无效者6.1%，除有严重的脊椎骨折和脊椎畸形效果不良外，一般并不因本病病程的长短、年岁大小、性别和职业的不同而影响疗效。这是值得令人兴奋的。究竟为什么针灸对风湿性脊椎炎有如此惊人的疗效呢？从针灸疗法的机制——激发和调整神经系统功能，和风湿性疾患的病因——有着中枢神经系统主导参加下的一种变态性反应来看，就不难想象，正是因为针灸能恢复中枢神经系统的正常功能，改善皮层与内脏的正常关系，所以使疾病得愈。根据我们针灸脊椎炎的经验，所采取的穴位，多以局部病区为主，如腰荐椎关节炎，则以肾俞、关元俞、膀胱俞、次髎、秩边、大椎、命门、脊中等背部穴为主，有时并配合环跳、曲池、委中四肢穴。一般治疗次数，在20～60次之间，隔日针一次，待疗程结束后观察期间，则每周一、二次即可。另外必须指出，除针灸疗法外，应时刻嘱咐患者，注意防止过分疲劳，应适当的加强营养，以巩固疗效。

（五）结　语

本文报告了用针灸疗法治疗33例风湿性脊椎关节炎患者，获得一定的疗效，并根据点滴经验做了初步的时论，惟因治疗此类疾病时，限于技术设备条件，未能进一步全面检查，仅以两例X线片（疗前疗后对比），以助说明，希同道指正。并感谢各大医院对我们的协助检查，借给我们照片，并告知我们当时的诊断情况，使我们在诊断上和治疗上均有一定的提高，特致谢意。

（注：本文由卫生部中医研究院针灸研究所郑魁山整理，发表于《中医杂志》1956年8期）

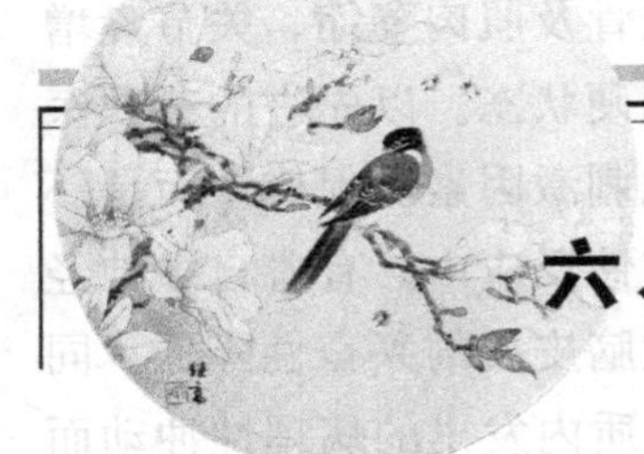

六、针刺热补手法治疗痹症102例疗效总结

我们结合古今的临床经验，在郑毓琳老师的指导下，应用针刺热补手法，对痹症进行临床治疗观察。自1958年7月至1962年9月四年中，在观察其他病症的同时，观察到102例痹症，治疗结果满意。今将初步总结介绍如下：

（一）一般分析

1. 性别与年龄

102例中，男性占61名，女性占41名，男性多于女性，为3比2。年龄最小者为10岁，最大者为61岁，在21至41岁之间共75人，占发病率的73.53%。

2. 发病诱因

61例有明显的发病诱因，其中34例与寒冷有关，其余与潮湿、劳累、外伤等有关。

3. 病程

多数病例发病时间较长，其中 5 年以上者 25 例，1 年以上者 61 例。病程最长者 20 余年；最短者 1 例，发病仅七天。

（二）治疗方法

102 例均系门诊患者，多数病例经用针灸或中西药治疗效果不显著或无效而来我们门诊治疗。其中本市患者占多数，少数为外地来京就医。在治疗之前，先经中西医诊断明确，按中医分型，选用穴位，以热补手法治疗为主。多数患者隔日针治一次，针 12 次为一疗程，疗程完毕休息七天，以后再按病情继续治疗。

1. 分型

参考古今有关文献并结合我们的临床体会，分为行、痛、著三型。今将各型脉证列下：

（1）行痹：以关节串痛为主症。表现病位无定处，痛势历节走注，按之则痛剧。初起时常伴发热、恶寒及局部红肿、活动障碍、舌苔腻、脉浮紧或浮缓。

（2）痛痹：以关节疼痛为主症。表现单发或多发性关节痛，得热则轻，遇寒则重，或局部有冷感，舌苔白，脉象弦紧或沉迟。

（3）著痹：以酸麻、沉重为主症。表现病位固定不移，手足不举，动则沉重疼痛，或有局部肿痛，久则关节变形，肌肉萎缩，舌苔黄薄或黄腻。

2. 选穴

以上三型，皆因风、寒、湿三气杂至而成。风气胜者痛无定处，定名为行痹；治宜疏风散邪、通经定痛为主，取风门、肺俞、风市；寒气胜者痛有定处，定名为痛痹，治宜温通经络、止痛散风为主，取大椎、阳关、命门、曲池、足三里；湿气胜者肢体酸痛、肿胀、木重，定名为著痹，治宜利湿通经为主，取阴陵泉、三阴交、委中、承筋。以上三型所列穴位，均系治疗主穴；其配穴则因发病部位不同而选用不同的穴位。今将本组病例所选配穴列下：

（1）肩臂部：肩井、风门、肩髃、肩缝、肩髎、曲池，或再配以大椎、膏肓、肩中俞、肩外俞、若腕关节痛，则取外关、阳池、合谷、腕骨等穴。

（2）腰背部：肝俞、脾俞、肾俞或关元俞、膀胱俞、秩边，或再配以八髎、委中。

（3）下肢：肾俞、关元俞、秩边、八髎，或环跳、阳陵泉、昆仑；若膝关节痛，则取梁丘、犊鼻、足三里；踝关节痛则取解溪、昆仑、太溪。

3. 手法

因我们治疗的102例痹症，多为病久而致身体虚弱，故选用针刺热补手法治疗为主。有少数病例配合针上加灸或艾卷灸；有6例因有关节红肿选用小幅度提插补法。以上各法除按一般操作规程进行不再赘述外，仅将针刺热补手法操作介绍如下：

热补手法是复式手法的一种，类似烧山火手法。我们选用的是一般毫针，操作手法是：左手食指紧按穴位，右手持针捻转或速刺进入穴，先浅后深，结合小提插术，先令气至，即找到酸胀的感觉后，将针向下插一、二分，随之拇指向前捻转多些，向后捻转少些，就能出现热胀的感觉。若一次不应，则反复操作三、四次，多数患者能出现热胀感觉。热胀感最好传到病所，则效果更佳。但欲达到此目的，需要一定的手技，如针风门穴，左手食指紧按穴下，其余四指按风门穴周围；右手持针进入穴，找到一定的感觉后，令针尖向上再用捻努法，使感觉传到肩或肘部，郑老称此法为“串胛热”（本书编者注：此法为毓琳公首创，郑魁山教授在其基础上衍化为目前的“穿胛热”手法）。又如腿痛针关元俞、使热胀感传到腿部。以上诸穴除背部俞穴外，施针后可留针15～20分钟。

（三）治疗结果

1. 疗效标准

102例患者的治疗结果，按治愈、显效、好转和无效四种分析，标准如下：

（1）治愈：临床症状完全消失，遇天气变化未复发者。

（2）显效；临床症状全部或大部分消失，但遇气候改变仍有轻微复发者。

（3）好转：症状有不同程度地减轻，或有的症状消失。

（4）无效：经治疗一、二个疗程后，病症无有改善者。

2. 总的疗效分析

102例患者经治疗后，其中有101例收到不同程度的疗效，有效率占99%。15例治愈，占14.7%；显效者23例，占22.5%；好转者63例，占61.8%；仅1例无效。

3. 针刺对各型痹症的疗效分析

从102例痹症分型疗效分析，其中行痹23例，22例有效；痛痹45例，著痹 34 例，均全部有效。其中行痹效果较差。

4. 病程与疗效的关系

从我们治疗的 102 例分析，病程的长短对疗效没有明显影响，故痹症虽然发病已久，但耐心、有计划的治疗，仍能取得满意效果。

5. 病案举例

病例一：李某，男，38 岁，军人，门诊号 49958。因久卧湿地而患腰痛 17 年，每逢阴天及受寒凉加重，得温热则缓解。多年以来秋冬必发，近 10 年来又觉两腿疼痛无力，平时弯腰就痛，晨起腰有强直感，活动后好转，现已影响工作。曾在某军医院检查，脊椎无病变，经用理疗、电疗、温泉浴等法治疗无效而前来门诊治疗。检查：心肺（—），肝脾（—），脊柱及四肢无畸形，四、五腰椎有压痛，舌苔淡黄而腻，脉象沉缓。诊为痛痹，为风、寒、湿三气杂至为病，寒气偏胜，病邪在足太阳膀胱经。治宜用温通经络、散寒止痛之法，选用热补手法，针肾俞、关元俞、膀胱俞、秩边等穴，针后有热胀感。共针 18 次，疼痛完全消失，腰背活动自如。为了巩固疗效，针至 21 次停诊。

病例二：张某，男，42 岁，工人，门诊号 11075。因劳动扭伤腰部作痛，曾在某医院住院治疗，虽然腰痛好转，而出现右下肢疼痛已三个月，举腿屈伸困难，扶杖跛行，翻身受限制，遇阴天、下雨疼痛更甚。曾在某院诊断为坐骨神经痛，经用电疗、药物注射等治疗无效，建议手术。患者惧动手术而来我所针治。体检：心肺（—），肝脾（—），脊椎畸形，抬腿试验（+），右髋部有压痛，诊断为著痹。因损伤及受潮湿所致，治宜通经络、利湿止痛为法，选用热补手法，针环跳、风市、委中、阳陵泉、足三里等穴。以上穴位均有热胀感，共针 13 次，各症消失，行走自如。

（四）讨论

1. 痹症是针灸门诊最多的病症之一，包括现代医学的风湿性关节炎、肌肉风湿痛、坐骨神经痛、神经根炎、椎间盘脱出、肌肉劳损与外伤等。它不仅影响患者的身体健康，也影响劳动生产。针灸治疗痹病，效果满意。今后为提高疗效，需要进一步研究。

2. 针刺手法与疗效的关系　热补手法是针刺术中的复式补法操作之一，适用于一切虚寒症。从我们所观察的 102 例痹症中，绝大多数病例为虚寒症，临床表现为腰背及关节疼痛，遇秋冬季节或阴天痛势加重，遇暖和则轻。热补手法，能使患者有一种热胀舒适的感觉，有补虚强身、扶正除邪、疏通经络、祛风散寒、利湿定痛的功效。治疗结果表明，较之不用手法，确能提高疗效。

3. 由于痹症原因复杂，病症变化多端，必辨证取穴，才能提高疗效。如行痹，关节串痛无定处，针风门、肺俞、风市能疏风散邪，再取肩髃、曲池或阳陵泉、足三里以通经定痛；痛痹痛有定处，为寒气偏胜，针大椎、肾俞、命门能温通经络，再取关元俞、膀胱俞或梁丘、犊鼻、足三里以止痛散风；著痹麻木酸痛，湿气偏胜，针阴陵泉、三阴交能健脾利湿，再取肝俞、脾俞、肾俞或阳陵泉、足三里等穴，以温通经络而利湿。

（注：本文由卫生部中医研究院针灸研究所第三研究室李志明、吴希靖、杨润平、魏明峰、梁富义、王风玲、周兆章整理，发表于《中医杂志》1963年第4号）

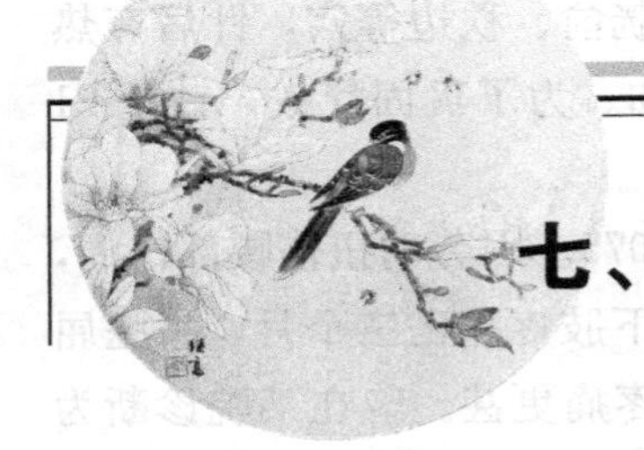

七、针灸治疗颜面神经麻痹38例疗效报告

颜面神经麻痹是现代医学病名，其主要见证为口眼㖞斜。一般用针灸治疗本症，效果颇为满意。我们在郑毓琳老师的指导下，从1958年至1963年7月，应用针灸治疗本症38例。兹报告如下。

（一）病历分析

1. 一般分析

38例中，男性23例，女性15例，男女之比约为3∶2。发病年龄最小者为8个月，最大者为64岁，在21～40岁之间者有22例。病历中有发病原因记载者19例，其中受风者13例，劳累者2例，与情志有关者2例，发烧1例，外伤1例。发病大多数是急骤的，往往早起突然发现口眼㖞斜。病程最短者为1天，最长者为11年，多数在7天以内见（表1）。

2. 主要症状

38例中，主要症状表现为：眼裂增大、额纹消失、鼻唇沟消失、流口水和流泪等（表2）。

表 1 病程统计

病程	7 天以内	8～15 天	16～30 天	31～60 天	3～6 个月	6～12 个月	1～2 年	3 年以上	合计
例数	16	4	3	4	2	4	3	2	38

表 2 主要症状统计

主要症状	眼裂增大	额纹消失	鼓腮吹哨不能	鼻唇沟消失	流涎	流泪	颊内存食	口角下垂	面肌抽动
例数	30	27	24	20	12	11	10	9	8

3. 患病部位

病在左侧者 23 例，病在右侧者 15 例；左侧多于右侧。

4. 治疗情况

38 例中，有 27 例曾用过一种以上的方药治疗，但未见效，有 11 例未经过其他治疗。

（二）治疗方法

38 例均在门诊进行治疗。其中 31 例单用针刺治疗，5 例针、灸并用，1 例针、药并用，1 例针刺、按摩配合治疗。多数患者隔日施针 1 次，病重或外地来京就诊者每日施针 1 次。连针 12 次为 1 个疗程。1 个疗程结束后休息 7 天。休息后若未愈者，再进行第 2 个疗程。

1. 穴位

取穴分主穴和辨证配穴两类。

（1）主穴：颊车、地仓（有时颊车透地仓）、攒竹、阳白、四白、翳风、合谷。

（2）辨证配穴：兼见微热、咳嗽痰多，脉浮或滑者，治宜疏风祛痰，加风池、外关、曲池、丰隆。脾胃虚弱，气血两亏，脉细弱者，治宜补脾胃、养气血，加取人中、内关、中脘、气海、足三里、三阴交等穴。肝旺肾虚，脉沉弦或弦者，治宜滋肾调肝，加取太冲、行间、太溪。

2. 手法

以热补法和凉泻法为主。

（1）热补手法的操作：左手食指按穴，右手持针进入穴，先令气至（患者有酸胀感觉时）然后向下插针 1～2 分，拇指向前捻转 3～5 次。若患者有热感，即达热补目的；如不应，再反复操作 2～3 次。在有热感后，留针 15～

20分钟。此法适用于虚证患者。

(2) 凉泻手法的操作：左手食指紧按穴，右手持针进入穴，先令气至(患者有酸胀感觉时)，然后向上提针1～2分，拇指向后捻转3～5次。若患者有凉感，即达凉泻目的；如不应，再反复操作2～3次。在有凉感后，留针15～30分钟。此法适用于实证患者。

(3) 补泻兼施法：对虚症患者，健侧用小幅度捻转泻法，患侧用补法；对实症患者，健侧用小幅度捻转泻法，患侧用小幅度捻转补法。此法用于双侧取穴时。

(4) 灸法：主要用针上加灸或隔姜灸。操作方法按常规进行，每次灸1～3穴，适用于气血两虚者。

(三) 治疗结果

1. 疗效统计

38例经针灸治疗后，有37例得到不同程度的效果。其中治愈者18例，治愈率为47.36%见(表3)。

表3 疗效统计

疗效	治愈	显效	好转	无效	合计
例数	18	6	13	1	38
百分率	47.36%	15.79%	34.21%	2.64%	100%

注：疗效标准：治愈：症状全部消失，面肌活动正常。

显效：症状大部分消失，面肌只有轻微不适感。好转：症状减轻一半，或主要症状减轻。无效：经治疗12次，各症无好转。

表4 病程与疗效的关系

例数 / 病程 / 疗效		1～7天	8～15天	16～30天	31～60天	3～6个月	6～12个月	1～2年	三年以上	合计
有效	治愈	10	1	—	3	2	1	—	1	18
	显效	5	1	—	—	—	—	—	—	6
	好转	1	2	3	1	—	3	2	1	13
	小计	16	4	3	4	2	4	2	2	37
无效		—	—	—	—	—	—	1	—	1

2. 病程与疗效的关系

虽然本文病例较少，但从 38 例中可以看出，病程短者效果好，治愈率也高（表 4）。

（四）病案举例

宋某，女，37 岁。门诊号 50094。

7 天前，因晚上加班工作，疲劳而未能入睡；起床后面部发木而痛，右眼不能闭合，流泪，口角向左歪，流口水，饮食时有外溢现象，右颊内存食物。素有肠胃病，大便干，小便频多，口干，纳差，无寒热；经某院针灸治疗 1 周，效果不显著。

检查：一般情况尚好，面色黄，发稀，右额纹消失，眼睑微肿，眼裂增大，露出角膜 2.5 厘米，不能吹哨、鼓腮，鼻唇沟消失，面肌松弛无力。心、肺（—），肝、脾（—），血压 115/80mmHg，舌苔薄白，脉沉细。

诊断：中风在络，属虚证。因体虚风邪袭络而致口眼㖞斜，病在脾胃；治宜健脾养胃，疏通经气。针风池、颊车、地仓、攒竹、耳门、人中、合谷、内关、三阴交等穴，用热补手法，每次施针时各穴均有热胀感，经针 3 次后，各症好转；针到 12 次，主症消失。共针 18 次，面肌恢复正常，其余症状亦均消失。

（五）体会

1. 关于取穴问题

中风在络所致的口眼㖞斜上，其病变部位主要在胃经和大肠经，次为膀胱经，取穴以前二经为主。如取胃经的颊车、地仓、下关、四白、丰隆、足三里；大肠经的合谷、迎香，以通阳明之经气和养脾胃。若见阴虚肝旺者，取胆经的风池、阳白；肝经的行间、太冲；肾经的太溪和膀胱经的攒竹、睛明，以达滋肾水调肝木之功。若心血不足者，可取三焦经的外关，醒三焦之经气；取心包经的内关，以养心血。若气血两虚者，取中脘、气海、三阴交、足三里，以培元补土、调养气血。

2. 关于手法问题

针灸治病，手法是重要的关键。对中风在络的口眼㖞斜的治疗，手法尤为重要。本症的病机，主要是经络不通、气血循行受阻；用针灸治疗，务必达到气至病所、通经活血之目的。对虚证用热补手法，如针风池、攒竹，使热胀感到达眼区为宜；针合谷使热胀感到面部为宜；针颊车、地仓，使局部有热胀感为宜。对实证的泻法，使健侧有凉胀感为宜，患侧穴有热胀感为宜；以达阴阳之平衡和疏通经气。对气血两虚者，用灸法为宜，以达温经散寒之功。

（注：本文由卫生部中医研究院针灸研究所第三研究室李志明、郑魁山、吴希靖、魏明峰、周兆章、南秀荣整理，发表于《上海中医药杂志》1964 年 2 月号）

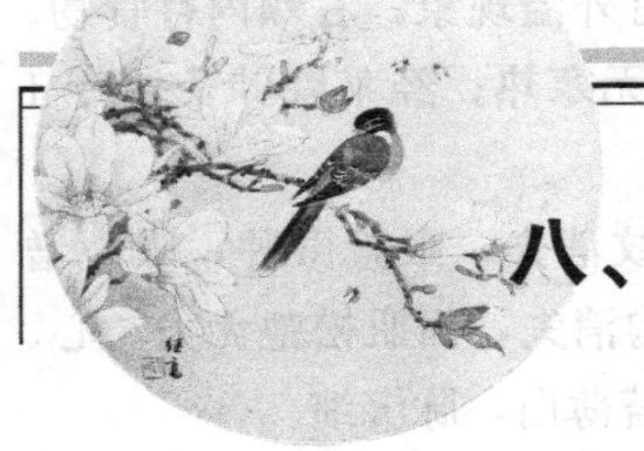

八、针灸治疗脊椎结核和荐肠关节结核的初步观察

在中国共产党和毛主席的英明领导下，对于发扬祖国医学遗产非常重视，把“团结中西医”列为卫生工作方针之一，成立了中医研究和治疗机构，对人民的保健工作和解决广大人民的疾病痛苦上，起了很大的作用。我和父亲参加一年多的针灸门诊工作以来，曾治疗脊椎结核 5 名、荐肠关节结核 1 名，共 6 名，1 名痊愈，4 名减轻，1 名效果不明（治疗只 3 次）。因此我们感到祖国宝贵文化医学遗产——针灸对脊椎结核和荐肠关节结核，确实能收到一定的良好效果。为了交流经验，将这几个病例介绍出来，供同道们参考，并请给以指教。

（一）荐肠关节结核病例

郭某，女，28 岁，已婚，河北省人，现住崇文门外东河漕 18 号，病历号 1465 号。

发病经过：1950 年 11 月，开始腰背部肿痛和腿痛，逐渐严重，于 1951 年 5 月做子宫肌瘤手术，住医院 28 日，于 1952 年 4 月 16 日和 5 月 5 日，经医院前后在腰荐部抽脓 2 次，又前后 X 线照相 7 次，最后症状恶化，腰荐部肿痛引起背部及下肢肿，手腕、膝、脚，关节疼痛，月经 24 天一次，白带多，脊椎不能侧弯，不能坐，不能站，不能翻身，卧床不能动，至今已 18 个月之多。

检查所见，右侧荐肠关节部有抽脓遗留之针痕，腰荐部至胸背部软组织隆起，触之坚硬有压痛，腰荐不能屈曲，两腿外侧肿，右腿尤甚，红线状血管丛生，有淋巴血循环瘀滞现象，不能翻身，不能坐，动转困难，颜面潮红，脉搏一分钟82次，于1953年11月14日，开始针治，取穴：风门、大椎、肾俞、关元俞、膀胱俞、背阳关、上髎、秩边，采取爪切“进火补”手法，不留针，（详细操作手法可参考《针灸大成·卷六》，部位和深浅参考朱琏同志著《新针灸学》，不再详谈），每星期针2次，针至2个月休息两星期，至1954年3月14日，计4个月，针达30次时，肿渐消，痛特别减轻，能翻身及起坐，至1954年5月24日，继续治疗两个月，计针16次，腰背部及下肢肿痛基本消失，已无明显压痛，但在荐肠关节部尚有纤维硬结（不肿，可能是脓疡吸收后之瘢痕），此时患者即能扶杖步行。

至1954年7月31日，又继续治疗两个月，计针15次，不扶杖，自己即能上下电车，随便走路。

为了继续观查病理变化和结果，自1954年8月起，每一、二星期来本所，检查和针治一次，至1955年3月底，症状一直减轻，背部之肥胖压痛完全消失，右荐肠关节下缘之结节特别见小，无压痛并能弯腰，已能做轻微工作，至1955年6月14日，共计治疗19个月，共针109次，即恢复了健康。于1955年8月11日来所检查，情形良好。

附：郭某在医院X线照相前后检查情况

1.1951年5月19日，第一次照相结果：双侧荐肠关节下部，骨质稀疏散乱，关节腔扩张，有骨质破坏，右侧较重，上部骨盆腔至第四腰椎下缘，有圆形较致密之阴影，似为一肿瘤，或长大之子宫，下部腹腔及骨盆腔，有钙化阴影。

印象：（1）荐肠关节炎（右侧较重），可能是类风湿性，结核不能除外。（2）腹腔及骨盆腔结核性淋巴腺钙化。

胸部透视：（1）右下纵膈障结节状突起为结核性气管，支气管，淋巴结核之兆。（2）右侧胸膜肥厚粘连。（3）右侧横叶间肋膜肥厚。

2. 1952年4月10日，X线第二片前后位：右侧荐肠关节腔显著扩大，关节骨质破坏显著，在肠骨上有一锐利之边缘，骨盆腔中钙化阴影已消失，两侧髋骨节正常，及第五腰椎亦未发现骨质破坏现象，右侧荐肠关节结核病灶破坏较前明著，左侧似亦不健全。

3. 1953年5月23日，腰荐椎第三四片正侧位，腰椎未见骨质破坏及增生现象，椎间腔不狭窄，腰大肌影像清晰未见膨隆，右侧荐肠关节结核与1952年4月10日比较无明显改变。

4. 1954年2月4日，腰荐椎第五至六正侧位，右侧荐肠关节结核，手术（指抽脓二次）后，所见与一年前照片所见同，腰椎一至五未见病变。

5. 1955年3月14日，荐肠关节像第七片正位，右侧荐肠关节结核，手术（指抽脓两次）后，所见，关节腔增宽，关节腔边缘骨质尚清晰，锐利，左侧荐肠关节清晰。

6. 1955年8月11日，经本所X线照相荐肠关节前后位，两侧结核性荐肠关节炎（强直型），痊愈状态。

（二）胸椎结核病例

杨某，女，36岁，山东人，病历138号。经医院检查诊断为胸椎结核，并经治疗及睡石膏床半年，1954年12月20日，来所治疗。症状：第九、十胸椎部，有鸡蛋大肿物，不红，压痛，牵及腰背痛，已四年之久，并经常咳嗽，取穴：风池、大椎、陶道、大杼、肾俞、次髎（以上穴位采取“进火补”手法）曲池、环跳、委中、足三里（以上穴位采取“重刺激”手法）。针至1955年7月26日，共7个月，针48次，腰背痛、腿痛、咳嗽等症状减轻，精神好转。

（三）脊椎结核病例

王某，女，32岁，已婚，济南零售公司职员，病历1430号。症状：1950年3月生小孩后腰痛，肩胛痛，逐渐发展到脊椎痛。经青岛山大医院、山东省某医院诊断为脊椎结核，经过各种疗法，但病情无显著变化。1954年8月9日来所治疗。症状：第二胸椎凸出，右肋骨凸，荐肠部位有压痛，自觉背痛，腰痛，头晕，眼不能久视，否则即引起眼黑，永觉身上发热，但体温并不高，出盗汗，有时恶心，饮食减少，大便经常干燥。针治及取穴同（二）。至1955年1月8日，计治疗5个月，共针50次，腰背痛，头晕等症状减轻，经北大医院检查：脊椎部未查出结核显著破坏。

结　语

当初本所无化验室亦无X线设备，我虽做针灸工作二十年，但对病历的记录还不够完整，因此上列病名是依靠各医院的诊断，我对这种结核性有骨质破坏的严重疾病，认为是中医所谓的骨痨、脊髓痨之类，在治疗上并没有把握，根据郑毓琳老师的指导和祖国医学针灸书籍的记载，针灸能起疏经活血止痛及保健作用，为了解除患者的痛苦，用针试治，荐肠关节结核经过30

次针治起到了肿消痛减的效果，又得到医院的协助检查，坚定了信心，始达到了治愈目的。脊椎结核，经过针治，症状减轻。由此可见党和毛主席贯彻中医政策之伟大，祖国医学遗产之丰富多彩，期待我们中西医务人员团结一致，大力发掘，使祖国医学得到更进一步的发展，所以将此三个病例提出，请诸位医务同志参考，并提出宝贵意见，以便改进工作，更好地为人民服务。

（注：本文由郑魁山整理，发表于《中医杂志》1956年第4期）

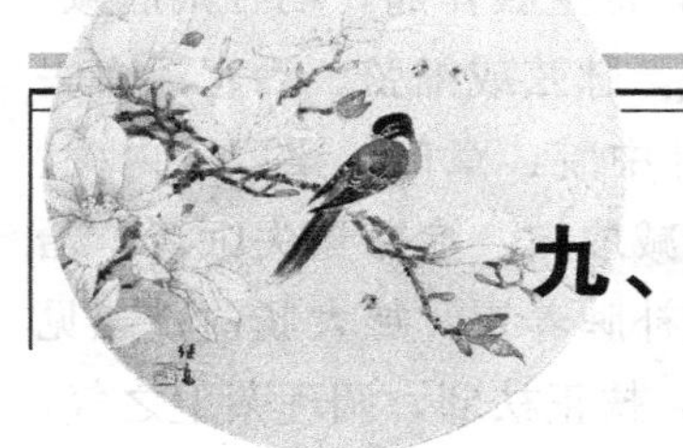

九、针刺热凉补泻手法治疗胃脘痛50例报告

胃脘痛，俗称“心口痛”，是常见的一种肠胃病，也是针灸的适应证，近年来有许多医者报告了针灸治疗胃脘痛的经验，效果均比较满意，我们用热凉补泻手法，在门诊治疗胃脘痛50例，其中48例收到不同程度效果，有效率为96%，为了抛砖引玉，特将治疗经过和疗效报告如下。

（一）病例一般分析

50例中，男性23例，女性27例。年龄在20岁以下者2例，21～30岁10例，31～50岁32例，50岁以上者6例。年龄最小者15岁，最大者69岁。职业：工人9人，农民2人，军人2人，学生6人，市民15人，干部16人。病程：多数病例分布在4～10年之间的有23例，一年以内10例，11～20年3例，20年以上者4例。病程最短者7天，最长者30年。

（二）治疗方法

凡门诊来的胃脘痛患者，愿意接受针刺治疗，均列为对象。其中多数为北京市患者，少数来自外地。在治疗中多数患者单用针刺治疗，个别患者合并中西药、按摩、理疗、气功疗法治疗。治疗12次为一个疗程，疗程完休息7～15天，休息后酌情再决定第二疗程治疗。

1. 取穴

按辨证施治和随症加减取穴，选用配方。

如肝气犯胃型：症见胃脘痛、腹胀、嗳气、吞酸，常因精神不畅致胃脘痛加剧。舌苔黄薄、脉弦紧。治宜疏达肝气，调理胃气。用先泻后补手法，针中脘、梁门、期门、内关、足三里、太冲，或肝俞、脾俞、胃俞。

虚寒型：症见胃脘痛，凡遇寒凉和贪凉饮食，则胃痛加剧。得温则胃痛减轻。痛而喜按，便清，肢冷。舌苔黄薄、脉沉迟。治宜温中散寒、调养胃气。用热补手法针中脘、天枢、气海、内关、足三里、三阴交，或脾俞、胃俞。

血瘀型：症见胃脘痛、痛处固定不移而拒按，常空腹作痛，纳谷则痛减，有时呕血或黑色大便，或有瘀块。舌苔黄或黄腻。脉弦或细弦。治宜活血去瘀，止痛养胃。用凉泻手法或先泻后补手法，针中脘、章门、梁门、内关、足三里、三阴交，或膈俞、脾俞、胃俞。随症加减取穴：症兼见失眠者，治宜和胃安神，加风池、神门；兼见腹泻者，治宜补脾养胃，加大肠俞；兼见便秘，治宜润肠通便，加支沟、照海；兼见畏寒，扶正祛邪，调理荣卫之气，加针大椎、风门、合谷、外关；兼见口温者，治宜补中和胃，加针中渚、内庭。余症可灵活取穴。

2. 手法

热补法：是复式补法的一种，类似烧山火手法。左手食指紧按穴，右手持针捻转或速刺进入穴，先浅后深，结合提插术，先令气至，即找到酸胀的感觉后，将针向下插一、二分，拇指向前捻转3～5次，就能出现热胀感觉。若一次不应，则反复操作3～4次，多数患者就能出现热胀感觉，出针后速按穴；凉泻法：是复式泻法的一种，类似透天凉手法。左手食指紧按穴，右手持针捻转或速刺进入穴，先深后浅，结合提插术，先令气至，即找到麻胀的感觉后，将针向上提一、二分，拇指向后捻转3～5次，就能出现凉胀感觉。若一次不应，则反复操作3～4次，多数患者就能出现凉胀感觉，出针后不揉按穴。

（三）治疗结果

疗效标准：治愈：各症消失，饮食正常；显效：各症显有好转或主症消失；进步：症状有些减轻；无效：治疗后各症无改变。

疗效：50例经针刺后，有48例收到不同程度的效果，有效率占96%，其中治愈者21例，显效者11例，进步者16例，无效者2例，占4%。

病型与疗效的关系：肝气犯胃型21例，其中治愈者8例，显效者4例，进步者9例；虚寒型16例，治愈者8例，显效者2例，进步者5例，无效1

例；瘀血型13例，治愈5例，显效5例，进步2例，无效者1例。

病案举例：

例一：萧某，30岁，农民，门诊号39420，患胃痛十年，因心情不畅所致，以后经常胃痛，每次胃痛半个月左右，经中西药治疗均未根除，在前九天胃突然作痛、难忍，几夜不眠，不能饮食，大便日3～4次，稀便无带血，小便正常。经针药治疗无效，于1961年12月12日前来门诊。

检查：慢性病容，面色微黄，舌苔黄薄，脉沉细略弦。心肺（一），肝脾（一），腹部及肋胁有压痛。血像正常，X线诊断肠道蛔虫症。

诊断：胃神经痛，肠道蛔虫症。

辨证：肝郁气滞，肝气犯胃所致，症属虚。治宜疏肝和胃为法，用热补手法针中脘、三阴交、足三里，热胀感传至胃部。用凉泻手法针内关、太冲均有凉胀感，针一次后胃痛减轻，饮食增加，大便正常，睡眠正常，第二次加外关、气海，用热补法，针后胃痛显为减轻，第三诊加刺期门，共针4次，各症消失，后用上穴又针两次，胃不痛即停诊。

例二：高某，女，54岁，农民，门诊号3662，胃痛17年，因怀孕时受凉而得，近两年胃痛加重，时常发作，逢冬即发，隐隐作痛，遇寒凉痛剧，时而连腰痛，嗳气，吞酸，胸闷，头晕，经服中药、针灸治疗无效。乃于1961年12月19日前来门诊治疗。

检查：发育及营养中等，心肺（一），肝脾（一）上腹部有压痛，面色晦黯，舌苔黄腻，质淡，脉沉弦。

诊断：胃神经痛。

辨证：胃脘痛，因体虚寒邪犯胃所致，证属虚寒型。治宜温中散寒，和胃止痛法。用热补手法针中脘、梁门、气海、内关、足三里留针15分钟，以上穴均有热胀感觉。共针6次胃痛等一切症状消失。饮食二便均正常，食诊观察十天胃痛未见复作。

例三：胡某，男，34岁，干部，门诊号4864，十二年前胃及十二指肠穿孔，住院切除约1/3，术后疼痛消失。近两月胃痛又发，日渐加重，胃纳差，饭后吞酸；有时黑色大便，乃于1962年8月25日前来门诊治疗。

检查：消瘦，情绪不安，心肺（一），腹部有手术瘢痕，压痛，拒按，肝脾（一），舌苔黄而腻，脉沉细，X线诊断不能除外吻合口有溃疡。

诊断：胃溃疡。

辨证：经络不通，久痛血瘀未散而致瘀血胃脘痛。治宜疏经活血，止痛化瘀，养肝和胃为主。用小幅度提插补法针中脘、天枢、足三里、内关、合谷、三阴交，连针几次胃痛减轻，大便正常，精神稍佳，几次取肝俞、脾俞、胃俞，有时背部与腹部穴同时针，共针24次胃痛显著好转，以后用上穴，每次施针稍有加减，共针42次各症消失，饮食、二便正常。

（四）讨论

1. 针灸是治疗胃脘痛的有效方法

胃脘痛是一个症状诊断，包括现代医学肠胃病中的很多疾病。就我们治疗的50例中，有明确诊断的42例，其中胃溃疡12例，十二指肠溃疡17例，胃官能症6例，慢性胃炎5例，胃下垂2例。这些慢性肠胃病，到目前为止还没有理想方药，但针灸治疗能取得比较满意的效果。根据祖国医学的理论，胃脘痛不外气、血、冷、火、痰、食、虫、悸、疰（编者注：疰，音“主”，通“注”，系邪毒疠气传注心包所致之心痛。详见《太平圣惠方·卷四十三》之“恶疰心痛”。）等九种。原因不外贪食生冷、辛酸等刺激性食物，或七情所伤，体虚不能容纳水谷等，日积月累，致脾胃之气升降失调，或肝木克脾土，气机郁滞，渐成本病。其治疗不外急者治标，缓者治本或标本兼治的原因，治宜健脾养胃，使脾胃功能健运，调肝理气，制木培土，温中散寒，活血化瘀，通经止痛，使胃的功能恢复正常，以达治疗目的。

2. 有关穴位治理的体验

对胃脘痛治疗，选用的主穴，是中脘、足三里、内关，以中脘为胃经之募穴，补能温中散寒，扶脾养胃，泻能调胃气。内关补能养心血，泻能宽胸利气，调中舒脘。足三里补能培中养胃，泻能调中。对虚寒型胃脘痛，加梁门温中散寒对止痛之功更大，气海能行气止痛。对血瘀胃脘痛加章门，它是脾之募穴，脾能统血，故有活血去瘀之功，膈俞能理血行瘀。三阴交补能助足三阴经之阳气，泻能调肝木，止血妄行。天枢补能益血生新，泻能破瘀活血。对肝气犯胃加期门，它是肝之募穴，能疏肝理气。太冲能平肝抑木。肝俞、脾俞、胃俞是各同名脏腑的俞穴，能调肝、健脾、和胃。

3. 手法问题

针刺手法是治病的重要关键之一，从针刺治疗胃脘痛足以看出，对如虚寒型胃脘痛，用热补手法针中脘、足三里、三阴交，使胃部有温热的感觉，可使胃痛立止；对胸闷或肝气不畅，用先泻后补手法，针期门或内关，该部先有凉胀感觉后有热胀感觉，可使胸闷得除，肝气得疏。故手法对提高疗效缩短疗程，解除患者痛苦，是个值得注意的课题。

尾　语

本文报告针刺热凉补泻手法，治疗胃脘痛的结果比较满意，有效率为96%，并介绍了手法操作，病历举例，初步讨论了针灸是治疗胃脘痛的有效方法之一，以穴理和热凉补泻手法是提高疗效，缩短疗程的重要措施。不当之处，尚希同道们指正。

（注：本文由中医研究院针灸研究所郑毓琳、郑魁山、吴希靖、魏明峰、周兆章、南秀荣、李志明整理，发表于《广东医学（祖国医学版）》1964年第04期）

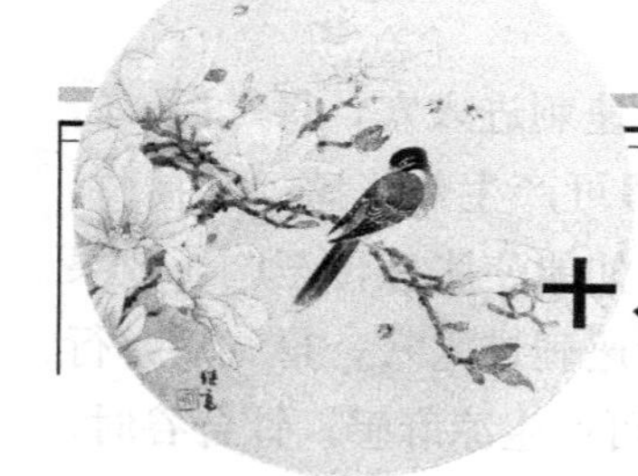

十、针刺治疗萎缩性鼻炎1例

患者：钱某，女，10岁，学生。门诊号68314。1964年2月4日初诊。

既往常患感冒。两年来，棱眉及头侧部疼痛时作时止，无有定时，鼻腔干涩，鼻涕有臭味，似蚕丝茧样而不易擤出，擤出则痛减，时伴鼻出血，并感嗅觉失灵。曾在某医院五官科诊为萎缩性鼻炎，经点药液（用药不详）治疗未效。

检查：发育正常，营养一般，心肺无异常发现，肝脾未触及，副鼻窦有轻微压痛，鼻根部略平坦，鼻孔稍向上，鼻腔宽阔，鼻黏膜呈灰白色，脉弱，舌质色略淡，舌苔薄白。血常规检查：红血球381万，血色素11.9克，白血球9500；其中中性白血球59%，淋巴球39%，嗜酸性白血球2%。红血球沉降率8毫米/1小时。

诊治：病在肺，属虚症；为郁热上结于鼻窍所致。治以养肺气、清郁热、润肺窍为法。主穴取攒竹（热补法）、上迎香（凉泻法）；配穴取合谷（凉泻法）、经渠（热补法）。均留针20分钟。

疗效：取攒竹、上迎香、合谷3穴针至第6次时，头痛大减（仅在每日晨起时痛），鼻涕也易擤出，但有时呈块状、稍带臭味，嗅觉功能渐见恢复。至第13诊时，症状基本同上；故改以补气化浊为主，前用穴位组中去合谷，加经渠。14 诊时，头已不痛。15 诊时，鼻涕转为液状，臭味消失，鼻亦能闻香臭。16 诊时，已无不适感，鼻黏膜略红润，未见痂皮。

经 46 天 16 次针治后，头痛消失，鼻涕为液状、且无臭味，嗅觉功能好转，鼻黏膜呈现红润。因患者急于上学而停诊。

体 会

1. 攒竹位于鼻之上方眉头陷中，属足太阳膀胱经；补之，能宣泄鼻中之热；合谷为手阳明大肠经之“原穴”，大肠与肺相为表里，泻之，可清郁热，有助“攒竹”之力；上迎香位于鼻侧，正当鼻骨与软骨交界之中点，为经外奇穴，有和气血、润鼻窍之功；经渠为手太阴肺经之“经穴”，补之，能调肺气，更能显“上迎香”之效。

2. 热补手法操作　左手食指重按穴，右手持针速刺进入穴，得气后，行慢提紧按 3～5 次，随之拇指向前捻按 3～5 次，即可产生热胀感；针攒竹，令热胀感传至鼻中，患者可自觉很舒适；针经渠，如能使胀感传至胸，效果尤佳。凉泻手法操作：左手食指重按穴，右手持针速刺进入穴，得气后，行紧提慢按 3～5 次，随之拇指向后捻提 3～5 次，即可产生凉麻感；针合谷时，若能使感觉传至面部，效果最好。

（注：本文由中医研究院针灸研究所第三研究室魏明峰整理，发表于《上海中医药杂志》1964 年 11 期）

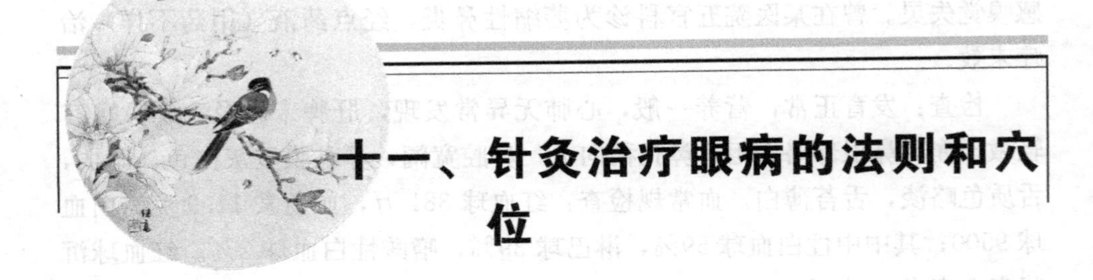

十一、针灸治疗眼病的法则和穴位

针灸治疗眼病，疗效确实满意。我们近年来在郑毓琳老师的指导下，治疗了十余种眼病，均取得了不同程度的疗效。本文就我们所采用的治疗原则及配穴、手法等介绍如下：

针灸治疗眼病的原则是：按症求经，循经取穴，选用补泻手法，急者治其标，缓者治其本。如外感风热，症见恶风发热、头痛泪多、目赤胀痛等，治宜清热解表、止痛散风，针风池、太阳、外关、合谷；肝胆实火，湿热上冲，目赤生翳，肿痛难忍，口苦咽干，治宜泻肝胆火邪、清利湿热，针风池、行间、足临泣、合谷、外关、太阳、三阴交；心经实火上炎，目眦赤痛，口舌生疮，小便热赤，治宜清降心火，止痛益目，针风池、睛明、内关、神门、后溪；脾胃积热，兼夹风或湿所致的风粟，治宜调理脾胃和凉血、疏风、化湿，针大椎、攒竹、四白 、阳白、足三里、三阴交；肺经壅盛，白睛赤痛，鼻衄，便秘，治宜清肺洁肠，针太阳、列缺、支沟、大肠俞；肾经相火旺盛，症见目涩、羞明难开、视物不清，咽喉干燥，治宜滋水泻火，针太阳、风池、曲鬓、神门、太溪；气血两亏，精血不能上注于目，眼前金花，云雾飘动，甚者失明，治宜调气养血，针风池、曲鬓、睛明、球后、内关、三阴交，或肝俞、脾俞、肾俞；肝肾不足，阴火旺盛，瞳神变色，头晕眼昏，治宜养肝补肾、清火明目，针风池、曲鬓、光明、太溪；劳伤过度，脾气虚衰致成内障，治宜补脾益气，针风池、颅息、角孙、睛明、中脘、气海、三阴交，或脾俞、胃俞；情志失常，肝火妄动，目痛或失明，治宜调肝养目，针风池、足临泣、内关、太阳。如有兼症：失眠加百会、神门、三阴交，以宁心安神；便秘加支沟（泻）、照海（补），以润肠通便；遗精阳痿，加肾俞、命门，以补肾固精；月经不调加气海、合谷、三阴交，或肝俞、脾俞、肾俞，以调养气血；纳差加中脘、足三里、三阴交等，以健脾养胃。以上所述仅是临床一般眼病辨证论治举例，具体应用时可灵活选穴施术。为了方便起见，再将十种眼病的配穴例举如下：

1. 暴发火眼（急性结膜炎）治宜疏风散邪。用凉泻手法，针风池、太阳、攒竹、合谷、外关，或针睛明、瞳子髎、合谷。

2. 针眼（麦粒肿），治宜调脾胃，利湿热，通经活血，止痛消肿。用凉泻手法，针阳白、四白、太阳、合谷、足三里、阴陵泉。

3. 花翳白陷（角膜溃疡）治宜疏风调肝，活血退翳。针睛明，用压针缓进法，针阳白 、四白、攒竹、行间、合谷、风池，灸大骨空、小骨空，用热补法。

4. 青风内障（似青光眼）治宜平肝散风，清头明目，通经止痛。用凉泻手法，针风池、太阳、攒竹、太冲、足临泣、内关、足三里。

5. 云雾移睛（包括眼底出血）治宜补肾养肝，清头明目，疏经活血，破瘀生新。用热补法，针风池、颅息、角孙、大椎、睛明，或肝俞、脾俞、肾俞、合谷、三阴交、光明。

6. 视瞻昏渺（包括视神经炎及视神经萎缩）治宜补气养血，滋水养目，疏经活血。用热补手法，针风池、曲鬓、太阳、攒竹、球后、三阴交、光明，或肝俞、脾俞、肾俞。

7. 流泪症（包括鼻泪管狭窄和泪囊炎）治宜补肾养肝，疏通经窍。针风池、攒竹、睛明、阳白、四白、合谷、行间、三阴交，用热补法。

8. 高风雀目内障（夜盲症）治宜补肾健脾，养肝益目。用热补手法，针风池、睛明、太阳，或肝俞、脾俞、肾俞、中脘、天枢、气海、足三里、三阴交。

9. 视物易色（色盲症）治宜补气养血，通经益目。针风池、攒竹、丝竹空、瞳子髎、太溪、内关，用热补手法。

10. 近视眼 治宜疏经气，调血脉。针风池、睛明、攒竹、合谷、光明、丘墟、足临泣，用热补手法。

针灸治疗眼病的手法虽多，但不外补虚泻实的原则施术，实热证以针刺为主，虚热证以灸为主。针法中常用的有热补法、凉泻法、缓慢压进针手法、浅刺放血法五种。热补法和凉泻法，施术时以能使热胀或麻凉感觉传到眼区或眼内为佳。前者适用于一切虚寒眼病；后者则宜于一切实热之症；浅刺放血法则常用于暴发火眼，施针于太阳、印堂等穴。灸法中常用的为艾卷灸、针上加灸、间接灸等。艾卷灸距离穴位约 2 厘米左右，皮肤感到温热即可。针上加灸忌用于眼部附近诸穴，以防艾火脱落而致烧伤。间接灸常用的是隔核桃壳灸，方法取核桃壳半个，去仁，于施灸前浸润，扣于病眼上，在核桃壳的凸面上用艾卷施灸，每次灸 3～5 钟，使眼有温热感为主。此法常用于虚性火眼（慢性结膜炎）。

（注：本文由中医研究院针灸研究所李志明、郑魁山、吴希靖、魏明峰、周兆章、南秀荣整理，发表于《浙江中医杂志》1964 年 6 月第七卷第六号）

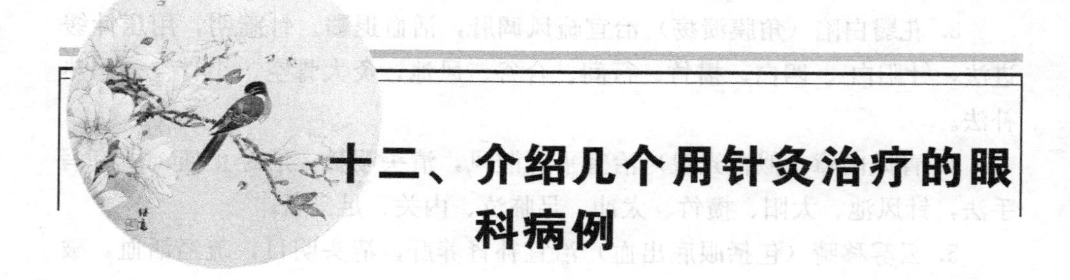

十二、介绍几个用针灸治疗的眼科病例

近年来，笔者根据古人治疗眼病的记载，并在家父郑毓琳先生指导下，用针灸治疗了一些眼科疾患，效果尚称满意，今就现代医学的病名诊断，结合中医辨证施治原则，举例介绍如下，以供同道参考。

（一）急性结膜炎

郑某，女，八岁，北京市四维小学学生，1954年5月3日初诊，病历号109。

主要症状：右眼突然红肿热痛，眵多、流泪、畏光不能睁开已一天半。检查：球结膜高度充血，流脓样眼眵，舌净质红，脉浮数。此系风热相搏，热血上冲于目所致。

治则：祛风泻热、消肿止痛。

取穴和手法：上星、攒竹、鱼腰，用点刺法出血以清热消肿；合谷用进水泻手法，留针20分钟以祛风泻热。第二日复诊时，症状基本消失，但仍畏光，继用进水泻法针瞳子髎、合谷，留针20分钟，第三日即愈。

（二）青光眼

郑某，男，63岁，市民，住北京羊房店，1958年6月20日初诊，病历10110号。

主要症状：左眼球发胀，视物模糊，头晕痛，眼压高已一年，近三个月来有时恶心呕吐，曾在北京某医院诊断为青光眼。检查：视力右1.2^{-2}，左0.8^{+3}。眼压用国产眼压计检查：右32mmHg，左40mmHg。视野：左眼鼻侧显著缩小。舌苔薄白、脉弦滑。此系怒火久郁，肝阳上逆所致。

治则：疏经活络、祛风降逆、清头明目。

取穴和手法：在视物模糊时，取风池、丝竹空、攒竹，用凉泻法，内睛明用压针缓进手法，以清头明目为主；在呕吐恶心时取中脘、内关、足三里，用热补法，留针20～30分钟，以开胸健胃、助消化为主；在头晕痛、或眼压高时，取合谷、光明，用凉泻法，留针20～30分钟，以疏经活络，祛风降逆为主。针治十次，左右眼压均降至25mmHg。经针至48次，视力：右眼1.2、左眼1.5。眼压：右22mmHg，左25mmHg。又治疗了22次，观察了两个月，未复发，而停止治疗。未曾追踪观察。

（三）视网膜脉络膜炎

姜某，男，43岁，军人，住青海军区，于1956年5月29日初诊，病历3194号。

主要症状：左眼视力减退，视物动荡，视野缩小，有时左眼胀痛已三年。曾经北京某医院诊断为陈旧性视网膜脉络膜炎。检查：视力：左0.3。眼底：

左屈光间质模糊，乳头稍发赤，周围有灰白色病灶环绕，外上有色素块，乳头外上约1/2乳头直径距离处，有约两个乳头直径大小之陈旧病灶，色素暗灰，并杂有许多色素点，下方可透见脉络膜血管。视野：盲点较大，乳头下方有实性暗点，舌苔薄白，脉弦缓。此系气滞血瘀，气血不能上荣于目所致。

治则：破瘀活血，清头明目。

取穴和手法：风池，用烧山火手法，不留针，攒竹、瞳子髎，用热补法，内睛明，用压针缓进手法，留针20～30分钟。以破瘀活血、清头明目。针治49次，症状完全消失，检查：视力：左0.8。视野：盲点比前缩小。眼底：无显著变化。即恢复工作。

（四）白内障

刘某，女，65岁，中国戏剧学院老师，1958年10月21初诊，病历16430号。

主要症状：双眼视物模糊，不能持久，有时胀痛已六个月，经北京某医院诊断为老年性白内障。检查：视力：右眼一尺指数，左眼0.05。双晶体混浊。苔薄白，舌质淡，脉沉细。此系肾水枯竭，气血耗散所致。

治则：补肾养血、清头明目。

取穴和手法：风池、曲鬓、太阳、攒竹、肾俞，用烧山火手法，不留针；内睛明，用压针缓进手法，留针10分钟左右；以补肾强身、清头明目。针治53次，症状基本消失，视力恢复到右0.05，左0.1。后因事停诊。

（五）视网膜出血

钟某，男，40岁，干部，住中央组织部招待所，于1953年11月18日初诊，病历64号。

主要症状：双眼交替性出血已十年，至今双眼大出血已十一次，视物不清，身体衰弱，头晕气短，走路困难，经北京某医院诊断为青年反复性视网膜出血。检查：视力：右0.8、左0.02。眼底：右眼颞下方有一片灰白色机化物，左眼底因玻璃体高度混浊用斜照法尚能看到红光反射。舌苔薄白，脉细弱，身体消瘦。此系肝肾气虚，血不就舍，不能上荣于目所致。

治则：补肾益肝，养血明目。

取穴和手法：在身体虚弱出血频繁时，取风池、颅息、角孙、大椎、肝俞、肾俞，用烧山火手法，不留针，以调肝安神、补肾强身为主。在身体较健、出血难吸收、视力差时，取风池，用烧山火手法；内睛明，用压针缓进手法；太阳用二龙戏珠手法；攒竹，用喜鹊登梅手法，以破瘀活血，清头明目为主。针治70次，自觉症状基本消失，身体逐渐恢复。检查：视力：右1.0，左0.5。眼底：右眼底同前：左眼底混浊减轻，已能清楚看到乳头和血管。又观察了半年未复发，即停止治疗。1956年随访未复发。

（六）视神经萎缩

王某，女，32岁，市民，住北京甘家口118号，于1958年11月3日初诊，病历1772号。

主要症状：左眼突然失明已半月，并伴有头痛腰酸。在某医院检查：视力：左眼前手动。瞳孔对光反射迟钝。眼底：左眼视乳头水肿，黄斑正常。舌苔薄白，脉浮稍数。此系肝肾气虚，风热久郁，气血不能上荣于目所致。

治则：疏经活血，清头明目。

取穴和手法：风池，用烧山火手法，不留针；内睛明，用压针缓进手法；太阳，用二龙戏珠手法，留针10～20分钟，以清头明目；并配合使用大椎、肝俞、肾俞，用烧山火手法，不留针，以调肝补肾。针治32次后，头痛腰酸消失，并到协和医院眼科检查：视力：左0.1。眼底：左眼视乳头水肿消退，颜色稍浅，边缘清楚，动静脉迂曲，黄斑中心凹可见，光反射消失，周边未见异常。诊断为视神经萎缩。又用前法治疗到66次，视力：左0.7。眼底：左眼视乳头边缘清楚，颜色淡黄，视网膜动脉轻度狭窄，静脉正常。视野：左中心视野生理盲点扩大，2/1000白；绝对性环状暗点，1/1000白。治疗到90次，左视力恢复到1.0，即停止治疗。

（注：本文由中医研究院针灸研究所郑魁山整理，发表于《中医杂志》1963年第三期）

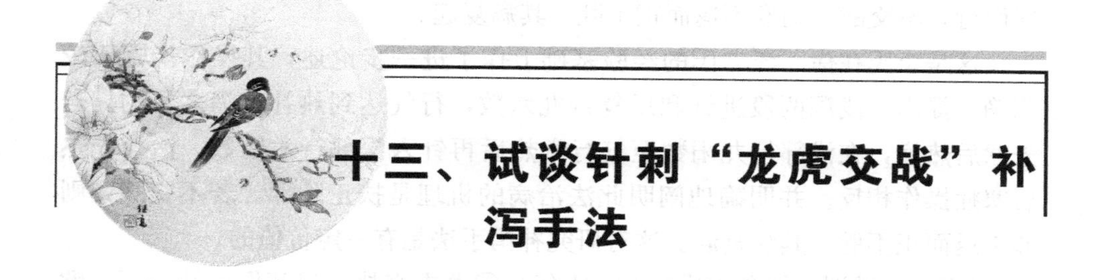

十三、试谈针刺“龙虎交战”补泻手法

针刺补泻手法种类颇多。古今医家为了使初学者容易理会和掌握，常以飞禽走兽的动作形象来描述针刺补泻手法的操作方法。如鸡足刺①、青龙摆

尾②、龙虎交战②、二龙戏珠③等。为了继承古人的经验，对龙虎交战的有关文献，命名含义、操作方法、适应证、注意事项等，谈谈我们的不成熟体会和点滴心得，请同志们指正。

对古代文献中龙虎交战手法的浅识

（一）龙虎交战手法，最早见于徐凤《针灸大全》（1439年）②龙虎交战，左捻九而右捻六。是亦“住痛之针”。

徐氏比较简单而明确地点出捻转结合九六补泻，即左捻九为龙补；右捻六为虎泻手法。主治疼痛病症。但左右捻转几回未交待清楚。

（二）汪机《针灸问对》（1530年）④龙虎交战：下针之时，先行龙而左转，可施九阳数足，乃首龙尾虎以补泻。此是阴中引阳，阳中引阴，乃反复其道也。又云：先于天部施青龙摆尾，左盘右转，按而添之。亦宜三提九按，即九阳也，令九阳数足。后于地部施白虎摇头，右盘左转，提而抽之。亦宜三按六提，即六阴数，令六阴数足。首龙尾虎而转之，此乃阴阳升降之理，住痛移痛之法也。

这是汪氏在徐氏的基础上作了补充，论述比较详细。在前一段所述的操作法虽与徐氏法同，但其指出此是阴阳相引的反复操作手法，以达阴阳相引的反复操作手法，以达阴阳数足。而后一段所述，则分为天地两段进退针并结合盘转和提按手法。但对左盘几次和右转几次或右盘几次左转几次，以及如何分三提九按和三按六提论述尚不够清楚。

（三）李梴《医学入门》（1575年）⑤龙虎交战：治疟疾先寒后热。一切上盛下虚等症，先浅入针，行四九三十六数，气行觉热，深入行三六一十八数。如疟疾先热后寒，一切半虚半实等症，先深入针，行六阴数，气行觉凉渐退，针九阳数，此龙虎交战法，俾阳中有阴，阴中有阳也，盖邪气常随正气而行，不交战，则邪不退而正不胜，其病复起。

这是李氏在徐、汪二氏的经验基础上作了进一步论述，其操作步骤比较明确，提出了浅深两段进针和反复行九六数，行气达到热补凉泻之目的。若先寒后热症，在浅部行九阳数至气行觉热后再针入深部行六阴数。治疗先热后寒症操作相反。并明确地阐明此法治病的机理是扶正除邪。若不交战，则邪不退而正不胜，其病复起。这对研究补泻手法是有一定价值的。

（四）杨继洲《针灸大成》（1601年）⑥龙虎交战，三部俱一补一泻。歌曰：“龙虎交争战，龙虎左右施，阴阳互相隐，九六住痛时。”凡用针时，先行左龙则左捻，凡得九数，阳奇零也。却行右虎则右捻，凡得六数，阴偶对也。乃先龙后虎而战之，以得气补之。故阳中隐阴，阴中隐阳，左捻九而右捻六，是以住痛之针，乃得反复之道，号曰：龙虎交战，以得邪尽，方知其所，此乃进退阴阳也。歌曰："青龙左转九阳宫，白虎右旋六阴通，返复玄机随法取，消息阴阳九六中。"

杨氏继承了徐、汪之法并有发挥，其论述比较清楚。将捻转手法结合九六数分补泻。下针后先左转行九阳数，后右转行六阴数，三部反复操作，一左一右，交替应用。即左转三次得三九二十七数，右转三次得三六一十八数，以达龙补虎泻，阴阳气交通而起治痛作用。

总上四家所述，虽稍有出入，但其大法，左捻九为龙补，右捻六为虎泻是一致的。至于分段进退针和提插等手技则不同。总之，此法不外捻转和九六、深浅和提按八个单式手技相结合的复式动作。捻转结合九六数，此四法为基本动作。针入穴后右手拇指左捻转九次，然后再向右捻转六次，一左一右反复交替捻转的手技、深浅和提按法。是分为三段进针，两段退针，分为深浅结合提按法。如补分三段进针一次退针至天部。若针九分，先针三分，次针三分，最后再针三分，共针九分，然后一次提针，连做三次即三提九按。三按六提，是两段退针。若针六分，先一次针至六分深，分两次提针，先提三分，后再提三分，连做三次，即得三按六提。

龙虎交战手法的临床应用

针刺复式补泻手法，解放后，在党的中医政策光辉照耀下，无论临床治疗或研究方面，均已引起针灸界的重视。有关"龙虎交战"手法的治疗已有报告⑦。综合各家的经验，皆认为此法是以捻转补泻和九六补泻等结合而成的复式补泻手法。临床应用的特点是左右交替使用，以达左捻九为龙补，右捻六为虎泻之目的。今将此法命名含义、操作方法、适应证和注意事项，简述如下。

1. 命名含意

龙虎交战，"龙虎"古有传说，左青龙，右白虎；青龙蜿蜒，白虎驯頫（今作"俯"）等，先人以龙（祥瑞物）虎（威猛物）分守左右，以苍龙为东方之神，白虎为西方之神，故向左捻转则喻之为龙，向右捻转则喻之为虎，针灸家以阴阳配合，九为阳数，六为阴数，在手法上，分左捻九数为龙补，右捻六数为虎泻。所谓"交战"是形象手技的动作，一左一右反复交替应用。顾名思义，用此手法治疗，便可通过龙补以扶正气而祛邪，通过虎泻以除邪气而安正，获得康复之功效。简单地说：龙虎交战手法，是比喻龙争虎斗之声势，以交替操作，达到补泻兼施的手法，或简称“九六补泻”手法。

2. 操作方法

左手食指紧按穴，右手持针捻转或速刺进入穴。行捻转或提插术，先令气至，在酸胀感觉的基础上，拇指向左（前）捻针九次，随捻便将针稍向下按；继以拇指向右（后）捻针六次，随捻便将针稍向上提，如此左右交替捻针 3～5 次，有的患者就有热凉感觉，即可达到通经活血和治痛的作用。若遇先寒后热症，行先补后泻手法，结合深浅区分九六补泻。如针一寸，先针五分，在得气的基础上，拇指向左捻九次，连捻 3～5 次，有的则有热胀感觉，即达补之目的；再将针进至 1 寸深，在得气的基础上，拇指向右捻针 6 次，连捻 3～5 次，有的则有凉胀感觉，即达泻的目的。若遇先热后寒症，其操作步骤相反。

3. 适应证

龙虎交战手法，能疏通经气，调理血脉，以达“通者不痛”的治疗目的。因而治疗一切疼痛病症和虚实寒热夹杂之症，效果比较满意。如痛痹、风痹、胃火牙痛、胃脘痛、肾虚肝旺所致高血压头痛或疟疾、外感所致的全身骨节痛等。

4. 注意事项

（1）辨证要明确，因证分别施术，穴位要找准，在眼区及重要脏腑处的穴位少用或不用为宜。

（2）此法熟练，确有立止疼痛之功，但因左右捻转角度大，施术时要体会患者的痛苦，不要为了手法而手法，若手法不熟者，待练好后再用。

（3）施术时应按操作规程进行，多数患者能出现热凉感觉，若少数患者不能出现热凉感觉，则不能勉强硬求，应按“有则可，无则罢”的要求施术。

（4）施针时要聚精会神，谨慎求全，切勿粗心大意，操之过急。对体弱患者不宜应用。

尾 语

龙虎交战手法，是九六补泻手法的别称，其特点是一左一右交替往复应用，好像交战一样。古代医家根据左龙右虎的方位及其习性以达扶正祛邪之目的。为了临床应用方便起见，将此法的命名含义、操作方法、适应证和注意事项等作了简要说明和初步归纳。为了对古代手法的研究，我们可以依按各家的论述根据具体情况，广泛、灵活地去应用。

参考文献

1.《灵枢》，卷二 P20，1959 年 12 月商务印书馆。

2. 徐凤编《针灸大全》P63，1958 年 4 月，人民卫生出版社。

3. 李志明等整理《郑毓琳老师常用的八种针刺手法概述》P32，1962 年 6 月，上海中医药杂志。

4. 汪机编《针灸问对》，P63，1959 年 11 月，上海科技出版社。

5. 李梃著《医学入门》，卷一 P41，民国 14 年春月，上海锦章图书馆。

6. 杨继洲编《针灸大成》，卷四 P106，1957 年 9 月，人民卫生出版社影印。

7. 上海市针灸研究所《施用龙虎交战针刺手法治疗痹痛症的初步观察》，P30，1962 年 2 月上海中医药杂志。

（注：本文由中医研究院针灸研究所李志明、魏明峰整理，发表于《江苏中医》1963 年第四期）

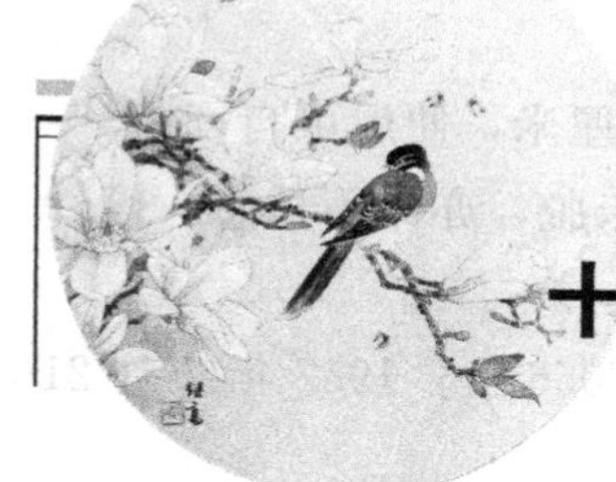

十四、对郑毓琳老师应用热补手法治疗脱肛病二例体会

祖国医学对脱肛病症的认识，很早即有文献记载。通过临床实践，积累了较丰富的经验。关于针灸对此病的疗效，已有文献报道。今将郑老师应用针刺热补手法，经针百会、肾俞、会阳、长强等穴治愈两例二十余年脱肛病症的经验和体会，初步整理介绍如下。

郑老师应用热补手法的具体操作，是左手食指重按穴，右手拇、食、中三指捻转进针。先浅后深至应针的深度，先令气至，即在酸、胀感觉的基础上，再进针 2～3 分深，拇指向前捻转 3～5 次，多数患者和穴次，都有热感出现，若无热再按上法重做。起针后揉按穴。即谓热补法。或患者不觉有热时，可加辅助手法，如搬垫法、弹努法等，使出现热和导热至病所为目的。郑老师治疗脱肛病症，根据虚实不同，分别应用热补凉泻手法。对虚证者，应用热补手法，以达温补中焦固脱之功，对实证者，应用凉泻手法，以达清热利湿之效。对虚实夹杂证者，应用阳中隐阴或阴中隐阳的手法治愈。

病例简介

1. 李某，女，32岁，已婚，湖北人，门诊号46286，于1962年7月2日初诊。

主诉：20多年前，因患痢疾，里急后重，常跑茅厕，始见脱肛，病后至今，缠绵未愈，每当大便，稍加用力，即坠出约6～7厘米长，不肿，不痛，有时随深吸气还可自回。但遇着凉、劳累或月经来潮前则多不能自复，必借助手力托送，曾于某医院诊为完全性直肠脱出，建议手术治疗，但因不保治好，故未同意，平素常觉气虚，手足发凉，易恶寒。

查体：面色微黄，语声不低，血压90/50mmHg，腹软，肝脾未触及，肛门外未见块物，脉沉细弱，舌淡苔薄白。

诊断：脱肛（直肠完全性脱出），病在肾与大肠，证属气虚下陷。

治则：暖肾涩肠，升阳提气。

穴位：百会、肾俞、会阳、长强、腰俞、大肠俞、膀胱俞。坐位施针，不留针，隔日一次。

疗效观察：初5诊，直肠脱出显著缩小约3～4厘米，便后可自回；5～10诊，直肠有时不外脱；10～15诊，约21天直肠未脱，亦无不适感，停针后半月复诊，情况良好。

2. 黎某，女，31岁，未婚，山东人，门诊号47056，于1962年7月21日初诊。

主诉，24年来，因腹虫痛，久蹲便坑，尽力排便，始现直肠脱出，长约6～7厘米，不肿、不痛，并有脏水滴流，着凉不能自回，且有小腹冷痛及下迫感。每行走或立、坐，均感肛门下坠，咳嗽或喷嚏时，直肠即外脱，小便时伴大便感，大便时稀、时干，喜叹气，已往，8年前子宫切除。

查体，面色苍黄，体质肥胖，血压90/60mmHg，腹软，左下腹有轻压痛，无块物扪及，肠鸣不亢进，脉沉细无力，舌淡苔薄白。

诊断：脱肛（直肠完全性脱出），病在脾、肾、大肠，证属气虚下陷。

治则：温补脾肾，升阳提气。

穴位：百会、肾俞、会阳、长强、脾俞、胃俞、三焦俞。坐位施针，不留针，隔日一次。

疗效观察：初2诊，自觉症状见轻，2～6诊，溲时欲大便感消失，便后直肠显缩3～4公分，且能自回；6～7诊，大便时已无下坠感，滴流脏水亦止；7～15诊，约24天，便后一直不见脱肛，并觉肛门发紧；停针后17天随诊时，情况良好。

讨论

1. 中医对脱肛症的病因、病机的认识，虽然不像现代医学那样明确地提出是由于肛门括约肌松弛造成的，但对此症却有气虚下陷的理解。气虚，就是人的全身组织器官的生理功能低下，表现在局部则为肛门括约肌失去约束力；下陷，也就是因气虚而导致直肠脱出。至于引起气虚下陷的因素，历代医家确有较尽的阐述。如，《古今医鉴》云："其病或由肠风痔漏，久服寒凉，坐弩下脱，或由久痢里急，窘迫而下脱；又有产妇用力过多，及小儿叫号怒气，久痢久泻不止，风邪袭虚而脱也。"《类症治裁》又云："老人病衰，幼儿气血不足，多有之。"《医林绳墨》又云："便结不通，努力层下。"等等。本文介绍的李某是由于罹患痢疾，黎某是得自便虫努挣。总之归纳起来，虽多种诱发因素皆可导致脱肛，但其作用不外：第一，原发于直肠、肛门括约肌本身的功能衰弱；第二，是继发于腹压过大之故。

2. 脱肛的辨证，多数古代医家都认为是属于虚证。如，巢氏《诸病源候论》云："多因久痢后大肠虚冷。"《古今医鉴》云："夫病脱肛者，……乃虚寒下脱。"《士材三书》云："脱肛者泻利而脱者，有痔漏而脱者，属虚也。"《类证治裁》云："脱肛，元气下陷症也，惟气虚不能禁固"。《医林绳墨》云："由元气空虚，大肠亏损，气血不能守固，肛门无所收纳"等。至于明确地提出脱肛有虚实之分，《景岳全书》中有这样的记载："……然热者必有热证，如无热证，便是虚证，且气虚，即是阳虚……。"《医学心悟》又云："脱肛症亦有二症，一因气虚下陷而脱者……，一因胃有火肿胀下脱者……"等。我们在临床上主要是根据脉症来别脏腑辨虚实。虚实之证，除全身可有或虚或实的表现外，在局部，凡直肠脱出无红、肿、痛，且有凉感者，则属虚，若有红、肿、痛、热者，则属实，若虚实之症兼有者，则论虚中挟实或实中挟虚，本文所介绍的李某与黎某皆因儿时患肠疾，致成气虚，导致脱肛，经久未愈。从主诉及查体中可知，着凉、劳累症势加重，素有手足发凉、恶寒、喜叹气，脉沉细弱、舌淡等症，均属气虚，病在脾与肾之象。

3. 关于治则的确立，历代诸家，皆以《黄帝内经》："下而举之"、"虚者补之"、"实者泻之"、"寒则热之"、"热则寒之"等理论为指导法则。徐之材云："涩可去脱，治脱肛之法也。"《赤水玄珠》云："气血孰重，脱之已久，当以涩剂收之"。《士材三书》云："宜补而涩之。"《医林绳墨》云：治宜大固元气而兼提升，《景岳全书》云："虚证……非用温补多不能效，……真有火证火脉，方可酌用寒凉”等。说明了治虚当以温补，治实当以寒泻，气陷者要提升。久而滑脱者要固涩。此二例固属气虚下陷；故用补脾肾兼固涩，升阳提气为法。以求得气机转常，直肠复位，肛有约束。

4. 对疗效的分析，本症用穴，主要是肾脉与足太阳膀胱经上的穴位。从经络循行来看：督脉（为诸阳之海）其行经大部是贯走脊中，止于长强；足太阳膀胱经（与肾经相表里，一腑一脏）其经脉约1/2是夹脊下行，由肛侧而过，肾脉与膀胱经，皆通过背及腰部，止于或通过肛门附近，因背为阳、腰为肾之腑，故欲补肾补阳，治疗脱肛，在此二经上辨证取穴，是有道理的；从穴位的穴性来看：针肾俞以补肾阳，得关元俞与腰俞功能更强。刺会阳与长强，可补虚涩下，针大肠俞能整复肠机，刺三焦俞与气海穴，用以调整全身之气血有助百会大显升阳提气之效果，针刺脾胃二俞有培土健运之力；从手法来看，本例属虚证，取用热补法，乃是正治之要法。

总之，针的作用可能有二：第一通过补虚和提气，可达到调理全身各组织器官的生理功能恢复常态；第二通过固涩和升阳，能加强肛门括约肌的约束力。所以尽管病程较长，但经过较短的时间针治，确收到了痊愈之效。经过此二例治疗察观，我们初步认为用穴中尤以肾俞、大肠俞、会阳、长强、百会等是治疗脱肛症比较好的穴。由于我们经验不足，学识所限，缺点一定很多，故希针灸同道，予以指正。

（注：本文由中医研究院针灸研究所李志明、吴希靖、杨润平、梁富义、魏明峰整理，发表于《哈尔滨中医药》1963年第4期）

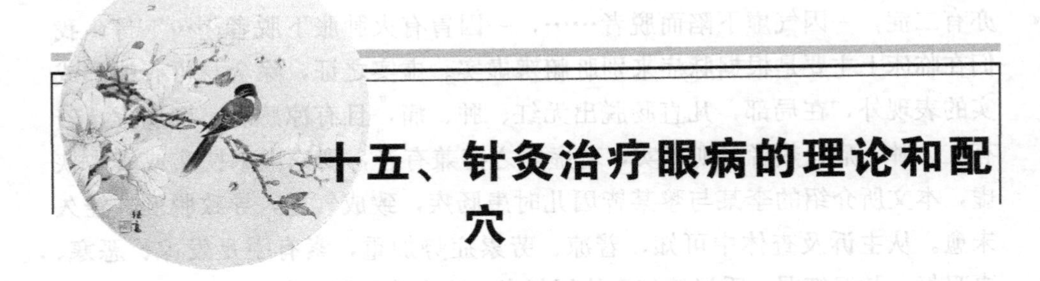

十五、针灸治疗眼病的理论和配穴

祖国医学对眼科疾病的记载颇多，最早见于《黄帝内经》，其后如《针灸甲乙经》、《诸病源候论》、《千金方》等都有论列。明代以后眼科专书至今流传的有《银海精微》、《眼科全书》、《审视瑶函》、《目经大成》、《银海指南》、《增图眼科百问》等，对眼病的病因、诊断、治疗等更有详细分析。今仅将脏腑经络与眼目的关系和使用针灸治疗眼病的依据，以及常见眼病的配穴方法作简略的介绍。

（一）理论根据

祖国医学对眼目与全身脏腑经络的关系曾说，眼目是五脏六腑之精华，五脏六腑的精气皆上注于目而为之精。目为五脏六腑之精，营卫魂魄所常营也，故神劳则魂魄散，志意乱。《灵枢》曾记载，目为“肝之官”及“目者，心之使也”等。又如《增图眼科百问》曰：“目之病，肝之病也。盖肝开窍于目，故目病为肝之病也……。”但从脏腑经络和眼目的关系来谈，概括的有二说。

1. 从经络的循行来谈

十二经脉的循行起止有的从四肢末端发出，缠络着脏腑，或是从头部发出而达到四肢的末端，其中眼目区就成为经络起止和经过的一重要处所。今据《灵枢·经脉》和其他有关奇经八脉的论述，从经脉的径路区别如下：

（1）集中于眼区及其附近的有三经四脉，即“大肠经，上挟鼻孔；心经，挟咽，系目系；三焦经，交颊，至外眦；任脉，上颐，循面入目；跻脉，属目内眥；阳维脉，终于眉上。”

（2）起于眼或其附近的经络有三：胃经，起于鼻之交頞中，挟鼻络于目；胆经，起于外眦；膀胱经，起于目内眥。

（3）经过眼或眼周围的经络有二：小肠经，循颈上颊，至目锐眦；肝经，连目系，上出额。

此外，《增图眼科百问》第八问内曾谈到经络与眼目的关系，与上所述的大致相似；又日人长浜善夫、丸山昌朗所著的《经络研究》也提到了与眼科有关的“五轮八廓”学说。

2. 从十二经脉的作用和名称来谈

经络与脏腑的关系，极为密切。我们学习了《黄帝内经》，知道经脉是养身体、卫气血、循环周身的径路，其正经十二之外，另有奇经八脉。我今仅从十二经的名称来谈，十二经的名称属于与他同名的各脏腑，如手太阴肺经，是与肺脏相关连的，但又和脏腑有表里关系，如“肺与大肠相表里”等。这说明了经络与脏腑关系的重要性。但中医经络学说中的脏腑关系和解剖学上所谈的内脏是有区别的。例如三焦在现代医学上即无此名称；又如足厥阴肝经也非指肝脏的本体。我们认为经络学说与人身的生长和死亡、疾病的发生、治疗，都有着重要的意义。从眼科上说，在十二经里，除肺经、脾经、肾经、心包经外，有八个经络，在奇经八脉中除督脉、阴维脉、冲脉、带脉外，有四个经脉，并为集散于眼区的经脉。因此，针灸师治病首先要明确诊断，辨别由何经受病，而后再依经取穴，以为调治，必须采取整体与对症相结合的原则。如治疗视网膜出血，取穴风池、瞳子髎、光明（胆经）；睛明、攒竹、肝俞、肾俞（膀胱经）；上星、大椎、命门（督脉）；合谷、曲池（大肠经）等。当然，治疗还离不了手法。如经云："虚者补之，实者泻之，不虚不实，以经取之。"还是离不开经络的范围。因此我们深知古今针科治疗眼病，不但有丰富的临床经验，也有一定的理论基础。

（二）临床取穴

自古以来，有些眼病尚未有较好的医疗办法。现代医学在眼科治疗上虽有成就，但仍有一些眼病如青光眼、视神经萎缩等感到束手。但针灸对此等眼病，尚有一定的疗效。今将眼科的临床应用与配穴介绍于后：

1. 视网膜出血

（1）清头明目，破瘀活血取穴

1）风池、颅息、角孙、大椎。不留针，用补法。

2）阳白、四白、合谷。留针20～30分钟，用进水泻法。

3）睛明、攒竹、行间。留针30分钟，用补法。

4）内睛明。不留针，用压手缓进针法。术者左手拨开患者应针的眼上下睑，在红汞液消毒下施针（技术不熟练者勿贸然使用）。

5）脑空、鱼腰。不留针。

（2）调肝安神，补肾强身取穴

1）大椎、膏肓。

2）身柱、肝俞。

3）足三里、行间，用热补法。

4）肾俞、足三里。不留针。

5）中脘、三阴交。

6）百会、神门。失眠留针20～30分钟。

7）太阳、光明。

8）气海、三阴交。

9）大椎、合谷。不留针，用补法。

2. 视神经萎缩及视神经炎

（1）清头明目，疏经活血取穴

1）风池、曲鬓、大椎。

2）风池、颅息、角孙。

3）承光、太阳。用补法使热感达眼区，最好能达眼底。

4）睛明、合谷。

5）太阳、光明。

6）神庭、丝竹空（用补法）。

（2）强壮身体穴

1）肝俞、命门。

2）大椎、肾俞。

3）中脘、三阴交。

4）气海、足三里，用补法，不留针。

3. 角膜云翳

（1）破瘀、顺气、明目取穴

1）睛明、小骨空。

2）太阳、大骨空。

3）瞳子髎、列缺。

4）阳白、四白、光明、丝竹空、合谷。留针20～30分钟。

（2）强壮身体取穴

1）大椎、膏肓。

2）风池、曲鬓、足三里。

3）肺俞、命门。

4）中脘、三阴交。

5）头临泣、行间，用补法，不留针。

4. 急性结合膜炎

（1）除邪、止痛、散风取穴

1）太阳、合谷。

2）睛明、光明。

3）神庭、瞳子髎。

4）风池、曲鬓、大椎，用泻法，留针10～15分钟。

（2）强壮身体取穴

1）大椎、肾俞。

2）中脘、三阴交。

3）命门、次髎，用补法，不留针。

5. 夜盲症

(1) 明目取穴

1) 风池、曲鬓、大椎。

2) 百会、太阳、合谷。

3) 睛明、光明。

4) 脑空、小骨空，用补法，不留针，有时可留 5～10 分钟。

(2) 强壮身体取穴

1) 肝俞、命门。

2) 大椎、脾俞。

3) 肾俞、三阴交。

4) 气海、足三里。

5) 中脘、行间用补法，不留针。

(三) 青光眼

1. 疏经活络，止痛散风取穴

1) 风池、太阳、大椎。

2) 睛明、丝竹空、神门，留针 15～20 分钟。

3) 攒竹、阳白、内关，留针 15～20 分钟。

4) 瞳子髎、合谷，留针 15～20 分钟。

2. 调肝补肾用穴

1) 大椎、肝俞（泻）。

2) 中脘、行间。（中脘补，行间泻）。

3) 肾俞、三阴交（补）。

4) 气海、光明（补）。

(四) 角膜白斑

1) 阳白、攒竹、合谷。

2) 睛明、小骨空。

3) 四白、光明。

4) 上星、太阳、行间。留针 20～30 分钟。

5) 大椎、风池、曲鬓。

6) 肝俞、命门。

7) 中脘、足三里，用补法，不留针。

（五）砂眼

1）风池、大椎、合谷。

2）太阳、光明。

3）攒竹、身柱。

4）肾俞、足三里。

其他的眼疾如远近视、色盲、角膜炎、泪溢等症，均可参照以上穴位治疗。主要穴位为大椎、风池、睛明、太阳、攒竹、合谷、光明、肝俞、肾俞、中脘、足三里、大小骨空，互相配合使用。每次施针以用一组穴为宜；亦可根据具体情况选用一组或几组交替使用。每组穴可连用三天。

参考文献

1.《内经》
2.《审视瑶函》
3.《针灸大成》　明杨继洲
4.《经络研究》　长浜善夫等 潘益翰译（见《上海中医药杂志》1956 年 7 月号 333 页）
5.《新针灸学》　朱琏
6.《增图眼科百问》　王子固
7.《中医杂志》　1956 年 8 月号 431 页
8.《中医杂志》　1957 年 6 月号 291 页

（注：本文由中医研究院李志明整理，发表于《上海中医药杂志》1958 年 8 月号）

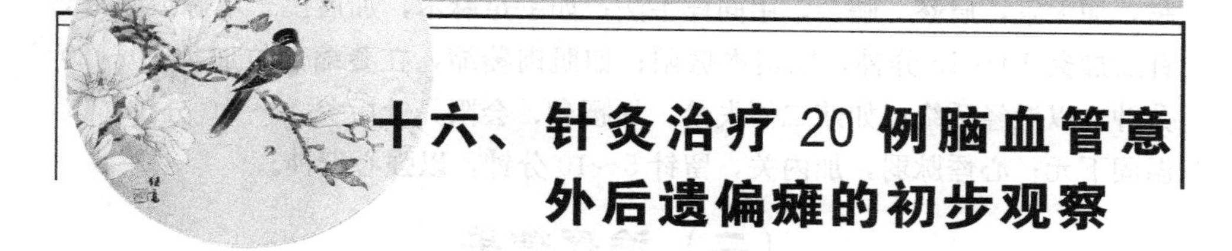

十六、针灸治疗 20 例脑血管意外后遗偏瘫的初步观察

脑血管意外引起的一侧肢体瘫痪，祖国医学有“风中经络”、“半身不遂”“偏枯”、“风痱”、“风懿”等各种名称。关于病因病机，历代文献记载颇多，近年来加以讨论者也不少，不外“内风”，“外风”，“火召风入”，“痰火阻塞

空窍、经络”，“营卫失调”，“气虚、精血枯槁不能营养筋骨”等说。本文仅将两年来单独用针灸治疗20例（包括由于脑出血、脑血栓形成、脑栓塞与脑血管痉挛所致偏瘫）的观察结果报告如下，以供同道参考。

（一）治疗方法

我们采用急则治标、缓则治本、整体与对症相结合，掌握虚则补之、实则泻之的原则而施治。除对中脏腑之闭、脱急症入院患者采用综合治疗，不作总结和分析外，仅将有关后遗偏瘫及其兼症的配穴手法分述如下。

拘急硬瘫或属实症：双侧取穴，或先健侧取穴（巨刺）。取肩髃、曲池、合谷、环跳、风市、阳陵泉、足三里、绝骨，用热补法，以祛风活络、疏筋利节为主。如手指拘急，加三间，用热补法，留针20～30分钟，以疏筋利关节；如肌肉和关节痛，加痛处附近穴位，留针或针上加灸10～15分钟，以祛风散寒；足内翻或外翻，加照海、申脉；但内翻则泻照海、补申脉、外翻则泻申脉、补照海；如兼痰热便秘，去足三里，加天枢、丰隆，用透天凉手法，留针10～20分钟，以祛痰通便；如口眼㖞斜，加风池、颊车，以祛风活络；如身热不语，加风府、风池，用透天凉手法，不留针，以祛风开窍；如舌强不语，加金津、玉液，用速刺法出血，以清热开窍；如目闭鼻塞，加上迎香，用速刺法出血，取嚏开窍；脉弦硬，面赤，加内关、足三里，用透天凉手法，留针20～30分钟，以清热宁心、开胸降逆。

弛缓软瘫或属虚症：患侧取穴或分段取穴或少取穴，如治疗上肢，则先取大椎、大杼等背部穴位，用烧山火手法，不留针，以振奋阳气后，再用同样的手法针肩髃、曲池、合谷；治疗下肢，则先取肾俞、关元俞等腰部穴位，用烧山火手法，不留针，以补肾培元后，再用同样手法针环跳、风市、阳陵泉、足三里、绝骨，以扶正活络，防止虚脱为主。如肩关节下垂，臂不能上举，加天宗，肩髎、臑会，用同样手法；如手足麻木，加后溪、申脉或气海，针后加灸10～20分钟，以培本振阳；如肌肉萎缩，在萎缩部位加灸10～20分钟，以温经活络；如兼二便失禁，加腰俞、会阳，针后灸10～20分钟，以温固下元；心悸脉弱，加内关，留针5～10分钟，以强心安神。

（二）治疗结果

1. 一般分析

20例中，男性14例，女性6例，男性占多数。其中干部6例、居民5例、工人4例、农民4例、军人1例。年龄：25～30岁1例，31～40岁2例、

41～50岁8例、51～60岁4例、61岁以上5例，以41～50岁者多见。

2. 疗效标准

（1）近愈：症状基本消失，运动范围近于正常。

（2）显效：症状及活动范围显著进步，能独立行走。

（3）进步：症状及检查结果表示有好转。

（4）无效：症状及检查结果表示无好转。

3. 临床疗效分析

在20例偏瘫患者中，近愈者5例，显效者10例，进步者4例，无效者1例。以脑血管痉挛和脑血栓形成较多，疗效亦以脑血管痉挛为最佳（表1）。

病位、病情与疗效的关系（表2）。一般是软瘫多于硬瘫，且硬瘫比软瘫的疗效较差。至于治疗次数与疗效的关系，大致获得近愈的疗效者，其治疗次数皆在21次以上，一般在治疗3～5次即见效果，个别超过10次以上，故见效次数大致在10次以内（表3）。若治疗10～20次仍无变化者，则应配合其他方法治疗为宜。与疗效的关系是：病程在一年以内的9例中，近愈者4例，一年以上的11例中，近愈者仅1例，提示病程较短、早期治疗的效果较好，病程长、晚期治疗，则肢体运动功能恢复慢，疗效也较差（表4）。

表1 疗效统计

疗效 诊断	近愈	显效	进步	无效	合计
脑血栓形成后遗症	—	3	3	1	7
脑栓塞后遗症	1	—	—	—	1
脑出血后遗症	1	3	—	—	4
脑血管痉挛	3	4	1	—	8
总计	5	10	4	1	20

表2 病位病情与疗效的关系

疗效 病位病情		近愈	显效	进步	无效	合计
左侧	硬瘫	—	1	—	1	2
	软瘫	2	2	2	—	6
右侧	硬瘫	—	2	—	—	2
	软瘫	3	5	2	—	10
合计		5	10	4	1	20

表 3　疗效次数与疗效的关系

疗效 次数	近愈	显效	进步	无效	合计
4～10 次	—	4	1	—	5
11～20 次	—	—	2	—	2
21～30 次	3	2	—	—	5
31～40 次	—	—	—	1	1
41～50 次	1	1	1	—	3
50 次以上	1	3	—	—	4
总计	5	10	4	1	20

表 4　病程与疗效的关系

疗效 病程	近愈	显效	进步	无效	合计
1～6 个月	3	4	1	—	8
7～11 月	1	—	—	—	1
1～2 年	1	4	3	—	8
3 年以上	—	2	—	1	3
总计	5	10	4	1	20

（三）病例介绍

1. 脑血栓形成引起右侧弛缓性偏瘫

刘某，男，70 岁，农民。1962 年 6 月 16 日初诊入院，病历号：99630。

病史：发现高血压病已 10 年，近一年来经常头晕，于三天前喂猪时觉头晕，右半身麻木发软，活动不灵而摔倒，继即言语不清，经当地医院治疗无效而来我院。

检查：神清合作，发育营养一般，能勉强坐起，不能站立和行走，轻度失语；舌苔白腻稍干，脉弦滑，血压 180/130mmHg，双侧瞳孔等大、等圆、光反射佳，右侧眼裂较小，闭眼力量较差，露齿，口角稍向左牵，右侧肢体肌力明显降低，右上肢不能举达下颌，手腕活动迟钝，手指不能伸直，右下肢沉软，髋膝关节活动范围较小，踝以下不能活动；右侧腹壁反射、提睾反射消失，生理反射不亢进，病理反射除巴彬斯基征反射阳性可疑外，余皆阴性；眼底检查呈动脉硬化性眼底改变。中医认为系形盛多痰、劳动过度、肝阳上亢、痰火阻塞隧道所致；采用搜风降痰、疏通经络之法主治。取穴和手法：取曲池、合谷、阳陵泉、丰隆等穴；健侧用透天凉手法，患侧用凉泻法，留针20分钟。针治2次后，上肢能举到头项，手指屈伸接近正常，下肢髋膝关节活动范围扩大；针治4次后，能扶腋杖行走，步态尚稳；第5次针治，加取金津、玉液、丘墟、申脉等穴后，言语开始清楚，踝以下能活动，右腹壁及提睾反射逐渐出现，血压降至150/110mmHg。为了巩固疗效，又配合风府、关元俞、秩边、环跳等穴和前穴加减。治疗达24次时，症状消失，上下肢关节活动基本正常，仅肌力稍差，即出院。

2. 脑出血后遗左侧拘急性偏瘫

患者：冯某，男，58岁，农民。1962年6月30日初诊入院，病历号：100348。

病史：患者于6个月前参加劳动回家后，在坑上站起时突然向左摔倒，不省人事，小便失禁，约一个多小时乃醒；醒后即发现左半身完全偏瘫，口眼㖞斜，言语不清。经中西医和针灸治疗三个多月，在家休养两个多月，以无明显好转而来我院治疗。

检查：神清合作，发育营养一般，舌苔薄白，脉弦滑，血压220/120mmHg，左上肢拘急，肩关节下陷约一横指，手掌肌萎缩，瞳孔右大于左、光反射佳，面部左侧浅感觉弱于右侧，左侧闭眼力明显减弱，鼻唇沟变浅，露齿则口角明显右牵，伸舌则见明显左偏；左侧耸肩力量近于消失，左下肢肌力明显减低，左上肢能活动，但卧位时不能举达腹部，腕无自主活动，拇食二指稍能屈曲，余指难活动，不能站立和迈步；左侧肢体浅感觉较右侧减退；左侧腹壁反射及提睾反射消失，左侧上下肢生理腱反射较右侧明显亢进；郝夫曼氏征（今译为“霍夫曼征”）、巴彬斯基征、罗索利氏征（此检查项目今已无）、戈登征、恰道克氏征（今译为“查多克征”）等试验皆阳性；踝阵挛阳性；眼底检查呈动脉硬化性眼底改变。中医认为，系素有痰湿、劳累后痰火内发，痰浊阴邪阻塞空窍，日久气血瘀滞、经络不通、筋骨失养所致。采用祛风利湿、开胸降逆、疏筋利节之法主治。取穴和手法：双侧内关、足三里，用透天凉手法；曲池、阳陵泉、健侧合谷，患侧三间，用凉泻法，留针20分钟，每日一次。针治4次后，左上肢能举达剑突水平，下肢能扶腋杖及推车锻炼行走，血压降至190/110mmHg；改针患侧天宗、肩髃、臑会、曲池、三间，健侧环跳、申脉，继续治疗6次，患侧手指能完全伸直，膝关节能屈伸，血压降至170/110mmHg；再加肩髎、外关、中渚、阳陵泉、足三里等穴和前穴加减使用，隔日一次，治疗达24次时，上肢能外展25°，上举能保持剑突水平，手指可完全伸开，膝踝趾能屈伸活动，独立行走，血压降至150/98mmHg。显效出院。

（四）体会

1. 本文报道了治疗脑血管意外后遗偏瘫20例，从其疗效结果来看，针灸是治疗本病的有效方法。

2. 根据疗效初步观察的结果，脑血管痉挛所致的软瘫和病程在6个月以内的，效果较好；脑出血后遗的硬瘫和病程在一年以上的，效果较差。

3. 针灸治疗本病，应根据辨证论治；实证应先祛邪，虚证应先扶正。凡正虚体弱的患者，更应先取上背部或腰部穴位，振奋阳气或补肾培元后，再稍取其他穴位，分段治疗，更可巩固疗效。

4. 根据临床所见，应适当的帮助患者活动，患者能下床时，应适当的练习行走，以提高疗效。

（注：本文由中医研究院附属医院针灸科郑魁山、张仲徽及中医研究院针灸研究所高从光整理，发表于《上海中医药杂志》1963年9月号）

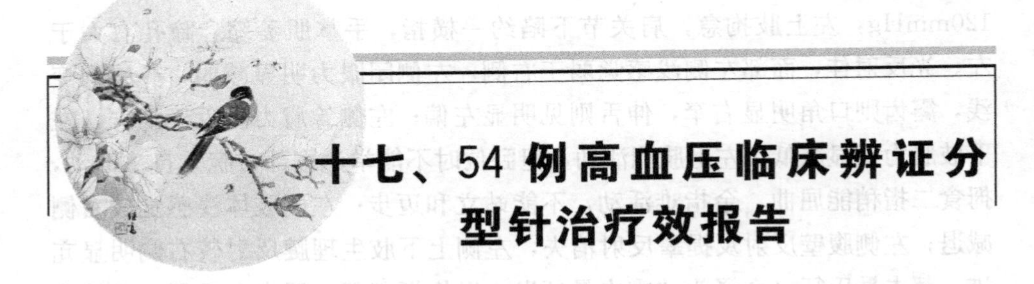

十七、54例高血压临床辨证分型针治疗效报告

1961～1963年8月，我们于针灸门诊，在郑毓琳老师的指导下，以针刺热凉补泻手法为主，按中医辨证分型论治，共观察54例高血压临床分型针灸疗法，收到较好的效果。兹报告如下，敬请同道予以指正。

（一）观察方法

1. 病例采取

凡属原发性高血压者，均为采取的对象。40岁以下者以140/90mmHg、40岁以上者每增加10岁收缩压增加10mmHg，作为正常血压的最高限度。超过此限度者，即属高血压；若舒张压在85～90mmHg之间而收缩压超过正常限度，或舒张压超过 90mmHg 而收缩压在正常限度以内者也属高血压。

2. 血压测量

均经休息 10～15 分钟后，取坐位，测量右臂肱动脉（必要时测左侧）两次，以后一次为准，初得的第一声响为收缩压数值，变音或第四音的第一声响为舒张压数值。

3. 治疗方法

包括选穴、针法与疗程。

选穴：见辨证分型论治。

针法：热补手法，用于补虚。具体操作：以左手食指紧按穴，右手持针捻入或速刺进至应针深度，行慢提紧按找到酸胀感觉时，将针下插一二分，随插令拇指向前连续捻按（针不按进）3～5 次，即可生热。如不应再重做。凉泻手法，用于泻实。具体操作：以左手食指紧按穴，右手持捻入或速刺进至应针深度，行紧提慢按找到酸麻感觉时，将针上提一二分，随提令拇指向后连续搓提（针不提出）3～5 次，即可生凉。如不应再重做。透穴—内关透外关。具体操作：以左手拇指切穴，食指或中指托住外关部的皮肤，右手持针，由内关捻入或缓压进至外关的皮下，勿将针穿出。

疗程：视病情而定。如症重急者，每日施针一次，病轻缓者则隔日施针一次。对血压变化不大者，定 12 次为一疗程；有效者，当血压趋于稳定时暂停，疗程与疗程之间停针 1～2 周。

（二）病例分析

1. 性别与年龄

男性 29 例，女性 25 例，男女之比为 1（强）：1。年龄最小者 16 岁，最大者 74 岁，而以 41～70 岁之间为最多，占总例数 75.9%。

2. 职业分布

家庭妇女占 35.2%，体力劳动者占 29.6%，脑力劳动者占 20.4%，其他占 14.8%。

3. 病程经过

病程最短者 3 天，最长者 20 年，其中 5 年以内者占大多数（73.2%）

4. 症状与体征

头晕者占 59.3%、四肢麻木、疼痛、活动不灵者占 50.0%，头痛者占 31.5%，目花者占 27.8%，头胀者占 25.9%，失眠者占 24.1%，心悸者占 16.7%，耳鸣者占 14.8%，心前区不适者占 3.7%。血压，多数收缩压在

141～180mmHg之间，占74.1%、舒张压在91～100mmHg之间，占70.4%。体质肥胖者占51.1%、中等者占37.8%、瘦弱者占11.1%。舌苔在49例中，白薄苔者占40.8%、黄薄苔者占20.4%、白腻苔者占18.4%、黄腻苔者占8.2%、无苔者占12.2%，脉象在51例中，弦象（包括弦紧、弦滑、弦细等）者占76.4%，弱象（为细而无力之脉）者占19.6%，缓象（似正常脉）者占4.0%。

（三）辨证分型论治

我们运用中医四诊、八纲以及脏腑学说等进行辨证，将高血压分为三型，以辨证取穴为主，随症配穴为辅和一律皆用常规穴，并按虚实选用手法施治。

1. 肝胆上越型

症见头痛、脑胀、面赤、口苦、舌燥、目赤多眵、大便秘结、性情暴躁、脉多弦数、舌苔多黄。

此型共4例，治以平肝泻火为法，取行间（凉泻），内关透外关，随症配穴，头痛、眼花重者加太阳；头晕、耳鸣重者加风池；项部沉紧或心悸者加大椎；失眠重者加神门；便秘者加支沟（凉泻）、照海（热补）。

［附验案］　阎某，男，42岁，工人。初诊于1963年8月20日。门诊号31812。

患者头疼、头晕、血压高两年多。

检查：身体略肥，颜面潮红，脉弦略数，舌苔黄薄，血压152/110mmHg。

治疗：针行间，内关透外关，隔日一次，共针5次，头痛消失，头晕明显减轻，血压降至120/86mmHg停诊。

2. 阴虚肝旺型

症见头晕，耳鸣，目花，怔仲，不寝，健忘，腰酸腿痛，手足心热，烦躁易怒，脉多弦细，舌无苔或多有白薄苔。

此型共34例，治以育阴潜阳为法，取三阴交（热补）、内关透外关，随症配穴同上。

［附验案］　李某，男，53岁，干部　。初诊于1963年5月27日。门诊号58402。

患者5～6年来血压高，常伴头晕，目胀，耳鸣，口苦，心悸。检查：身体瘦弱，脉略弦滑，舌苔白薄，血压150/100mmHg。

治疗：隔日施针，取三阴交，内关透外关。前两次曾加大椎。共6次，头晕明显减轻，余症均消失，血压降至126/70mmHg，停诊后一个月复查，血压平稳。

3. 中风型

症见风中经络，口眼㖞斜，项部沉紧，甚则手足麻木，肌肤感觉失常；风中脏腑，猝然昏倒，不知人事，痰涎壅盛，口眼㖞斜或苏后仍现半身不遂，举动失灵，头晕，淡漠无情，反应迟钝，语言蹇涩，肢体麻木等，本型脉多弦滑，舌苔多腻。

此型共16例，治以行血令风自灭为法，取足三里、三阴交（以上均用热补），内关透外关，随症配穴；除同上外，痰多者加天突、丰隆。口眼㖞斜者加听会、太阳、颊车、地仓、颧髎、合谷、行间等；半身不遂者加曲池、合谷、后溪、环跳、太冲等。

［附验案］ 张某，女，58岁，家庭妇女。初诊于1962年3月31日。门诊号42608。

三日前因情志不遂而发、口眼㖞斜、心前区胀痛、恶左侧卧、双腿走路沉重而来求治。

检查：体肥、左侧额纹消失、眼不能闭合、鼻唇沟不现、口角下垂、鼓腮露风，脉弦滑，苔黄而腻。血压150/110mmHg。

治疗：第1～16诊，针听会、太阳、颊车、地仓、颧髎、合谷、内关、行间。口眼歪斜消失，但心前区仍有胀痛，双腿沉重，血压为160/100mmHg。第17～30诊，针足三里，内关透外关，余症全部消失，血压降至124/70mmHg，停诊。

表1 针刺前后症状变化比较表

症状 / 例数 / 针刺前后		头痛	头胀	头晕	目花	耳鸣	心悸	失眠	身不 前适 区	四痛 肢不 麻灵
针前		17	14	32	15	8	9	13	2	27
针后	消失	9	6	18	5	4	4	6	2	6
	减轻	5	6	11	5	3	5	6		18
	无效	3	2	3	5	1		2		3

表 2　疗效统计表

总计		有效						无效	
		合计		显效		进步			
合计	%	人数	%	人数	%	人数	%	人数	%
54	100	46	85.2	32	59.3	14	25.9	8	14.8

表 3　分型疗效对照表

分型	肝阳上越型			阴虚肝旺型			中风型		
人数	4			34			16		
效果	显效	进步	无效	显效	进步	无效	显效	进步	无效
	4			20	10	4	7	5	4
有效率				88.2%			75.0%		

表 4　病程与疗效分析表

病程经过		一年以内	2～5 年	五年以上	合计
人数		19	20	15	54
效果	显效	12	13	7	32
	进步	4	4	6	14
	无效	3	3	2	8
	有效率	84.2%	85.0%	80.0%	

（四）治疗结果

54 例中除 4 例合并中药或西药治疗外，均用单纯针刺治疗。

1. 症状改善

从（表 1）针刺前后症状变化比较，可以看出，诸症绝大部分消失或减轻。

2. 降压情况

本组有效率为 85.2%（表 2），各型疗效对照，可知中风型较差（表 3）病程等疗数的关系，可看出 5 年以内者相差不大，而 5 年以内似比 5 年以上或疗效为佳（表 4）。

注①显效：凡收缩压下降至 31mmHg 以上，同时舒张压下降 21mmHg 以上或收缩压与舒张压皆降至正常者；②进步：凡收缩压下降 20～30mmHg，同时舒张压下降 10～20mmHg，或只有收缩压下降 31mmHg 或只能舒张压下降 21mmHg 以上者；③无效，凡经针治血压不降或虽降但不及上述标准，或反见升高者。

体会

1. 对病名及病机的认识

高血压是现代医学病名，为一种多年间进行性血管神经系统调节功能障碍的疾患。其主要症状为头晕、目眩等，而祖国医学虽无此病，但早在两千多年前即有眩晕病机的记载，如《素问·至真要大论》说："诸风掉眩皆属于肝，"后世医学便按具症候群归属肝阳、肝火、肝风、肝厥和中风等症。可知祖国医学所称的"肝"与现代医学所讲的血管神经系统相近似。

2. 针刺治疗高血压是一种既简便经济，又行之有良效的方法。在辨证的基础上取穴、用手法与疗效有重要的关系。治疗中体会到选穴以辨证取穴、随症加穴和常规用穴相结合，再按虚者用热补手法，实者用凉泻手法施治，能收到血压降低和症状改善之速效。本文 54 例，有效率为 85.2%。

3. 治疗配合休息的问题

原则上是根据病情的某一阶段的具体情况加以分析判定。如严重阶段，可在短日内予以全体配合治疗；较重阶段，可在适当的日期内予以半休或减轻工作配合治疗；一般节段，应在照常工作的情况下治疗是较为有益的，因为此时降下的血压是容易得到巩固的。

（注：本文由中医研究院针灸研究所魏明峰、李志明、郑魁山、吴希靖、周兆章、南秀荣整理，发表于《哈尔滨中医》1964 年第七卷第三期）

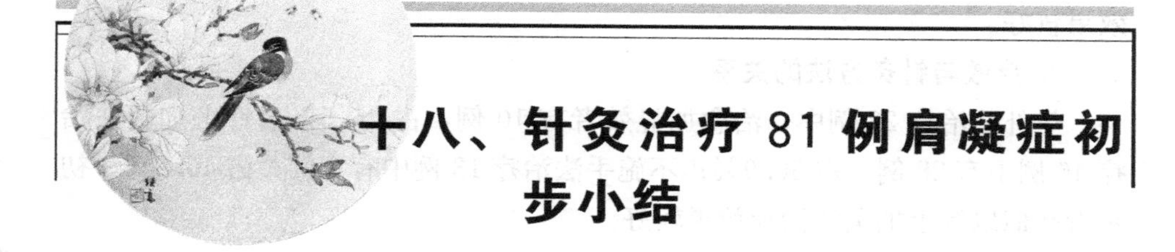

十八、针灸治疗 81 例肩凝症初步小结

"肩凝症"亦称"漏肩风"，属于痹症范畴。其主要症状是肩痛和肩部功

能活动如上举、后伸、内收、外展、叉腰等受到障碍。我们在院、所党政的领导下，在郑毓琳老师指导下，于1963年1月至1964年8月在门诊治疗81例收到较为满意的效果。今将治疗经过小结如下：

（一）病例分析

81例中，男28例，女53例。年在40岁以下者5例，41～50岁30例，51～60岁29例，60岁以上者17例，其中多数患者在41岁至60岁之间。职业以家庭妇女为多，工人和干部次之。病程最短者4天，最长者2年，其中3月以内者27例，4～6月34例，7月以上者20例。发病部位计左肩30例，右肩42例，双肩9例。右肩多于左肩。发病诱因除39例不详者外，在42例中，因受风者16例，着凉者10例，外伤者8例，劳损者6例，情志和病后所致者各1例。春季发病者16例，夏季发病者21例，秋季发病者11例，冬季发病者28例，不明者5例。

（二）治疗原则

针灸治疗主要是疏通经络、通利关节、活血止痛。早期以肩痛为主者，每日针灸一次；晚期以活动障碍为主者，隔日针灸一次。12次为一个疗程。疗程与疗程之间可以休息7天。治疗过程中，嘱患者每日早晚进行肩关节运动锻炼，如患肢旋转和上举等。

（三）治疗结果

81例经用热补法、针上加灸法治疗后，79例获得肩部疼痛消失或减轻，肩功能活动恢复正常或好转，其有效率占97.5%（详见附表）。

1. 疗程与病程的关系

以治愈加显效者统计病程在3月以内27例中有16例，4～6月34例中有18例，7月以上20例中有10例，初步看来，病程较短而得到早期治疗者，效果较好。

2. 疗效与针灸方法的关系

热补法治疗22例中，治愈加显效者有10例，占45.5%；针上加灸法治疗46例中有28例，占60.9%；不施手法治疗13例中有6例，占46.2%。初步看来似以针上加灸法治疗效果较好。

（四）治疗方法

1. 手法

在81例的治疗中，我们应用了三种手法。其具体操作简介如下：

（1）热补手法：是以左手食指紧按穴，右手持针速刺或捻转进入穴，用提插或捻转手法找到酸胀感觉，随之行慢提紧按3～5次以加重感觉，然后向下插针1～2分，拇指向前捻按3～5次即可产生热。如不应，再重做。有热后留针15～20分钟。

（2）针上加灸法：是在行针刺热补手法后，将针留于穴内不动，随之在针柄上插一约2厘米长的艾卷段，使艾卷段下端距皮肤约2厘米左右，然后从下端用火柴点燃，一段为一壮。每次加灸2～4穴（多取患肩局部穴位），每穴灸1～3壮。

（3）不施手法：以左手食指扶按穴，右手持针速刺进入穴，不施手法，然后留针15～20分钟。

2. 穴位

主要是按经取穴和经验取穴相结合的原则：

（1）按经取穴：肩缝处有压痛点，或后伸疼痛、困难者，取手、足太阴经穴先刺阴陵泉，再刺尺泽、太渊等；肩髃、曲池和合谷穴有压痛点，或上举疼痛、困难者，取手、足阳明经穴，先刺足三里，后刺肩髃、曲池、合谷、巨骨等；天宗穴有压痛点，或内收疼痛、困难者，取手、足太阳经穴、针申脉、天宗、肩贞、后溪等；肩髎处有压痛点，或外展疼痛、困难者，取手、足少阳经穴，先刺阳陵泉，再刺肩髎、外关等。针刺下肢穴时，嘱患者做上举、外展和内收等运动。

（2）经验取穴：①条口穴：有的患者在此穴（即上巨虚与下巨虚之间）上下有压痛点，亦可直接刺压痛点。用1.5～3寸长的针，针粗以28～30号为宜。用提插手法，随提插随嘱患者活动患肩，有时可直刺2寸左右。此穴对止痛和上举功效较好。②肩髃透极泉：用针的长度和粗度同上。患者采取坐位，左手食指压按肩髃穴，拇指托扶极泉穴，右手持针从肩髃穴直透至极泉穴皮内。此穴对肩凝症有轻微的肩肱连动时，功效较好。③肩内陵透肩外陵：肩内陵穴在肩前，腋横纹上二寸。针的长度与粗度同上。针刺方法，患者采取坐位或仰卧位，左手拇指按压肩内陵穴，食指按压肩外陵穴（此穴在肩后与肩内陵穴相对），右手持针从肩内陵穴透至肩外陵穴的皮内，一般不留针。此穴对肩肱连动时功效较好。

总之，治疗肩凝症常取以下几个穴，其穴理是条口穴能调经气治肩痛，增加肩的上举运动；阳陵泉为胆经穴，筋之会，有舒筋利节、祛风导浊之功；阴陵泉为脾经合穴，有健脾养肌、通关利湿之效；肩髃、曲池、合谷为阳明经穴，本经多气多血，故有行气活血、散瘀除滞之能；天宗、肩贞、后溪为小肠经穴，本经与心经相为表里，既能补养心血、又能泻除外邪；肩内陵有调经定痛之功；太渊为肺经之原穴，能养肺气；足三里、三阴交能健脾养胃，为治本之法。

另外，在施针治疗时，嘱患者有计划地锻炼活动患肩，如上举、外展、内收和旋转运动等，对提高疗效很有帮助。

附表　疗效统计表

效果	痊愈	显效	进步	无效	合计
例数	20	24	35	2	81
%	24.7	29.6	43.2	2.5	100

①痊愈：疼痛消失，肩部活动恢复正常，后伸摸脊在第九胸椎棘突以上者；②显效：疼痛基本消失，外展，上举有明显改善，后伸摸脊在第十二胸椎棘突以上者；③进步：治疗后各症均有好转者；④无效：经过治疗症状无好转者。

（注：本文由中医研究院针灸研究所李志明、魏明峰、周兆章、南秀荣整理，发表于《针灸杂志》1965 年第一期）

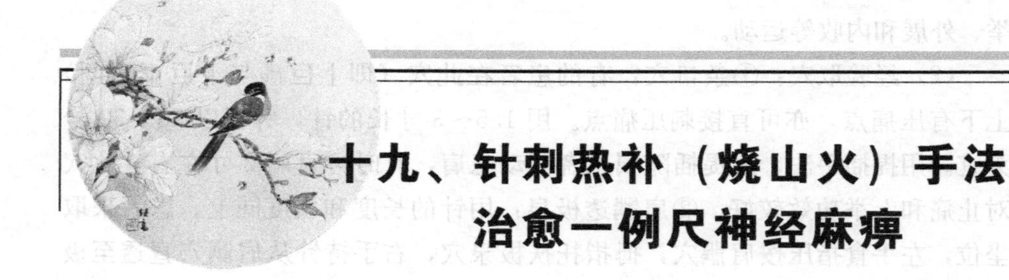

十九、针刺热补（烧山火）手法治愈一例尺神经麻痹

患者单某，男，7 岁，学生，北京林学院，病历号 77212，因右手无名指和小指运动和感觉障碍两个月而于 1964 年 7 月 21 日来院治疗。缘患者于同年 5 月 18 日患中毒性痢疾，神志昏迷，住北京某医院，经用冬眠疗法等措施进行抢救，连续输液三天，病情好转。但发现右手无名指和小指运动失灵，

感觉迟钝，皮肤温度较低，经理疗约 2 个月，无明显效果。检查发现右手无名指及小指中、末节呈外展屈曲位，屈、伸、内收、外展均乏力，右手拇指内收、屈曲力亦弱，不能持筷。大小鱼际肌肉明显萎缩。小指及无名指尺侧痛觉、触觉和温度觉消失，右侧小指皮肤温度较左侧低 4.25℃，无名指较左侧低 1℃，其余三指基本相同。舌苔薄白，脉细。此系高热气血耗损，又兼外伤经络，气血不足，经脉、筋肉失养所致。采用理气活血、温通经络之法主治。取同侧臑会、小海、曲池、外关、腕骨、后溪、中渚、神门、液门、合谷，按顺序由上而下针刺，用热补手法，使温热感觉向手指传导，隔日针治一次。针刺治疗后，右手运动及感觉障碍逐渐恢复，肌肉萎缩情况逐渐好转。经过 6 次针灸治疗，即治疗 10 日后，右手无名指及小指活动幅度增大，伸直尤为明显，感觉消失范围明显缩小。治疗半个月后，右手无名指及小指活动幅度增大，伸直明显，感觉消失范围明显缩小。治疗一个月后，右手无名指及小指活动范围进一步增大，握力明显进步，已能持筷进食，大小鱼际肌肉萎缩情况已有好转，痛觉消失范围进一步缩小，而触觉几乎完全恢复，针刺或触右手小指时均引起相当尖锐的麻感。治疗两个月后，右手运动基本恢复正常，仅右小指稍屈曲，肌肉萎缩情况基本恢复，与健侧已无明显差别，痛觉也基本恢复，但较正常部位稍迟钝。自 10 月中旬以后，改为每周针刺一次，以巩固疗效。至 11 月中旬停止治疗时，仅右小指末节痛觉稍迟钝，其余均恢复正常。经 1965 年 1 月 27 日复查，情况良好。皮肤温度恢复较慢，且不稳定，开始治疗阶段，正值夏季，气温较高，而右小指皮肤温度大多较健侧明显降低。治疗的后期，气温较低，而室内温度保持在 20℃左右，患者初入诊室时，两侧皮肤温度相差较多，但经过一段时间的休息后，两侧皮肤温度逐渐接近，说明皮肤温度的调节功能也有进步。

（注：本文由中医研究针灸研究所郑魁山整理，发表于《针灸杂志》1966 年第一期）

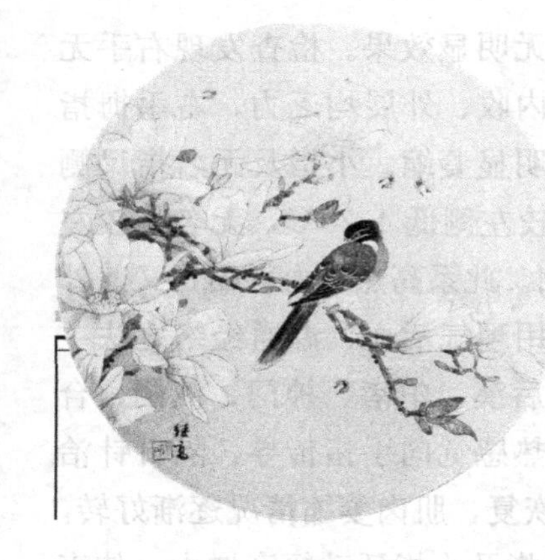

第五章 郑氏临证医案

针灸一学，难者手法耳，易者亦手法耳。凡临证精通手法者，易者易，而难者亦易矣。

——郑毓琳

本章翔实介绍了郑毓琳老先生医案 73 则，以针法为纲，以病症为目，力求纲举目张。医案大部分是郑毓琳先生实战写真，一小部分是郑毓琳先生指导儿子郑魁山完成治疗。其中绝大多数医案由郑魁山教授记录整理，一部分医案是毓琳公当年学生们整理并发表于《中医杂志》、《上海中医杂志》等学术期刊，一部分是笔者或深入毓琳公家乡据村民回忆整理或据郑魁山教授回忆整理。必须一提的是，毓琳公家乡北娄村村民记录或流传的病例多具神奇，皆为疑难重症，其中不乏起死回生之重案，至于更多的常见小疾，多已湮没于历史的记忆中。

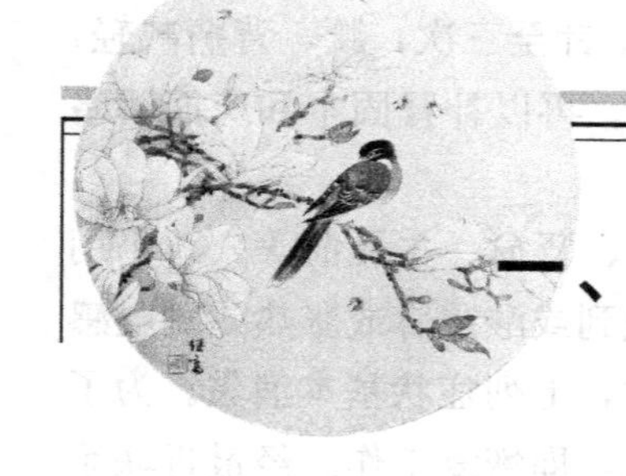

一、腰腿疼

1. 仲某，男，39 岁，住德外公德林 13 号。1957 年 12 月 11 日初诊。

14 年前在战争期间，掉到冷水中一次，其后左腿便开始疼痛，当时经打针吃药而缓解。1956 年五月左腿疼痛复发，先是从胯部（当环跳穴附近）出现疼痛，继而向下内侧放散，直达膝上部内侧，呈针刺样疼痛，当年经针灸治疗而疼痛消失。1957 年 12 月 7 日，无任何诱因，左下肢疼痛又复发作。此次是先由膝部开始疼痛，继而向上放散至大腿内侧及腰骶部，翻身、蹲坐、起立皆感困难。经西医诊断为“腰骶神经根炎”。

诊察：形盛气壮，面色润泽，左下肢行路困难，血压 146/100mmHg，其他无异常所见。证系风寒流注足太阳膀胱经，气血滞结而不通。祛除风寒，疏通经络之法治之。取穴：肾俞（双）、关元俞（左）、膀胱俞（左）、胞肓（左），以足太阳膀胱经为主，针过一次，即可由床上立刻下地行走。

12 月 12 日复诊，取穴：大肠俞（左）、次髎（左）、中髎（左）、白环俞（左）、秩边（左），上列两日的取穴，轮换使用，用“烧山火”手法。

治疗到 12 月 19 日（第八次时），血压降到 120/70mmHg，左腿疼痛症状基本消失，只晚上还感有些疼痛。证系上下、气血不能通达交合所致，于是取次髎（左）、中髎（左）、膀胱俞（左），加同侧承筋、委中二穴，以使其上下气血通达交合。下次来报告知夜里已不感疼痛。针至 21 次时，疼痛症状消失，翻身、蹲坐、起立等活动时已无不舒服感觉，至此已告痊愈。为了巩固疗效，又用补法针双侧肝俞、肾俞、中髎等穴三次。

2. 马某，男，25岁，河北省人，政务院干部。1953年12月21日初诊。

由1953年6月开始臀部肌肉痛，尾骨及坐骨部发木，左腿发麻，走路似踏棉花之状，当时在第四门诊部诊断为“坐骨神经痛”。现在主要症状为腰骶部疼痛，不能前后弯腰，不能低头和扭身，走路亦感困难。

诊察：两尺脉沉迟；肾俞、关元俞、上髎等处有压痛，尤以左侧更为明显。证系风寒流注足太阳膀胱经，气血滞结而不通所致，拟以祛除风寒、活血止痛之法治之。取穴：肝俞（双）、脊中、上髎（双）、秩边（左）。上列穴位，用“烧山火”手法，使腰、背部热、出微汗。针至三次，腰、背痛减轻，身体亦感灵活，唯左腿麻木未减。蹲坐仍感困难。再以补肾固本和疏筋活络之法治之。

取穴：肾俞（双）、关元俞（双）、环跳（左）、肾俞、关元俞等穴，仍用“烧山火”手法，使腰和腹部发热，针环跳穴时找到或酸或麻或胀热或触电感觉并达至足部后，留针10～20分钟，又针至七次，上列症状基本消失。为了巩固疗效，又轮换使用上列两个取穴，共针27次，即恢复工作。经最近联系情况良好，未再复发。

3. 蒋某，女，22岁，住西四太平仓4号。1957年10月7日初诊。

自诉由1954年至1956年居住房屋过度潮湿。1956年去内蒙古工作时在冷风中吹了一整天，不久，腰侧部有些微痛，过了半月，腰痛、胯痛日趋严重，先呈针刺样疼痛，继而转为抽痛（夜里痛甚），并牵及足趾，弯不下腰，蹲不下，起立、行动和卧床翻身皆感困难。经某医院诊断为“坐骨神经痛”。

诊察：身体比较虚弱，面色尚润泽，行路艰难，腰骶部未发现畸形，左臀部当环跳穴处、腓肠肌、外踝后昆仑穴处，有比较明显的压痛，膝关节伸直、下肢上举至30°有轻微疼痛，上举至60°，患肢则呈牵引性疼痛。证系肾虚又兼风寒流注于足太阳膀胱经和足少阳胆经，气血滞结而不通所致，先以温补腰肾，疏经活络之法治之。

取穴：①肾俞（双）、上髎（双）、中髎（双）、秩边（双）；②关元俞（双）、次髎（双）、胞肓（双）。上列两组取穴，每天针一次，轮换使用，用“烧山火”手法（不留针），使腰骶部发热，针至5次时症状大减，针治18次时，腰腿痛基本消失，起立、蹲、坐、翻身亦不感多大困难，因工作需要，即恢复了工作。

11月14日复诊，主要症状是夜里腰腿痛，翻身、蹲、坐又感困难。又按以前穴位针治10次，虽疼痛大减，但每天夜里仍有微痛和酸胀的感觉，再以祛风寒疏经络之法治之。

取穴：①膀胱俞（左）、胞肓（左），次髎（左），承山（左）；②关元俞（左）、中膂俞（左）、环跳（左）、下髎（左）；按这两个取穴，又继续针治45次，病情始告痊愈。这一患者虽病情比较严重，但他能坚持治疗，终于取得了满意的效果。

按：针灸治疗腰腿痛，是采取按经取穴、疏通经络、整体与对症相结合和辨证施治的治疗原则。如正气虚（身体虚弱），则先取本经穴温补腰肾以固本；邪气盛（疼痛剧烈），则先取本经穴祛邪以镇痛。

（郑魁山、王德深整理，发表于《中医杂志》1959年第7期）

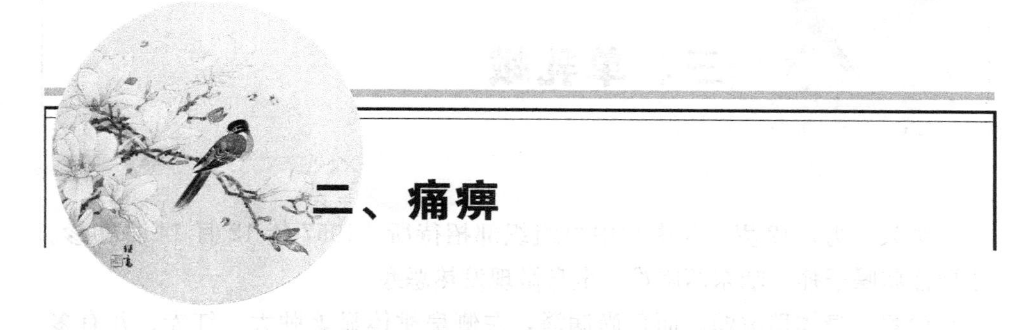

二、痛痹

程某，男，37岁，第一机械工业部船舶局干部。1957年11月18日初诊。

自1952年起两脚掌发凉疼痛，疼痛与走路关系不大，走路和休息均感疼痛，且休息后尚感足底部疲乏，但用热水浸泡或走小石子道路时则略感疼痛减轻，故每日晚间常用热水浸泡两足。此外，在工作特别紧张之际（如听报告或作报告时）也常不觉疼痛。当年曾在大连某医院诊断为“神经性疼痛”。1954年两膝关节疼痛，每遇天凉或气候改变，皆感疼痛加剧，遇热则感有减轻，但两脚掌疼痛仍无改变，即来北京，经市立第二、第三医院诊断为“风湿性关节炎”。

诊察：两膝部外形正常，无红、肿、胀、热等异常改变，但梁丘、血海穴等处扪之略感疼痛；两足部外形亦无异常改变，足底与常人同，非扁平足型，扪之不痛，且反感舒服，其他无异常所见。证系肾气不足，痹结于膝，拟以祛风除寒利湿活血止痛之法治之。

取穴梁丘、犊鼻、足三里（以足阳明经穴为主），配穴阳陵泉、血海。上列穴位用“烧山火”手法使酸、胀、热等感觉，达到膝关节内和足部，留针20～30分钟。

针至11月30日针达11次时，膝关节痛和足底凉痛基本消失（每晚即不用热水浸泡）。停诊休息一周，12月19日复诊，因遇到天气变化或劳累则又感膝部微痛和腰酸痛。又按上列主穴，加配肾俞（双），关元俞（双），胞肓（双）用“烧山火”手法，使腰部有温热感觉，以健壮腰肾，至1958年2月11日，共针36次即愈。

（郑魁山、王德深整理，发表于《中医杂志》1959年第7期）

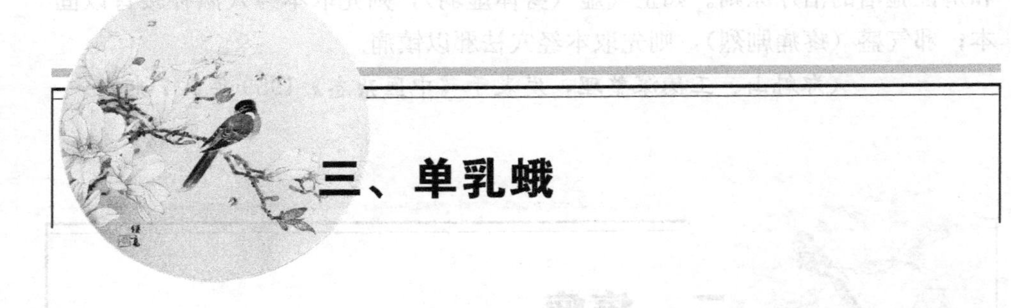

三、单乳蛾

钟某，男，42岁，住中共中央组织部招待所。1957年12月14日初诊。主要症状嗓子痛，咽东西困难，全身微现发热恶寒。

诊察：身体稍虚弱，而色尚润泽，左侧扁桃体显著肿大、红赤、并有多数散在之白点；化验检查白血球总数10 500，西医诊断为“急性扁桃体炎”。证系肺经积热，受风凝结而成，拟以泻热生津之法治之。

取穴和手法：少商（左）、速刺出血，合谷（右），用提插泻法（即慢慢将针插入，找到麻、胀感觉，急提慢插二到四次），使麻或胀的感觉到手指。翳风（左），用提插泻法（手法同合谷），使麻或胀的感觉至颊部或口腔内（上列穴位不留针）。针后20分钟，患者即感疼痛有所减轻。

12月15日复诊，自述嗓子疼痛减轻很多，咽东西已不感疼痛，左侧扁桃体已大大缩小，其上面之白点已全部消失。取穴手法同前。

12月16日来时，告已痊愈，经检查，原肿大之扁桃体已恢复正常，白血球总数降至7 150。因已痊愈，即停止了治疗。

（郑魁山、王德深整理，发表于《中医杂志》1959年第7期）

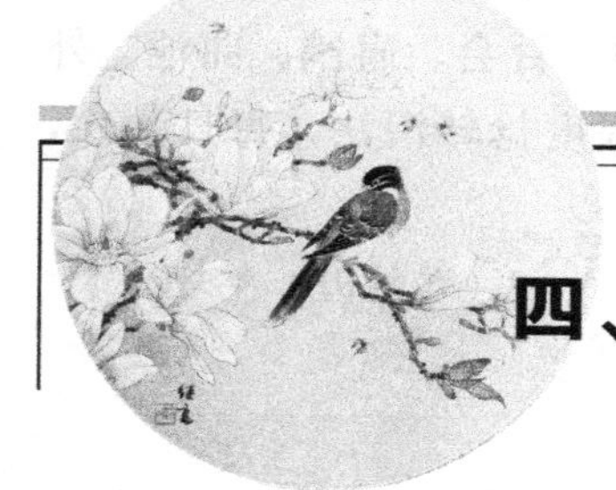

四、中暑昏迷

1965年7月，随父亲去北京顺义县衙门村巡回医疗，遇一田某，男，39岁，农民，盛夏季节，天气炎热，在田野烈日下锄地，突然头昏心慌，出冷汗，昏倒在地，口唇指甲青紫，寒战发抖，手足冰凉，胸腹灼热，脉细数。证系暑热壅遏，经络阻滞。采用清泻暑热、开窍醒神之法治之。先针人中，向上斜刺，针尖刺抵鼻中隔，用小幅度提插泻法，以泪出为度，配承浆、十宣用点刺法出血，针后，神志清醒，口唇指甲青紫好转，又针合谷、足三里，用小幅度捻转泻法，留针20分钟，寒战、手足冰冷，胸腹灼热等症逐渐好转，因体乏无力，饮4杯温开水，休息1小时即愈。

（郑魁山　整理）

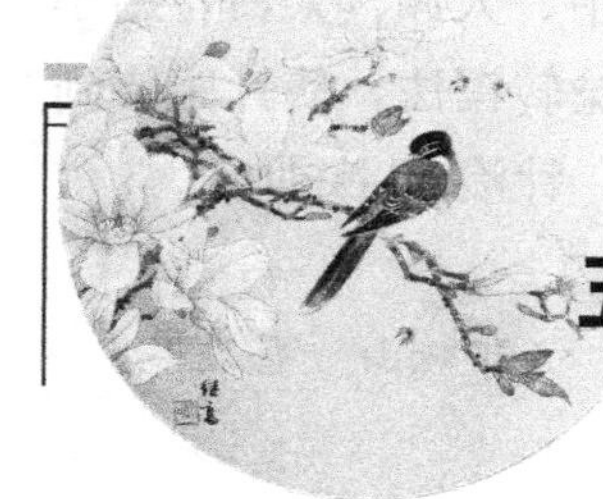

五、中风昏迷

1947年12月，随父亲去北平安定门外鸿安木厂出诊，遇一王某，男，59岁，经理。2天前突然昏倒，卧床不醒，神志昏迷，检查眼睑闭合，牙关紧闭，体胖，面赤，气粗，喉中痰鸣，痰声如锯，右侧上下肢不能活动，血压25.3/13.3kPa，脉弦数。证系气火上逆，引动肝风，痰浊壅盛，蒙蔽清窍所致之中风闭证。采用平肝降逆，息风豁痰，启闭开窍之法。先针人中，向上斜刺，用泻法，以泪出为度，配十二井穴点刺出血，合谷、丰隆、太冲用泻法，留针20分钟，针后患者睁开双眼，张口欲言，但不能发音，右侧仍不能活动。第2日复诊，昏迷、痰鸣好转，能进饮食，但仍不能说话，有时昏睡，血压 22.7/13.3kPa，针人中，配风府、风池、合谷、丰隆、行间用泻法，留针 20 分钟，针后神志即清醒。以后针风府、风池、百会、肩髃、曲池、外关、合谷、环跳、阳陵泉、足三里、绝骨，用小幅度捻转泻法，每日一次，治疗 46 天，中风不语、半身不遂即愈。

（郑魁山　整理）

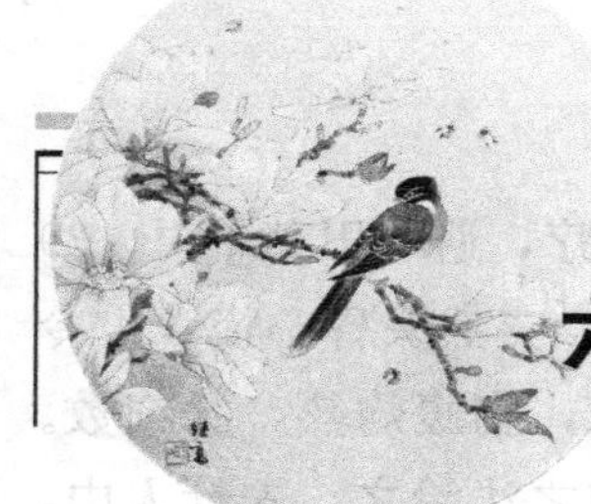

六、内伤咳嗽

1947 年 10 月，随父亲在北平门诊，遇一赵某，女，52 岁，工人。咳嗽 5 年，每年冬季病情加剧，久治不愈，有时连续咳嗽，咯痰黏稠费力而量少，有时咯痰稀白滑利而量多，咳嗽重时常有胸闷、气喘、气短、疲乏无力、食欲减少、舌质淡、苔白腻、脉滑。证系久咳伤肺，肺虚及脾，脾虚生湿，湿痰侵肺。采用补益肺气、健脾和胃、利湿化痰之法治之。先针肺俞、脾俞、百劳，用热补法，使温热感传到胸胁，不留针，配膻中、太渊、太白，用小幅度提插补法，使针感传到四肢末端，丰隆用小幅度捻转泻法，使针感传到足趾，留针 30 分钟，每日 1 次。针治 1 次后咳痰减少，针治 18 次即愈，3 个月后随访未复发。

（郑魁山　整理）

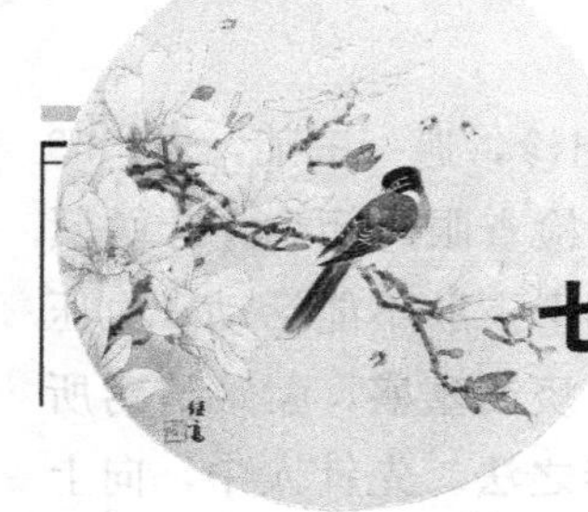

七、肝气呕吐

1951 年 9 月，随父亲去北京广安门外出诊，遇一李某，女，36 岁，工人，因与邻居闹纠纷，生气后胸胁胀痛，恶心，泛酸，不思饮食，食后即吐已2天，经X线检查，胃部未发现器质性改变，经各种治疗未见好转。检查腹软无压痛，舌质红，苔薄白，脉弦。证系郁怒伤肝、肝气犯胃。采用疏肝解郁、和胃止吐之法治之。先针内关、足三里，配中脘用小幅度提插泻法，行间用凉泻法，留针30分钟，呕吐即止。第二日复诊，呕吐未发，但仍恶心、胸脘胀痛、不思食，仍按上述方法加配膈俞、肝俞，用小幅度提插泻法施治，治疗5次即愈。

（郑魁山　整理）

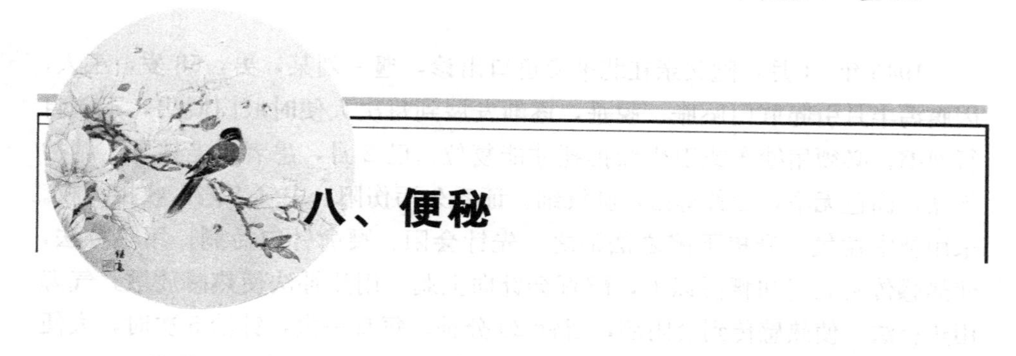

八、便秘

1.1948年5月，随父亲在北平门诊，遇一孔某，男，30岁，工人，因嗜食辣椒，大便秘结，经常三四天大便1次，且排出费力，伴有头痛头胀，恶心已2年。检查腹部胀满，脐周围压痛，舌质红，苔黄燥，脉数有力。证系频食辛辣，阳明积热，耗伤阴津，大肠失润，腑气不通。采用清热保津、泻热通便之法治之。先针大肠俞，用凉泻法，使凉感传到腹部，不留针，天枢用凉泻法，使凉感传到会阴部，配曲池、上巨虚，用凉泻法，使凉感传到手指和足趾，留针30分钟，起针后40分钟即排便，但粪便干硬，外夹有水液。隔日针1次，连针5次后，大便通畅，头痛、恶心等症也随之消失，随访3个月未复发。

2.1938年12月2日，随父亲去安国县中阳村出诊，遇一高某，男，26岁，其人脘腹胀痛、嗳气、厌食，已3天不见大便，小便短赤，面红身热，心烦，唇干口臭，舌红、苔黄燥，脉滑数。证系肠胃积热、耗伤津液，采用泻热通便、生津润肠之法，针中脘、天枢、足三里、上巨虚，用凉泻法，即刻患者腹部和下肢产生凉感，留针30分钟。针后不到30分钟即觉肠鸣，急欲大便，开始时便下干硬发黑如羊粪，继则泻下稀便，泻后脘腹胀痛消失，思饮食。第2天再诊时，患者已能进饮食，身已不热，大小便恢复正常，惟仍唇干口臭，仍针上述穴位，用提插泻法，治疗2次病愈。

（郑魁山　整理）

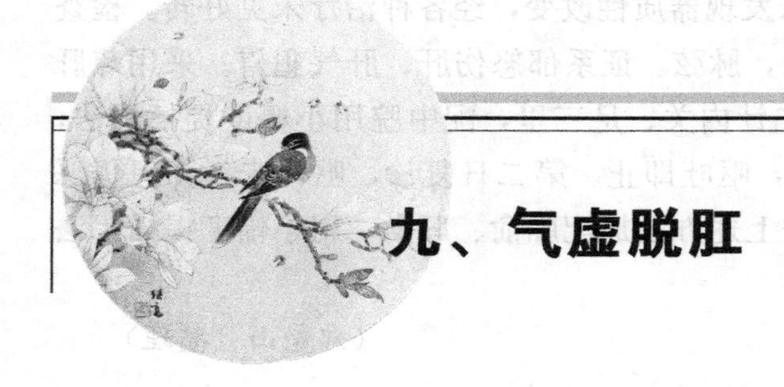

九、气虚脱肛

1946年11月，随父亲在北平交道口出诊，遇一刘某，男，58岁，工人，因腹泻半月引起肛门坠胀、脱垂，逐渐发展到每次大便时肛门脱出，不能自行回缩，必须用纱布或卫生纸推托才能复位，已2月，患者年老体弱，精神不振，面色无华，舌苔薄白，脉沉细。证系久泻伤阳、中气下陷、收摄无权。采用补中益气、升提下陷之法治之。先针会阳、腰俞针向后刺，用热补法，使热感传到肛门和腰骶以上，配百会针向上刺，用热补法使热感放散，气海用热补法，使热感传到会阴部，留针20分钟，每日一次，针治5次时，大便时肛门虽脱出，但能自行回缩，共针治9次而愈，随访3个月未复发。

（郑魁山　整理）

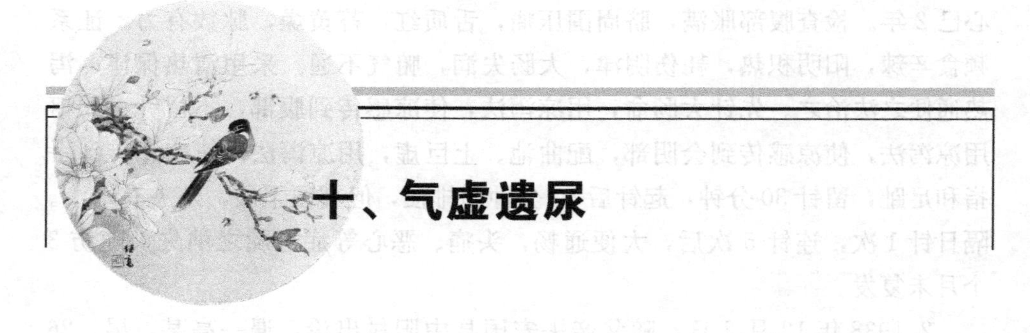

十、气虚遗尿

1965年4月，在北京市顺义县衙门村巡回医疗，遇一田某，男，18岁，农民，自幼遗尿，每夜2～3次，从未间断，冬季或天冷有时一夜4次，曾经中西医各种疗法医治，未见明显效果。因为有这种病，自己也不敢找对象。检查，身体营养一般，未发现生理缺陷，面色无华，舌质淡，苔薄白，脉沉细。证系肾气不固、膀胱失约。采用培元补肾、约束膀胱之法治之。先针中极、三阴交用热补法，使热感传到小腹和足趾，配百会，用补法。第1次治疗后，夜间仅遗尿1次，针治8次后遗尿消失，同年10月随访未复发。

（郑魁山　整理）

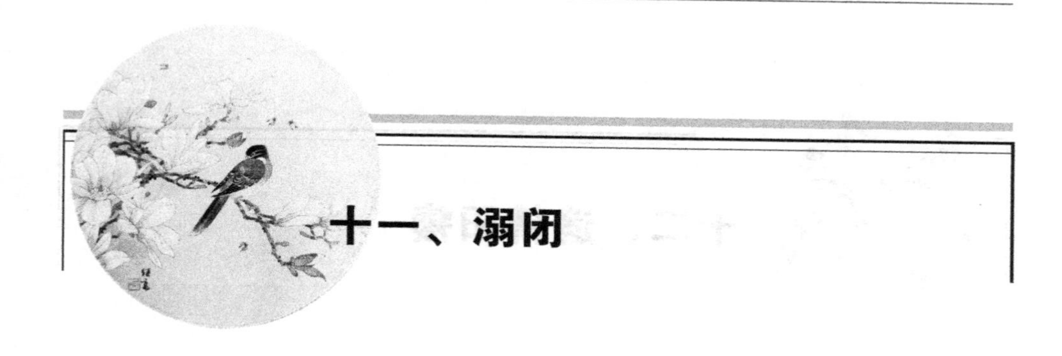

十一、溺闭

1. 1952年9月，随父亲在北京广安门联合诊所，遇一李某，男，35岁，工人，1个月前因拆房时，不慎墙倒，被砸伤腰部，腰腿疼痛，不能坐、立，即送职工医院，诊断为腰椎骨折，手术前和手术后一直不能自行排尿，又诊断为尿潴留，每日导尿3～5次，下肢瘫痪，不能动转。检查发现小腹膨胀，下肢皮温低，知觉差，舌质红有紫斑，苔薄白，脉沉细。证系经络损伤，瘀血停留，膀胱气化无权。采用活血化瘀、温通经络、通利膀胱之法治之。先针肾俞、膀胱俞、秩边，用热补法，使温热感向腰骶、小腹和下肢放散传导，不留针，配三阴交，用热补法，使温热感传到膝上和足趾，留针20分钟，食中二指点按关元、中极10分钟，当即排尿约500ml，因下肢截瘫，又针治2个多月即愈。

2. 1938年12月20日，随父亲到博野县许村出诊。遇一戴某，男，64岁，小便淋漓疼痛2日，欲便不得，小腹胀痛、隆起、拒按、口干，苔黄，脉弦数。证系湿热不化，下注膀胱，气化失调，气机阻滞而成。采用通调水道、疏利膀胱之法，针水道、三阴交、涌泉，用凉泻法，留针15分钟。用左手掌心压在肚脐上，中指压在中极穴上，随患者呼吸，用手掌向下推按，逐渐加力，操作2分钟，即有少量尿液排出，右手持针从中极向耻骨方向斜刺0.5寸，用提插法，出针后小便即自行排出，第1次针后，小腹胀痛减轻，共针3次病愈。

（郑魁山　口述　郑俊江　整理）

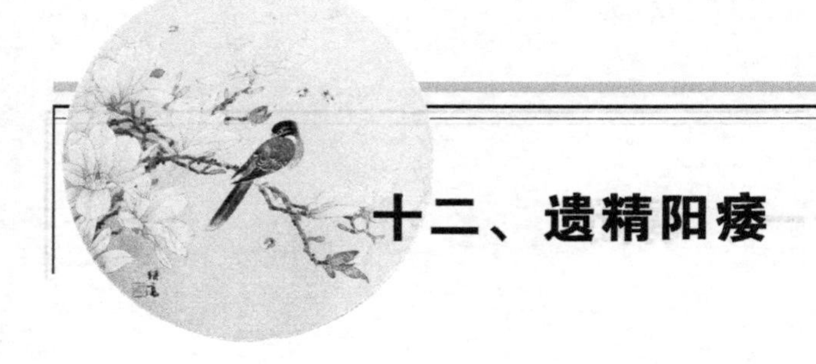

十二、遗精阳痿

1947年9月，随父亲在北平门诊，遇一唐某，男，34岁，教员，因青年时期有手淫，29岁结婚后性欲亢进，后来发现无论白昼或夜晚，说话时情绪激动就滑精，逐渐出现阳痿不能勃起，头晕，耳鸣，心慌，精神疲惫，腰腿酸困无力，有时盗汗、气短、面色无华，舌质淡，苔薄白，脉细。证系纵欲无度，肾气虚惫，精关不固，封闭失司。采用温肾壮阳、固摄精关之法治之。先针关元、气海、三阴交，用热补法，使温热感传到会阴部和足趾，配心俞、命门、肾俞、关元俞、上髎用热补法，使温热感传到腰骶和少腹，留针20分钟，主穴和配穴随证加减使用，每日1次，针治12次，遗精阳痿等证好转，针治54次病愈。半年后随访未复发。

（郑魁山　口述　郑俊江　整理）

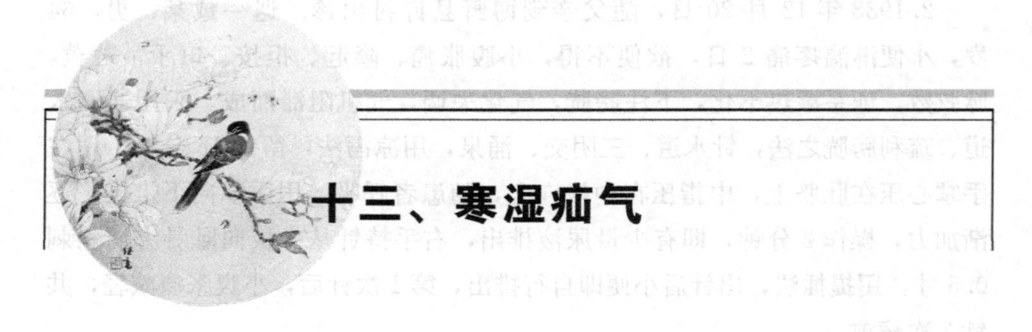

十三、寒湿疝气

1941年6月，随父亲去安国县南堡村出诊，遇一李某，男，18岁，因抢收小麦，被雨淋，晚上即觉少腹疼痛，逐渐加剧，第二天少腹和睾丸抽搐剧痛，痛时经常背过气去，卧床不起、不思饮食已2天。检查少腹有硬块压痛拒按，阴茎回缩，阴囊冰凉拒按，手足凉，舌质淡、苔薄白，脉沉紧。证系寒湿浸袭，凝滞少腹，气血痹阻，而成寒疝。采用温寒散湿、疏经活血、行气止痛之法治之。先针关元、气海、三阴交，用热补法，使温热感传到少腹、会阴和足趾，留针 30 分钟，配大敦灸 30 分钟，针灸后疼痛减轻，每日一次，连续针治 5 次，痛止疝消。3 个月后随访未复发。

（郑魁山　口述　郑俊江　整理）

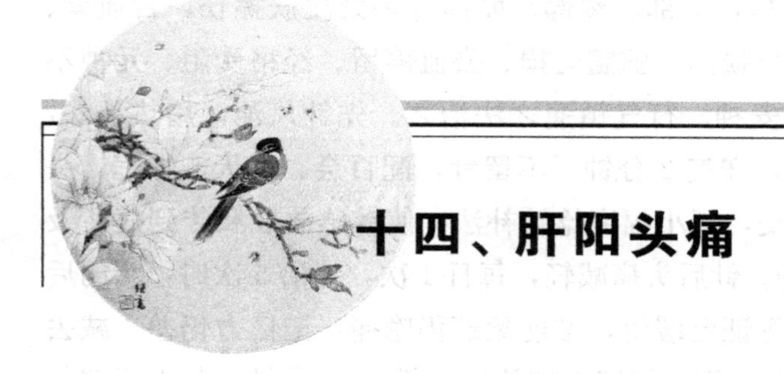

十四、肝阳头痛

1941 年 3 月，随父亲去安国县安固城村出诊，遇一刘某，女，34 岁，农民，因与婆母不和，2 年前生气后出现右侧偏头痛，经常在生气或心情不舒时发作，头痛发作时，从右后头部牵掣耳上角和右额角，似刀割肉式的剧痛，不能忍受，痛时常请人用两手掐住痛处或顶在墙上或碰击、敲打可稍缓解，一般剧痛约持续 2～4 小时方能缓解，缓解后心烦、头晕、疲乏、昏睡。精神紧张时发作。舌质红、苔薄白，脉弦。证系情志不舒、久郁化火、肝阳上亢。采用疏肝降逆、清热息风、育阴潜阳、理气镇痛之法治之。先针双风池，用泻法，使针感通过头颅传到前额，守气 2 分钟，不留针，配百会、右头维、悬颅、太阳、行间，用泻法，使针感传到病所和足趾，照海用补法，使针感放散到足心和足趾，留针 30 分钟，当即痛止。为了巩固疗效，每日 1 次，连续针 5 次。半年后随访未复发。

（郑魁山　口述　郑俊江　整理）

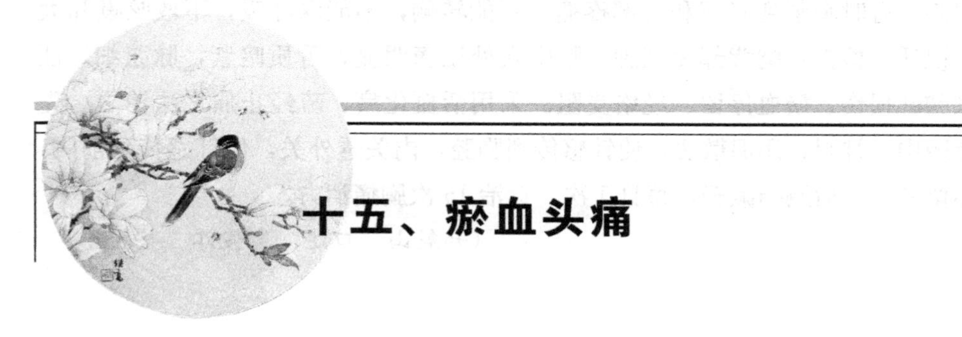

十五、瘀血头痛

1951 年 9 月，在北京广安门联合诊所，遇一董某，男，29 岁，汽车司机，因5天前在新街口出车祸，头被碰伤，当时昏迷不醒，被送往宣武医院抢救，清醒后整个头似锥子扎样的剧痛不止，口服止痛片，注射“安痛定”等仍不能缓解，并伴有头昏、眼黑、恶心、呕吐、记忆消失，检查头部右枕区有约3cm×4cm肿胀压痛，头部、额部、面部有多处皮肤擦伤，舌质紫、苔黄厚，脉弦细。证系跌仆损伤、脑髓受损、瘀血停留、经络受阻、元神不宁。采用活血化瘀、醒脑安神、行气镇痛之法治之。先针风池，用热补法，使针感通过头颅传到眼区，守气2分钟，不留针，配百会、通天、神庭、头维、瞳子髎、合谷、三阴交，用小幅度捻转补法，使针感放散和传到病所及指（趾）端，留针30分钟。针后头痛减轻，每日1次，针治5次时，头的后半部及头昏、眼黑、呕吐等证已缓解，唯前额部仍隐痛，记忆力仍差，减去通天、百会，加攒竹、神门，用小幅度捻转补法，留针30分钟，与上述穴位轮换使用，针治12次而愈，半年后随访未复发。

（郑魁山　口述　郑俊江　整理）

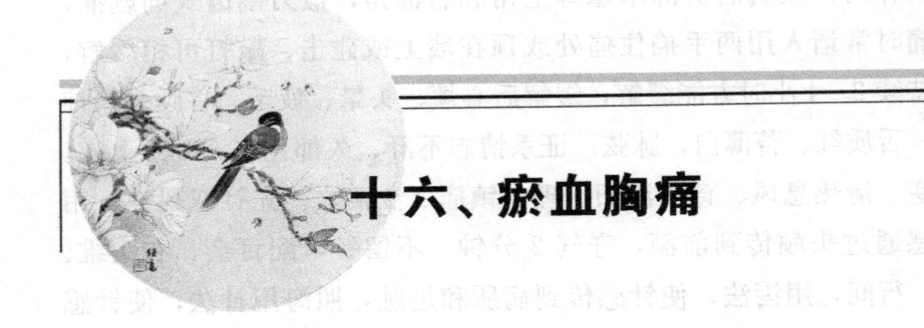

十六、瘀血胸痛

1951年11月，在北京广安门联合诊所，遇一张某，男，41岁，工人，因斗殴胸部遭人拳击，3天后胸部出现刺痛、堵闷，逐渐加剧，疼痛严重时似刀割，有时牵掣到肩部和背部疼痛，不能转侧，不能深呼吸，不敢咳嗽和大声说话。检查：胸背部无红肿，膻中穴处压痛明显，舌质暗紫，脉弦细。证系胸部损伤、瘀血停留、经络受阻。采用活血化瘀、疏经止痛之法治之。先针膻中、神封，用温散法，使针感传到胸腔，内关透外关，使针感传到前胸，不留针，针后胸痛减轻，每日1次，针治15次胸痛消失。

（郑魁山　口述　郑俊江　整理）

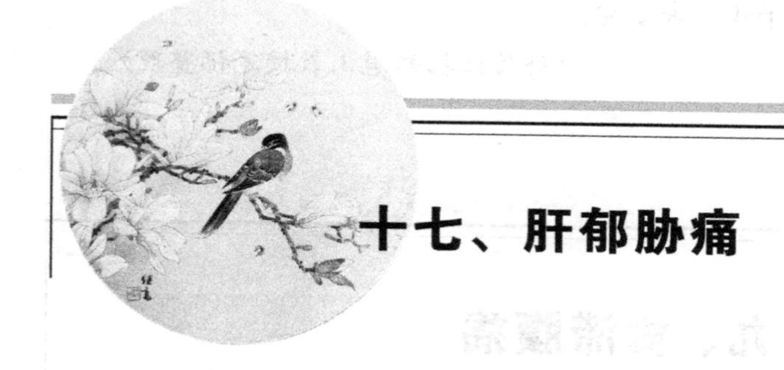

十七、肝郁胁痛

1947年9月，随父亲在北平西郊八宝庄出诊，遇一梁某，男，32岁，农民，因与人争吵、生气，心中郁闷，情志不畅，4～5天后开始出现胸胁串痛，时左时右，痛无定处，约10天后疼痛移到右侧胁肋部，因疼痛，不敢咳嗽，不能转侧身体。检查：胸胁部无红肿，第五六肋骨处明显压痛，舌质淡，苔薄白，脉弦。证系情志不遂、肝气郁结。采用疏肝解郁、理气镇痛之法治之。先针肝俞、膈俞用温通法，使针感传到“病所”，不留针，配期门、阿是穴、行间，亦用温通法，使针感放散到胁肋和足趾，留针30分钟，疼痛减轻，每日一次，针治5次疼痛消失。

（郑俊江据郑魁山教授笔记整理）

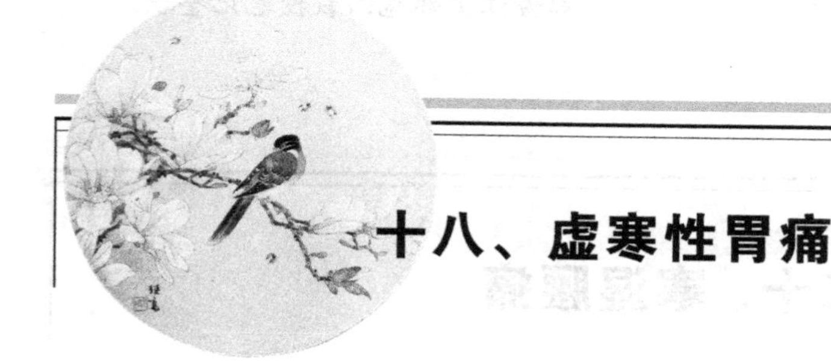

十八、虚寒性胃痛

1947年9月，随父亲在北平德胜门外索家坟出诊，遇一徐某，男，36岁，农民，4年前冒雨抢收小麦，劳累过度，出现胃痛，之后，每遇到天冷和劳累、饥饿时即胃痛发作，近来发作时胃痛加剧，时吐清水，饮食减少，疲乏无力，大便稀，检查：上腹部压痛，舌质淡，苔薄白，脉弱。证系寒湿劳倦、脾胃虚弱、脾失健运。采用健脾益胃、温中散寒之法治之。先针中脘、下脘，配天枢、足三里，用热补法，留针20分钟。针后疼痛减轻，每日1次，3次后胃痛停止，以后隔日来门诊针治1次，12次后饮食增加，大便恢复正常，体力增加。随访半年，未复发。

（郑俊江据郑魁山教授笔记整理）

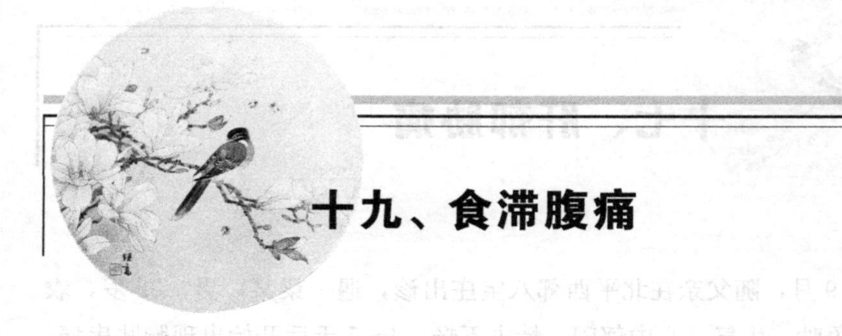

十九、食滞腹痛

1947年8月，随父亲去北平西直门外八里庄出诊，遇一陈某，男，31岁，农民，因过食鲜红枣，食后即觉腹胀，1天后开始腹痛恶心，痛则水泻，泻后疼痛减轻，不思饮食，已持续3天，检查：面色苍白，痛苦病容，脐周围压痛拒按，舌质淡，苔白腻，脉滑。证系暴食生果，食积化热，壅滞胃肠，腑气不通，采用消食导滞、调理胃肠、利气镇痛之法治之。先针中脘、天枢，用赤凤迎源手法，配下脘、气海、上巨虚，用温通针法，使针感传到腹腔和足趾，留针30分钟，针后腹痛即止。针治3次后，腹胀水泻消失。

（郑俊江据郑魁山教授笔记整理）

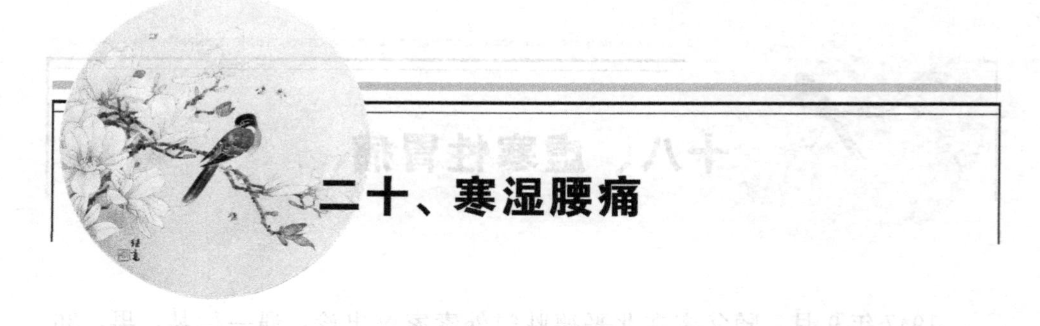

二十、寒湿腰痛

1948年10月，随父亲去北平阜城门外公主坟出诊，遇一刘某，男，33岁，农民，因3年前收割水稻时，遭雨淋受寒，出现腰部酸痛、发凉，气候阴冷时加剧，近来疼痛加剧，腰不能俯仰，连及臀部和下肢，下床困难，舌质淡，苔薄白，脉沉紧。证系雨淋涉水，寒湿侵入，客于经络，气血不畅。采用温通经络、祛散寒湿、强腰固肾、利气止痛之法治之。先针肾俞、关元俞、配秩边、环跳、委中、承山，用“烧山火”手法，使热感传到腰骶和下肢，留针 30 分钟，起针后腰痛减轻，每日 1 次，针治 6 次疼痛消失。3 个月后随访未复发。

（郑俊江据郑魁山教授笔记整理）

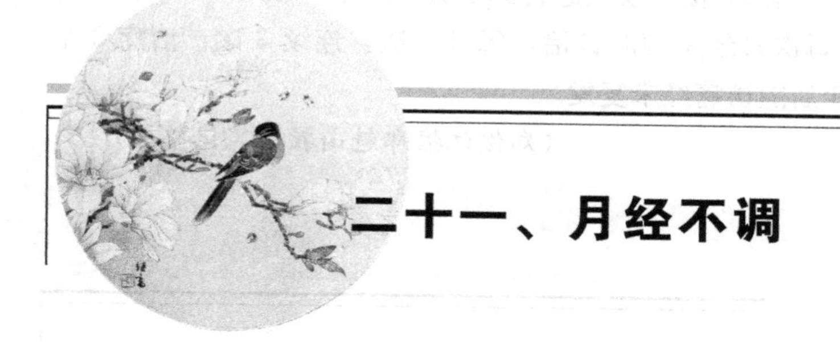

二十一、月经不调

1947 年 10 月，随父亲在北平诊所门诊，遇一徐某，女，27 岁，小学教师，1943 年夏天带学生游泳，后来出现月经周期推迟，一般推迟 15 天左右，经色黑紫，有瘀块，量少，有时小腹冷痛，检查：腹软，小腹凉有压痛，面色无华，舌质淡，苔薄白，脉沉紧。证系寒湿侵袭，经行受阻，寒客胞宫，血源不足。采用散寒利湿、温经养血、培补冲任、暖宫镇痛之法治之。先针关元、三阴交、配天枢、气海，用热补法，使热感传到小腹和下肢，留针 30 分钟，针治 1 次后小腹冷痛消失，以后每逢月经来潮前针治，每日 1 次，连续 3～4 次，治疗 2 个周期，共针 12 次，月经周期恢复正常，症状消失，半年后随访未复发。

（郑魁山　整理）

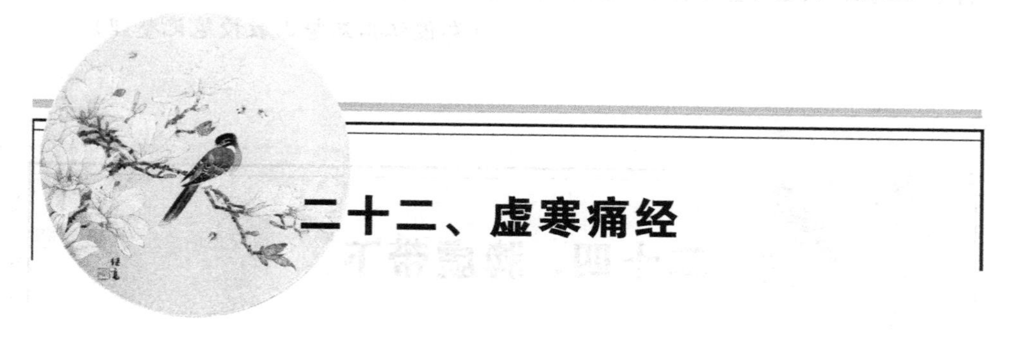

二十二、虚寒痛经

1946 年 9 月，随父亲去北平德胜门外索家坟出诊，遇一徐某，女，22 岁，农民，18 岁时行经期下地劳动，遭到雨淋，以后，每逢月经来潮时小腹剧痛，已持续 4 年。治疗时已行经 5 天，每日小腹仍剧痛 4～5 次，每次持续

30～50分钟，月经量少色淡。检查：小腹凉，喜暖、喜按，面色无华，舌质淡，苔薄白，脉沉细。证系体质素虚，经期受寒，客于胞宫，经行不畅。采用祛寒暖宫、调补冲任、益气养血、温经止痛之法治之。先针关元、三阴交，配气海、归来、血海，用热补法，使热感传到小腹和下肢，留针30分钟，针后小腹痛消失，以后每次月经来潮时针治，每日1次，连续3次，治疗3个月，共针10次，半年后随访痛经未复发。

（郑俊江据郑魁山教授笔记整理）

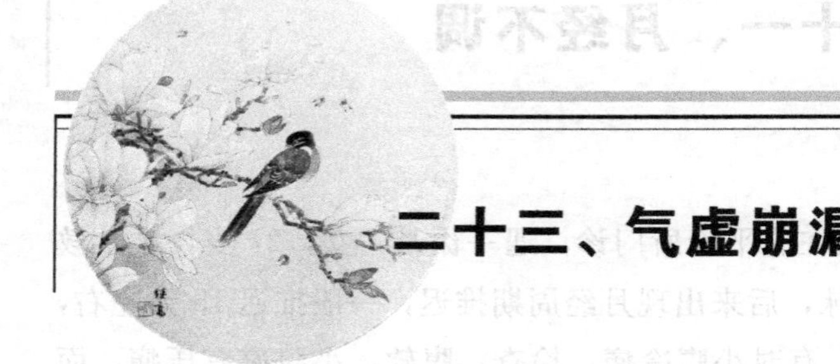

二十三、气虚崩漏

1951年12月，随父亲去北京广安门外关厢出诊，遇刘某，女，34岁，小学教师，子宫出血，血量少但淋漓不止，内有血块，色淡红，每天出血约50～80ml，头昏，腰酸痛，疲乏无力，已持续5个月。检查：腹软无压痛，舌质淡，苔薄白，脉沉细。证系素体脾虚，中气不足，统摄无权，冲任不固。采用健脾益气、固摄经血、培本固元、温补冲任之法治之。先针血海、隐白，配气海、关元，用热补法，使热感传到小腹和足趾，留针30分钟，针后出血停止。每日1次，连续治疗6次未再出血，半年后随访未复发。

（郑俊江据郑魁山教授笔记整理）

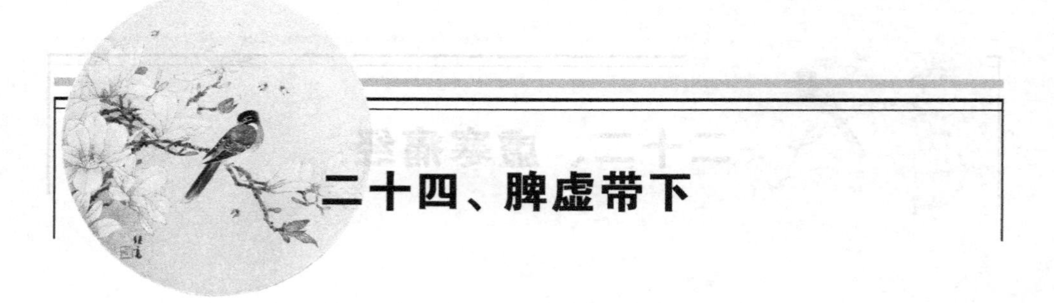

二十四、脾虚带下

1948年4月，随父亲在北平门诊，遇一王某，女，38岁，工人，2年前生育满月后，阴道出现白带，开始时量少，后来量逐渐增多，连绵不绝，色白，饮食减少，大便溏泻，精神疲倦，四肢无力。检查：腰骶部关元俞、上髎、次髎穴处有压痛，手足皮温低，舌质淡、苔薄白，脉缓。证系脾虚不运，水湿内停，胞脉不固，任带失约。采用健脾益气、调理任带、固摄胞脉、利湿止带之法治之。先针带脉、三阴交，配气海、关元、上髎、阴陵泉，用热补法，使热感传到腰骶、小腹和足趾，留针 20 分钟，每日一次，针治 3 次，白带减少，改为隔日 1 次，针治 34 次症状消失。1 年后随访未复发。

（郑俊江据郑魁山教授笔记整理）

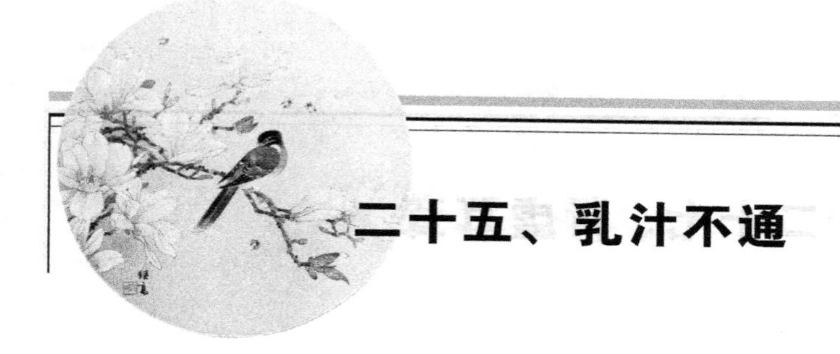

二十五、乳汁不通

1948 年 11 月，随父亲去北平安定门外大街出诊，遇一王某，女，26 岁，产后半月，因和丈夫争吵生气，乳汁突然减少，右乳房胀痛，胸闷胃胀，嗳气心烦，检查：右乳房无红肿，有压痛，舌质红，苔薄白，脉弦。证系肝郁气滞，气血失畅，乳汁不通。采用疏肝解郁，宽胸理气，活络通乳之法治之。先针膻中，向右乳房横刺，用平针法，不提插不捻转，推针缓进。使针感传到右胸，少泽针尖向上斜刺，配阿是穴、膺窗，亦用平针法，留针 20 分钟，针治 1 次后乳汁增多，每日 1 次，针治 3 次后，乳汁已能满足婴儿食用。1 个月后随访，乳汁充足。

（郑俊江据郑魁山教授笔记整理）

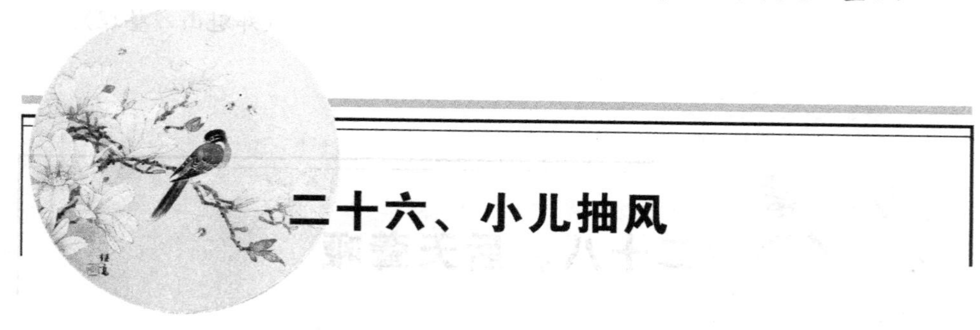

二十六、小儿抽风

1948 年 9 月，随父亲在北平阜城门外八宝庄出诊，遇一李某，男，2 岁，其母代诉：患儿感冒高烧，咳嗽 2 天后突然四肢抽搐，持续不止已半天。检查：体温40.1℃，神志昏迷，两目上视，牙关紧闭，角弓反张，颈项强直，四肢抽搐，口唇和三关纹青紫。证系外感实邪，入内化火，热极化风。采用祛邪清热、开窍醒神、息风镇痉之法治之。先针人中，向鼻中隔斜刺，以泪出为度，合谷，向两掌骨之间斜刺，配风府、大椎、后溪、申脉用泻法，十宣、大敦点刺出血，针后抽搐停止，观察2小时，未抽搐，体温降至38℃，为巩固疗效，每日一次，连续针治3天未再抽搐，体温降至正常。

（郑魁山　整理）

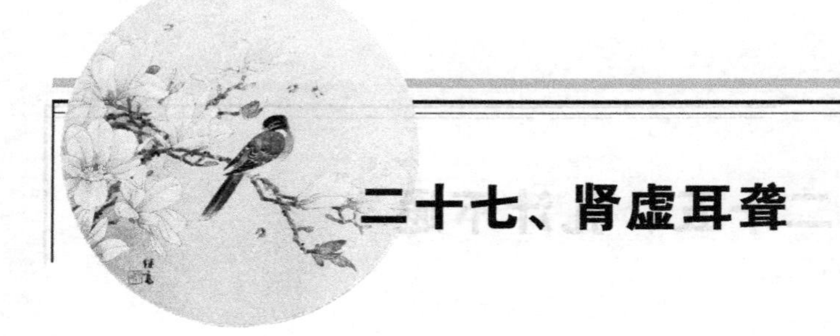

二十七、肾虚耳聋

1951年12月，随父亲在北京市广安门联合诊所，遇一赵某，男46岁，工人，10年前出现左侧耳鸣，2年后听力就逐渐丧失了。接着右耳又出现耳鸣耳聋。检查：听不到对面说话声，不能辨别手表声，用手指压按听宫穴，耳鸣声减弱，舌质淡、苔薄白，脉弦细。证系肾精不足，不能上达。采用补肾益精疏导少阳、开窍聪耳之法治之。先针听宫、中渚，用热补法，使针感分别传入耳内和手指，配百会、翳风、肾俞、照海，用捻转补法，留针20分钟。每日1次，针治3次耳鸣减轻，10次后在电话中能清楚地听到对方讲话的声音，共针治40次，能听清对面说话声和手表声。

（郑魁山　整理）

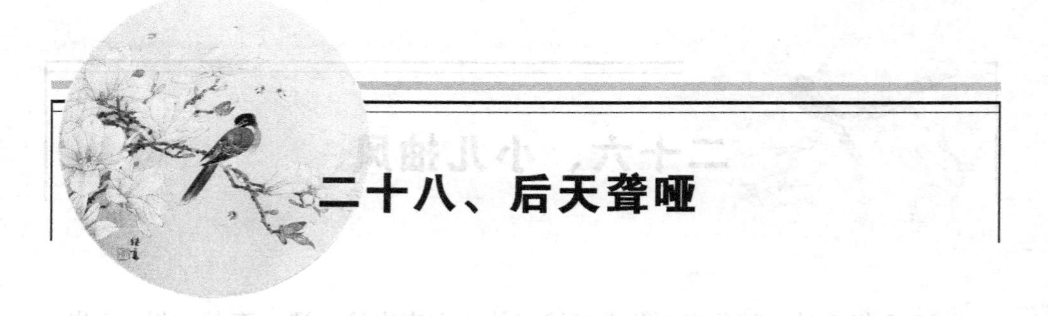

二十八、后天聋哑

1952年8月，在北京市广安门联合诊所，遇一刘某，男，10岁。其父代诉：患者2岁时发高烧，治愈后发现丧失了听、说能力，甚至听不到敲锣声，西医诊断为完全性聋哑，到处求医未见效。检查：患者不能辨别背后击掌声，不会说1、2、3，舌质红，苔薄白，脉弦数。证系外邪侵袭，壅塞经络，清窍被蒙。采用祛邪扶正、疏通经络、聪耳开窍之法治之。先针听宫，用进火补法，使针感放散到耳内，哑门用“金鸡啄米”手法，使针感放散到喉舌部，配耳门、翳风、外关，或听会、百会、中渚，亦用进火补法，留针20分钟，2组穴位轮换使用，每日1次，治疗20次后，能听到吹号声，又加上针上廉泉向舌根斜刺，治疗40次后，能说1、2、3、4，针治5个月能辨别高低声讲话，并能叫爸爸、妈妈。半年后随访，已能说简单语句，上课坐第一排能听老师讲课。

（郑魁山　整理）

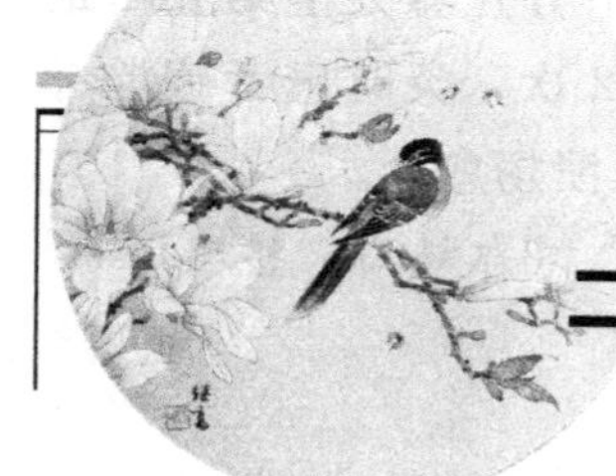

二十九、实火牙痛

1948年9月，随父亲去北平德胜门外关厢出诊，遇一海某，男，32岁，工人，左侧下牙痛3天，口苦口臭，大便干燥，坐卧不安，不能进食，服止痛片未好转，检查：左侧下齿龈红肿，压痛拒按，脉数有力，舌质红，苔黄燥。证系阳明积热，久郁化火，上犯齿龈。采用疏泻阳明、清热止痛之法治之。先针下关、翳风、合谷，配颊车，用凉泻法，使凉感分别传到齿龈和手指，留针30分钟，针后牙痛即止。第2日复诊，牙痛未犯，但齿龈仍红肿，又按上述方法加阿是穴（左侧下齿龈红肿处）点刺出血，第3天症状消失。

（郑魁山　整理）

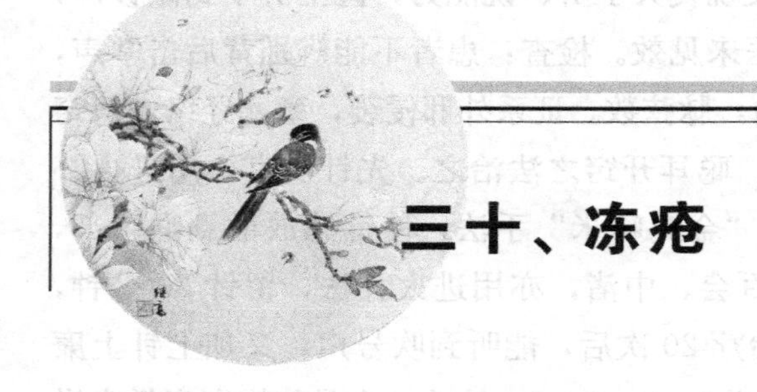

三十、冻疮

1948年12月，随父亲去北平西苑出诊，遇一杨某，男，16岁，农民，上山砍柴时，因刮风下雪冻僵双脚，由邻居背回家后，两脚红肿痒痛不能走路。检查：两足背红肿，外侧较重，两足外踝前下方和第五跖趾关节处有四处溃疡。证系寒湿侵袭，肌肉损伤。采用温散寒湿、疏经活血、消肿止痛之法治之。取申脉、京骨、阿是穴（从外踝前下方丘墟处至第五跖趾关节处），用熨热灸往返施灸30分钟，每日早晚灸2次，灸时患者感觉奇痒，灸治3天红肿逐渐消退，溃疡面缩小，灸治6天溃疡愈合。

（郑魁山 整理）

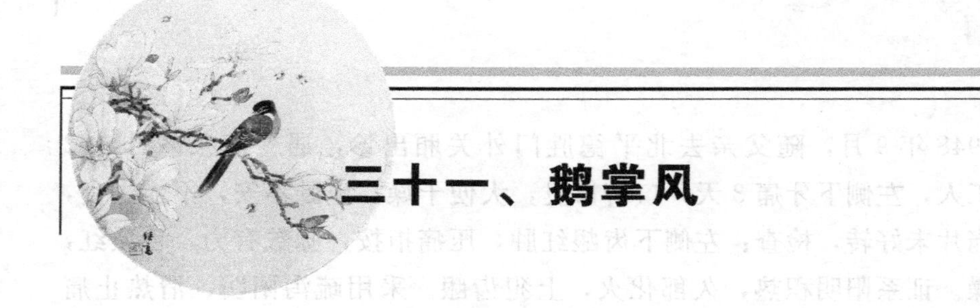

三十一、鹅掌风

1947年10月，随父亲在北平门诊，遇一孟某，男，51岁，右手掌起硬皮、干燥奇痒已20年，有时干裂疼痛出血，有时起疱流黄水，脱屑。检查：右掌心见灰黑色硬皮，并见有3条干燥皲裂，能挤出黏稠黄水，舌质红、苔薄白，脉浮滑。证系风寒侵袭，经络郁滞。采用祛风散寒、疏经活血、除湿止痒之法治之。握拳取合谷透劳宫，配后溪用“烧山火”手法，使手有热感，手掌、手指出汗，并用2条毛巾在开水中浸泡后，交替乘热将手包缠30分钟，使继续出汗，每日1次，针治12次痒痛和硬皮消失。1949年12月又出现痒痛、硬皮，但症状较以前轻，针治10次后症状消失。1年后随访未复发。

（郑魁山 整理）

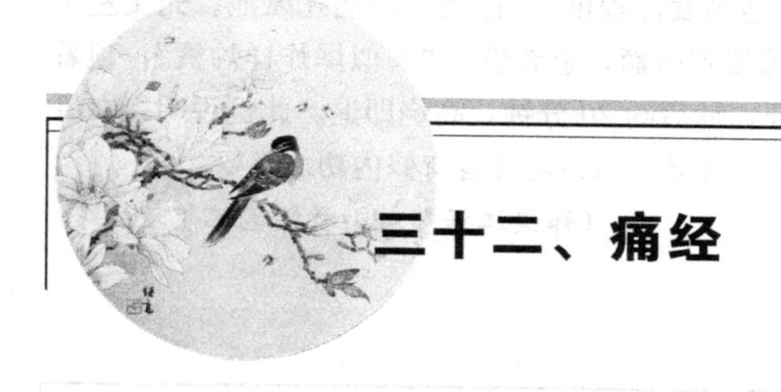

三十二、痛经

1938年7月，随先父毓琳公去安平县陈家庄出诊，遇一陈某，女，24岁，患痛经、月经不调，每次月经前3～5天，小腹即开始剧痛难忍，痛时卧床不能活动已6年。检查：脉沉迟，舌质淡、苔白腻，证系寒客胞宫，治宜祛寒除湿、温暖胞宫。先父让我针三阴交用“温通法”，使温热感传到腹部，我即以左手压按针穴“关闭法”，右手持针向斜上方斜刺，但热胀感只传到了膝下。先父说：“腿的体位姿势放得不合适，所以针感通不过膝关节。”于是先父让患者平卧，将下肢外展伸直，足略高于膝，左手握住患者右腿、拇指压紧三阴交，右手持针紧贴左手拇指指甲，向正上方斜刺，候至气至，左手加重压力，努力向上推，同时右手持针向上推进，温热感即传到了腹部，两侧三阴交针后，留针到5分钟，患者说：“小腹疼痛消失”，连续治疗10次，半年后随访未复发。此例说明：即使断病取穴准确，操作手法时患者的体位不对也会影响疗效，医者不可不知。

（郑俊江据郑魁山教授笔记整理）

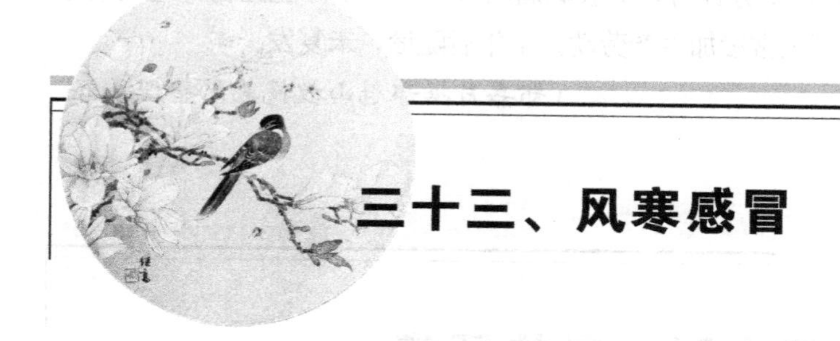

三十三、风寒感冒

1937年3月，随先父去安国县甄家庄出诊，遇一井某，男，31岁，患风寒感冒，高烧不退，脉浮数，治宜疏风、散寒、解表。先父让我针风池、合谷，用“烧山火”手法取汗，由于自己功力不够，针风池时热胀感只传到脑户，合谷的热胀感只传到手腕，而且只是手心、前额有少量潮汗。先父说：

"针力不够，刺激量太轻，没达到发汗程度"，让我看着他扎风池。先父左手压按针穴，迅速进针，热胀感传到前额，患者说："头似爆炸样灼烫"，顶着守气不到1分钟，即全身出汗，针后约20分钟，高烧即退。此例说明，在针灸治疗中，医者的功力往往决定疗效，所以习针者有修内功之必要。

（郑俊江据郑魁山教授笔记整理）

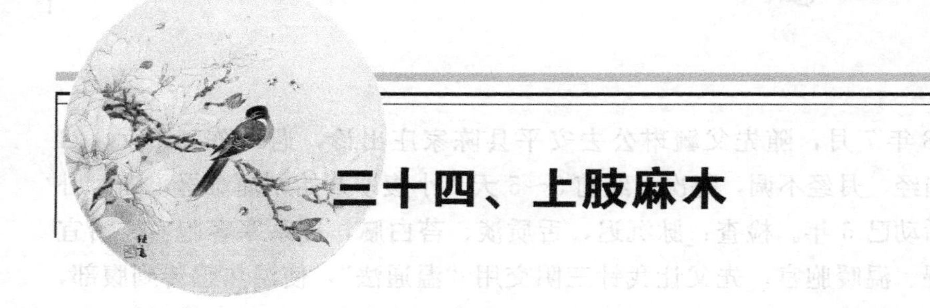

三十四、上肢麻木

1938年3月，随先父去博野县杨村出诊，遇一牛某，男，45岁，患上肢麻痛，右手无力不能握物5天。其人面色润泽、脉沉涩、臂臑穴处有明显压痛，证系寒湿客于肩臂，治宜温经散寒、活血止痛。先父让我针天宗用"穿胛热"法，使温热感传到小指。我即以左手揣准右天宗用"关闭法"，右手持针向斜上方斜刺，用热补法，但温热感只传到了肩部，先父说："患者上肢放得不牢，你的腿站得不稳，押手和刺手用得不得法。"先父让患者取俯伏位坐稳，左手拇指压按天宗穴，其他四指排开放在针穴左侧，右手持针沿左拇指指甲向斜上方斜刺，得气后行热补法，守气时左手加重压力，努力向肩头推，同时右手持针向肩头推进，温热感即传到了手指，留针10分钟时，上肢麻痛明显好转，手即能握物，继续治疗7次，已无任何不适，可正常参加生产劳动，半年后随诊，未复发。

（郑嘉月据郑魁山教授笔记整理）

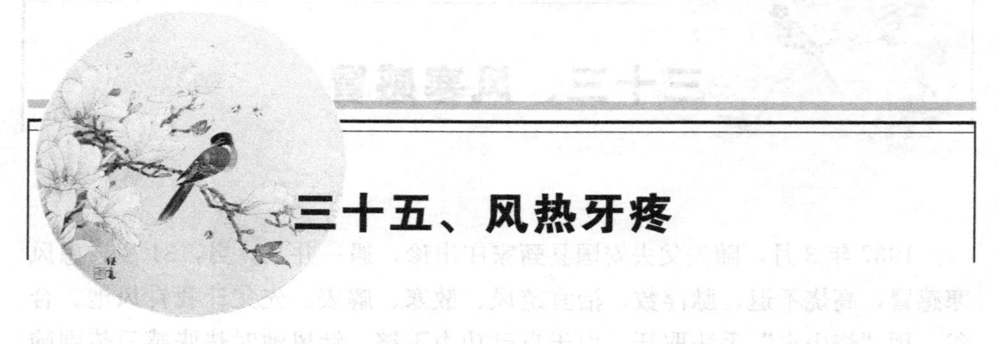

三十五、风热牙疼

1938年9月，随先父去博野县许村出诊，遇一戴某，男，23岁，患齿龈肿痛，不能嚼东西 5 日。其人面红、口舌发干、鼻生黄疮、脉实有力，证系内有郁热、风邪内动，治宜泻热祛风。先父让我针合谷，用“凉泻法”使麻凉感传到齿龈，我即以左手揣准穴位，用“关闭法”右手持针向上直刺，得气后用凉泻法，但麻胀感只传过手腕，没有凉感，患者齿龈仍然肿痛如故。先父说：“患者的体位姿势和你的操作都不符合要求。”遂让患者平卧，上肢伸直，右手虎口向上，先父左手四指握住患者四指，拇指压按合谷，右手持针沿左手拇指指甲向虎口两岐骨间直刺，得气后左手拇指努力向上推按，同时右手持针向肩部推进，候至触电感传到齿龈，左手减轻压力，右手捻提、拉着守气不到 1 分钟，患者说：“牙齿和周身都有凉的感觉了，好像一阵阵凉风吹过似的”。我当时也摸了一下患者手掌，比以前凉多了，并且患者被针手的皮肤发白，留针约 10 分钟，牙齿就不痛了。

（郑嘉月据郑魁山教授笔记整理）

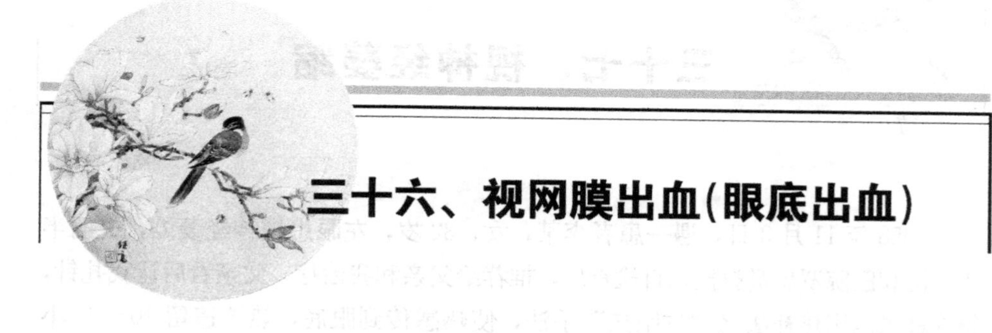

三十六、视网膜出血(眼底出血)

1953 年 3 月，中央组织局局长张文豹经最高人民检察院院长高克林介绍，就诊于北京西单刑部街奉天会馆内的郑氏针灸门诊。其患视网膜出血、玻璃体混浊、视物模糊已 1 年，经同仁、北大、中苏友谊院诊治无效，苏联专家建议到莫斯科置换义眼，因复明无望，未能成行。毓琳公经望诊和脉诊后，断定系失血后未及恢复又受外伤以致眼底瘀血阻滞眼络而致。张文豹回忆乃 1 年前先为别人输血后又在机关篮球赛时击中左眼，确有其事。于是，毓琳公针其风池，用“过眼热”手法，曲鬓、角孙，用热补法，出针后告诉患者：“针后，头和眼睛要热 3 天，不论多热也不要管它，万不可上眼药水和饮用冷水。热不到 3 天，眼底瘀血就不能化散吸收。”第 3 天患者来复诊说：“针后当天晚上头和眼睛灼热特别厉害，一夜没睡，第 2 天头和眼睛仍灼热，医院给了些眼药水，晚上点了几次才睡觉”。毓琳公说：“我说的话你不听，我用了很大功力，才使你的头和眼睛能热 3 天，你却用眼药水把热的效果破坏了，没有热的效果就治不了你的病，你别治了。”毓琳公决然拒治，后经高克林调解方得续治。连续治疗 10 次后，眼底瘀血减少，针治 4 个月后，眼底瘀血消失，视力恢复。为了防止复发，每周针治 2 次，巩固疗效，观察到年底未复发而停诊。

此例说明了毓琳公临证时的充分自信和不奉迎权贵的严谨治学态度。后来这种治疗视网膜出血（眼底出血）的方法，经多次实践证明疗效确切，获得中央卫生部 1958 年科研成果奖。协和医院罗忠贤教授说："用针刺热补法，使患者眼内发热，通络化瘀生新，既安全可靠又节省费用，比西医的发热疗法疗效高，应当肯定。"

（田大哲据郑魁山教授口述整理）

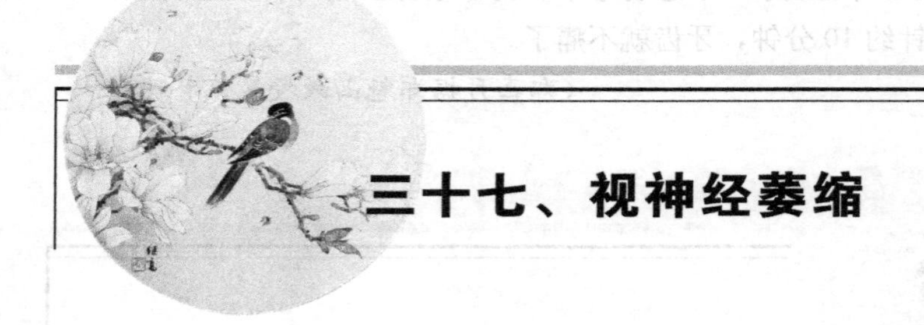

三十七、视神经萎缩

1958 年 11 月 3 日，遇一患者李某，女，32 岁，左眼患视神经萎缩，失明半年。协和医院罗忠贤教授亲自检查后，推荐给父亲和我治疗。父亲看后让我扎针，每次针风池用热补法之"过眼热"手法，使热感传到眼底，热感遗留 10～20 小时，每治疗 12 次检查 1 次，治疗到 1959 年 2 月 25 日，患者左眼的视力由初诊时眼前手动恢复到 1.0。罗教授说："扎针能使头部和眼球发热，血管就能扩张充血，视力就能逐渐恢复，这比在人身上注射细菌（指结核菌素），更安全可靠。"

（郑嘉月据郑魁山教授口述整理）

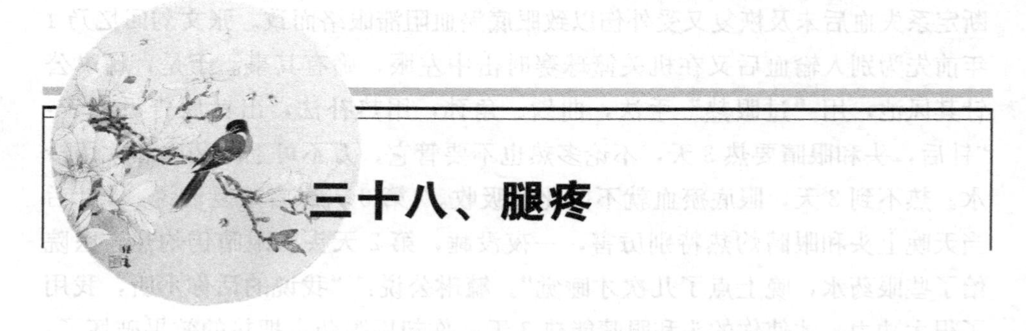

三十八、腿疼

1937 年 1 月 16 日，随先父去安国县南堡村出诊，遇一宋某，男，14 岁，学生，因左腿剧痛昼夜不止，不能站、不能坐、斜靠在四床重叠起来的棉被上，不能入睡已7天。其父用双臂搂抱住腰部，姑母用双手握紧左腿用力牵拉着，能使剧痛缓解一会，吃点食物或打个瞌睡。检查发现左臀部的肌肉松软消瘦，右臀部的肌肉丰满隆起，好像左臀部的肌肉抽到右臀部去了，腰骶椎亦向右侧倾斜，左腿肌肉松软萎缩，面色苍白，痛苦面容，脉弦紧。当时我给他针左秩边、环跳、承扶、委中、承山，用提插补法，留针30分钟，剧痛虽缓解了，但起针后又疼痛如初；一日针了3次，连续针3天后，病情如故。先父即嘱我改用巨刺法针右侧的秩边、环跳、承扶、委中、承山，每日针1次，针第1次剧痛减轻，晚上即入睡，针第2次剧痛停止，能走路，又针治2次，疼痛就消失了，为了巩固疗效，又针了3次，不但左腿没犯痛，而且腰骶椎、左臀及下肢肌肉也恢复了正常，行走如常人。

按：《灵枢·官针》："巨刺者，左取右，右取左"，又岐伯云："痛在于左而右脉病者，则巨刺之。邪客于经，左盛则右病，右盛则左病，亦有移易者，左痛未已，而右脉先病，如此者，必巨刺之，必中其经，非络脉也"，此效之故也。

（郑嘉月据郑魁山教授笔记整理）

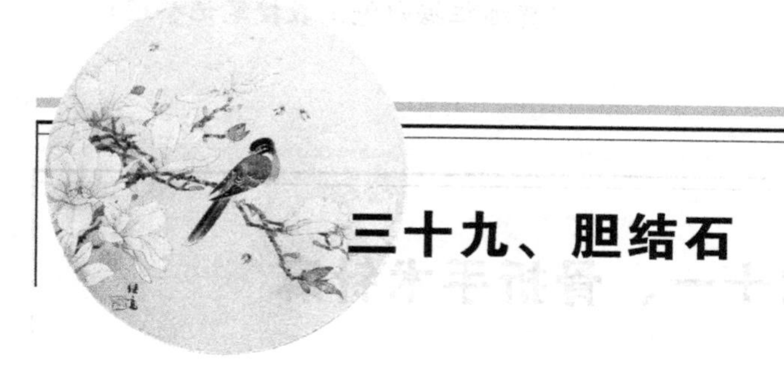

三十九、胆结石

1937年11月3日（甲午日），随先父去博野县南娄村出诊，遇一刘某，男，53岁，农民，患胆结石已1年，每日夜里子时胁肋痛，过时即逐渐缓解，次日时辰一到胁痛又作。此症按时发作，规律性极强，故考虑应用子午流注针法之纳子法治疗，于当日子时针阳辅、丘墟，用泻法，留针1小时，针后疼痛减轻；第2日子时，针阳辅、足临泣用泻法，留针1小时后疼痛消失；第3天患者说：今天早晨腹痛2～3小时，大便后发现便内有5～6块小石头，便后腹部即不痛了。又按上述方法针治1次，胁痛再未复发。

纳子法对治疗顽固性病症之按时发作有特效，这是我们观察几十年得出的结论。

（贾远征据郑魁山教授笔记整理）

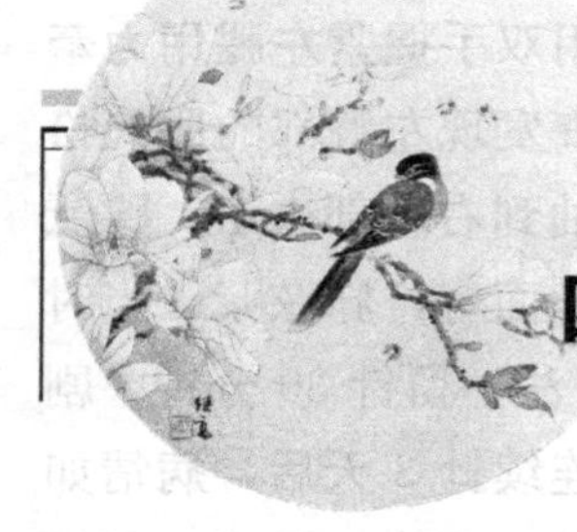

四十、胃脘痛急性发作

1937年7月8日（丙申日）20时（戊戌时），随先父去安国县门东村出诊，遇一郑某，男，48岁，农民，患者胃脘痛已12年，经常发作，有时呕吐，当天上午呕吐带血，下午大量吐血。虑其为慢性病急性发作，即针内庭、足三里，用小幅度捻转补法，留针30分钟，吐血停止；第2天是丁酉日，又于戊申时针解溪、足三里，用小幅度捻转补法，留针30分钟，胃痛和吐血就止住了。随诊半年，未见复发。

纳甲法对治疗慢性病急性发作有特效，这也是我们临床观察几十年得出的结论。

（贾远征据郑魁山教授笔记整理）

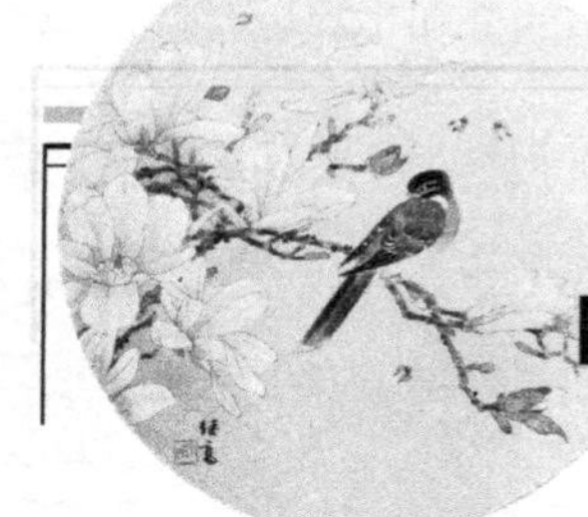

四十一、骨折手术针麻

1937年2月21日（己卯日）戊辰时，随先父去安国南堡村出诊，遇一宋某，女，51岁，农民。右腿腓骨骨折，卧床已3天。患者的亲家是骨科医生，准备给她接骨怕患者不能忍受正骨、接骨时的疼痛，请我们协助用针刺镇痛，当时我依父亲要求，按“灵龟八法”开穴，先针左足临泣、右外关，用小幅度捻转补法，留针至5分钟，患者好像睡着了，当即让骨科医生手术，又留针1个多小时，正骨、接骨、打上小夹板，手术完毕后拔出针，唤醒患者时，患者对医生说：“给我接骨呀！”我们说：“已经给你接好了。”她不相信，问：“为什么没觉痛呢？”坐起来才知道已接好了。

灵龟八法对治疗剧痛是有特效的，这是我们几十年临床实践中总结出的另一条经验。

（贾远征据郑魁山教授口述整理）

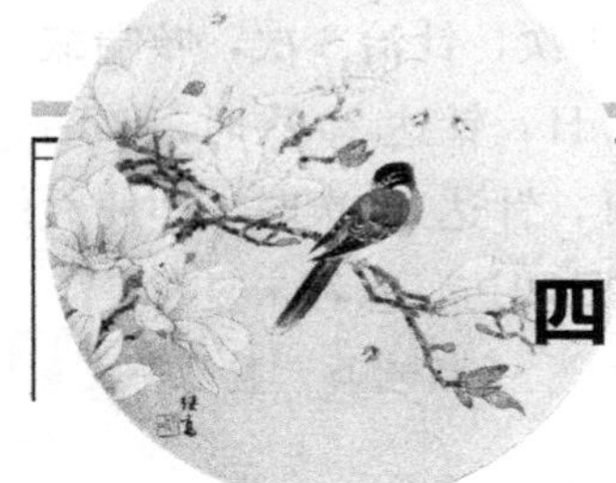

四十二、发热

谷姓男，54 岁，北京宣武区食品厂工人。1964 年 12 月 30 日就诊。

初诊：发热并咽疼两日，其人恶寒无汗、鼻塞流涕、咽喉肿痛、咳嗽痰多、胸闷、头晕、喑哑。舌质淡，苔薄白，脉浮而有力，右大于左。此系风寒束肺、肺气不宣故也，治宜祛风散寒、解表宣肺。取穴：风池、大椎、风门、肺俞，用“烧山火”手法，不留针；列缺、合谷，亦用“烧山火”手法，留针 20 分钟。针时，令患者全身出汗。针后，患者自觉彻体轻松。

二诊：次日，患者已无发热恶寒，咳嗽吐痰减少，咽痛、鼻塞、喑哑诸症亦减轻，效不更方。

至四诊时，脉转沉细，诸症若失，痊愈停诊。

（贾远征据郑魁山教授笔记整理）

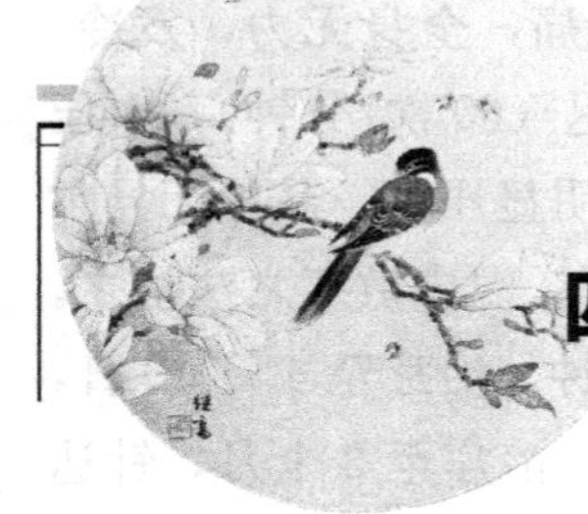

四十三、咳嗽

李某，男，40 岁，北京宣武区玻璃厂工人，1957 年 8 月 11 日初诊。

咳嗽气喘 30 年。患者 9 岁时，上学受凉后开始咳嗽，以后每年冬季咳嗽，气喘，痰多，逐年加剧，夜间不能平卧，仅能睡 3～4 小时，并伴有食欲减少，全身酸软无力，头昏头痛等。曾多次到医院治疗，均不能除根。检查：

慢性病容，桶状胸，两肺呼吸音粗糙，可闻及哮鸣音，咳喘气微，动则气促，痰多，呈白色黏液状，吐痰无力，面色苍白，舌苔薄白，脉滑细，心率78次/分。西医诊断为“慢性气管炎、支气管哮喘”；中医辨证系肺肾气虚，寒邪犯肺，引动伏饮，痰阻气道。采用补肾宣肺、化痰定喘之法治之。取百劳、大椎、肺俞、肾俞，用热补法，留针20分钟。每日1次，针治3次，咳喘减轻，痰亦减少，夜间能睡4～6小时。治疗至9月11日，针达20次时，咳喘基本消失，精神好转，夜亦无痰。治疗至10月10日，针达32次时，即使天气变化亦无任何症状出现，即停诊。1958年2月15日随访，患者未复发。

（郑魁山　整理）

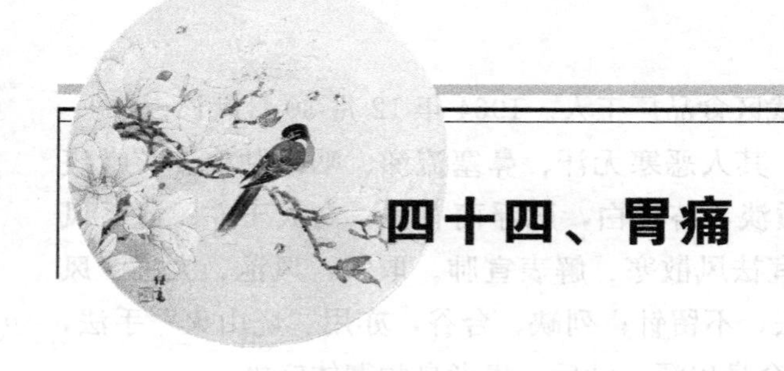

四十四、胃痛

何某，女，50岁，北京人，市民。1954年4月9日初诊。

胃痛呕吐反复发作30余年。患者于14岁患胃病，每年秋季和天冷时胃痛较重，嗳气吞酸，逐渐加重。1953年病情更加恶化，曾经北京某医院诊断为“胃下垂”、“胃溃疡”，经过治疗未见显著效果。现在患者胸中满闷，气短，胃痛腹胀，打嗝，呕吐食物，有时连续呕吐，口渴喜热饮，但水入即吐，喜服苏打片，自觉服用后胃内比较舒适一些，腰背酸痛，全身无力，发冷、无汗，大便灰白色。检查：舌质淡，舌苔薄白，脉沉迟（60次/分钟），血压90/60mmHg，全腹部压痛，特别是右季肋部僵硬而有明显压痛，其他无异常所见。中医辨证系脾胃虚寒，中气下陷。采用健脾养胃、温中散寒之法治之。取上脘、中脘、内关、足三里，用热补法，留针30分钟。治疗至4月10日，针治6次时，腹痛及呕吐基本消失，腹部压痛已减轻。治疗至2个月，针达21次时，症状即完全消失。为了巩固疗效，每月针1次，观察至11月8日，又针6次，已完全恢复健康。

（郑魁山　整理）

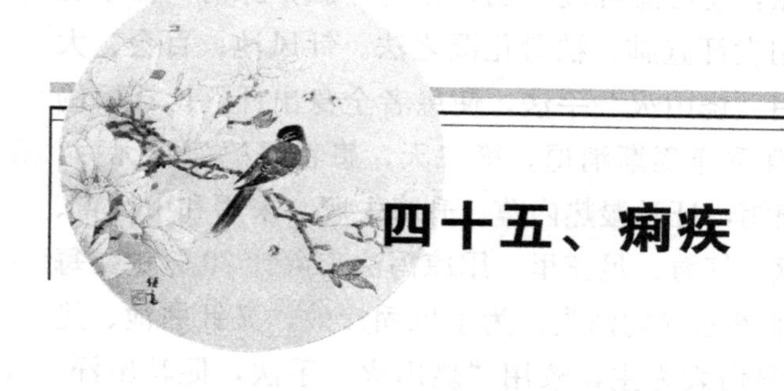

四十五、痢疾

陈某，男，16岁，北京新七中学生，1957年9月2日初诊入院。

腹痛、大便带脓血4天。患者1957年8月30日上午吃甜瓜，下午即感肚子不适，腹泻1次；8月31日大便15次，便稀、带脓血，伴有发烧。经居民医院诊断为“细菌性痢疾”，服中、西药未见好转。患者每4～5分钟泻肚1次，带有脓血，腹痛甚，有下坠感。检查：体温39℃，急性病容，有轻度脱水，精神不振，舌苔黄腻，脉滑数，心率82次/分，血压120/80mmHg，心肺未见异常，腹部平坦，脐周有压痛，以天枢穴处最明显，肝脾未触及。听诊：肠鸣音增强。化验：白细胞11.7×10^{9}/L，中性82%，淋巴17%，单核1%，红细胞4×10^{12}/L，血红蛋白12g/L；尿常规呈酸性，蛋白及糖（－），白细胞少；大便检查呈黄色，黏液及脓细胞（＋），红细胞少，大便细菌培养发现痢疾杆菌生长。西医诊断为“急性细菌性痢疾”；中医辨证系饮食不洁，热蕴胃肠。采用清热导滞、疏调胃肠之法治之。取中脘、天枢、气海、足三里，用凉泻法，留针30分钟，每日针治1次。针治2次后，腹痛、泻痢和发烧消失。治疗至9月9日，针达8次时，检查完全恢复正常，治愈出院。

（郑俊江据郑魁山教授笔记整理）

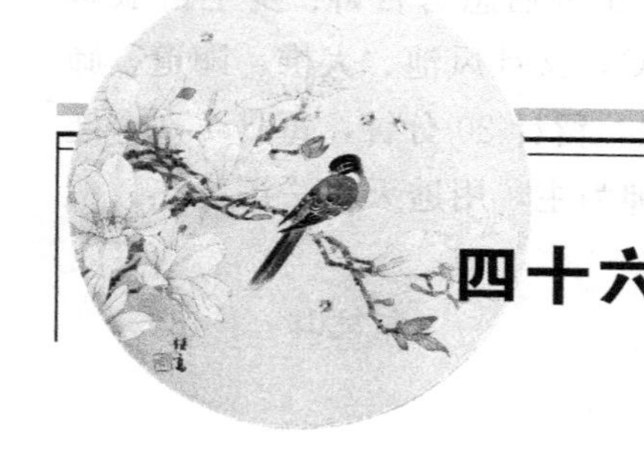

四十六、暑湿

1937年7月15日，随父亲在博野县小王村遇一郝某，男，31岁，农民，在农田干活，突然中暑昏倒，抬回家中，醒后患者头重剧痛，肢体酸困重痛，身热恶寒，有微汗，胸闷腹胀，恶心想吐吐不出，舌苔厚腻，脉滑，证系暑热伤表、肺气不得宣降，采用发汗宣肺、祛暑化湿之法。针风池、百会、大椎、列缺、合谷、足三里，用“烧山火”手法，使患者全身出汗，出汗后约一个半小时，身热恶寒、全身重痛逐渐消退。第二天，患者仍感疲乏无力，脘腹闷胀，不思饮食，大便溏泻，证系湿热内蕴、升降失职，采用和中健胃、清暑利湿之法，针中脘、天枢、气海、足三里，用凉泻法，留针 20 分钟。每日 1 次，针治 3 次，脘腹闷胀等症状均消失。为了巩固疗效，又针曲池、足三里 2 次而愈。此证先以暑湿伤表为主，故用“烧山火”手法，促其出汗，以祛暑湿。汗出后身热恶寒得解，湿热内蕴为主，用和中利湿以调之，而病愈康复。

（郑魁山　整理）

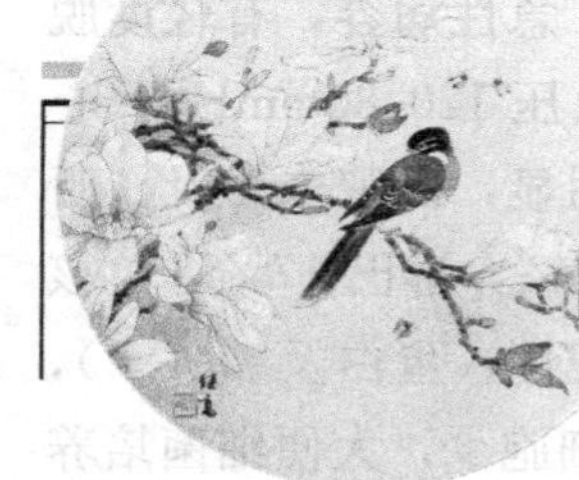

四十七、高热

1938 年 4 月 12 日，随父亲在北平索家坟遇一徐某，男，8 岁，学生，高热（体温 40.3℃）惊厥，阵发性抽搐一天多，头痛，咽喉肿痛，咳嗽，有时神昏、谵语，脉浮数，证系风热犯肺、内陷心包，采用泻热醒神、疏风清肺之法，针风池、大椎，不留针，人中、尺泽、内关，用泻法，合谷用“透天凉”手法，使患者全身出汗，留针 30 分钟，出针后患者自诉：身上舒服多了，但仍有头痛、咽痛、咳嗽。复测体温 38℃，又针风池、大椎、陶道、肺俞，用凉泻法，不留针，尺泽、合谷用凉泻法，留针 30 分钟，每日 1 次，连续针治 5 天病愈。此证以热陷心包，扰动心神为主，用透天凉法泻高热、醒心神，抽搐自止。

（郑魁山　整理）

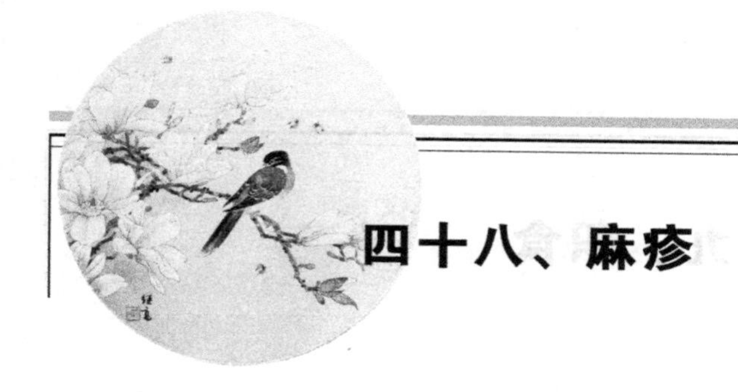

四十八、麻疹

1. 民国八年（1919年）春，安国一带麻疹散发流行，许多患儿因服药困难，死亡无数，令当地诸多名医棘手。毓琳公运用针灸、点穴等方法大显身手，所诊患儿无一死亡，以致门庭若市，毓琳公也因此7个昼夜未能合眼。其中患儿郑某，女，3岁，患麻疹三日，高热惊厥不止，呼吸窘迫，面色青紫，喉中痰声漉漉，经他医误治疹毒内陷，命悬一线，转求于毓琳公。毓琳公疾用右手拇食二指掐住患儿双侧人迎穴，中指点压天突穴，使其向上憋气，吐出恶痰若干，复用食指点压患儿膻中穴，惊厥立止，面转红润，麻疹复出，患儿得救。一旁观诊者悄无声息，面面相觑，继而欣喜如狂。郑氏内功针法之神奇不胫而走。

2. 1935年春，安国县麻疹大流行，有的患儿疹出不畅、高热不退，有的疹出即没。其人疹色紫暗、口唇青紫、鼻扇抽风、痰堵咽喉，无力吐出和下咽。毓琳公用“导痰法”取天突等穴，挽救了许多患儿的生命。1935年3月12日去河北省安国县西寇村出诊，遇一周某，女，4岁，出麻疹2天，体温突降，疹出突没，面色青紫，唇青鼻扇，全身皮肤片片紫暗，四肢抽搐，眼球上吊，痰堵咽喉，脉微欲绝。处此危急时刻，毓琳公用左手拇食二指捏住两侧旁廉泉穴，用毫针点刺后，用左手中指抠天突穴（导痰法），听到患儿喉中“咕噜”一声，其母忙把患儿放在床上，患儿连续咳嗽、咯痰，咯出很多黏痰，吐后患儿的皮肤逐渐红润，麻疹又逐渐出现，神志清醒了。毓琳公又用2个鲜橘，取其汁，喂与患儿，经调治，患儿恢复了健康。

（田大哲据郑魁山教授口述整理）

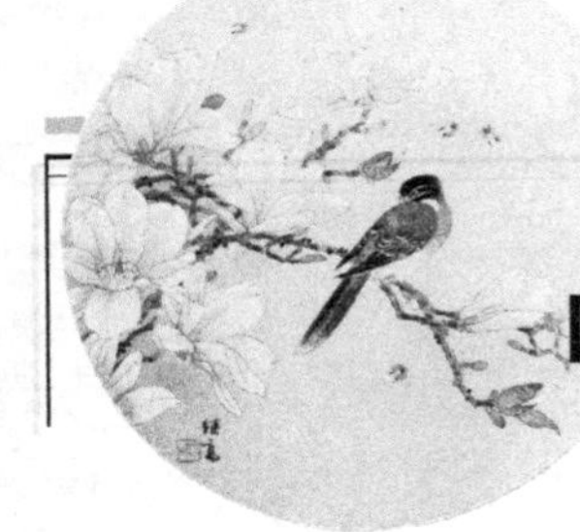

四十九、积食

1938年11月13日，河北安国县北娄村4个20左右岁的男青年，打赌吃花生米，一郑某，连续吃了一斤多，即脘腹胀痛不能忍受，躺在床上翻滚，并说胸部堵闷想吐，但吐不出。我和父亲给其检查时，患者面色时红时白，痛苦病容，腹胀如鼓，拒按，脉洪大。父亲当即令我针其双内关，用“关闭法”，使针感传到前胸，不留针，接着用催吐法针中脘，左手中指压在穴位的下方，其他四指排开压在左右两侧，进针得气后，右手持针继续顶着感觉，左手加大压按的指力，双手配合随呼吸向胸部推按（呼气时向胸部推按，吸气时减轻压力），反复操作，激起内脏反射，患者开始上涌作呕，将针拔出后，即开始连续呕吐，吐出大量不消化食物，其中有许多花生米。

（郑魁山　整理）

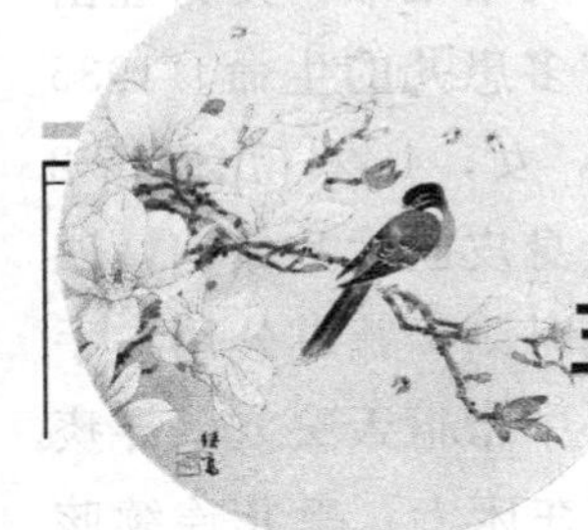

五十、奔豚气

1951年10月20日，随父亲在北京治一秦某，女，42岁。患者1948年因战乱惊吓，每夜作恶梦恐惧而惊醒，1949年8月开始觉得有一股气从小腹经胸膈向上直冲咽喉，有时腹痛、恶心、胸闷、昏厥，经常反复发作已2年。检查时精神不振，情绪郁闷，面色皖白，无光泽，舌苔薄白，脉弦。证系惊恐忧思，损伤心肾，累及冲脉，而致阴气上冲，以致奔豚。采用扶正降逆、和中安神之法，针天突，将针弯成弓形，左手食指紧按针穴，右手持针弓背朝咽喉，不捻不转，沿气管和胸骨之间缓慢直刺 1.5 寸，膻中沿皮向下刺 1 寸，公孙、内关用泻法，留针 30 分钟，针后患者自觉气已不上冲，咽喉也不堵闷。第 2 天诊时仍有噩梦害怕，又按上述穴位和方法针治 1 次，腹痛、恶心等症明显好转，改针百会、神庭、印堂、内关、三阴交用泻法，留针 20 分钟，每周针治 3 次，针 15 次时症状完全消失。恢复了工作。1952 年 10 月 2 日随访未再复发。

按：夫奔豚气者，肾之积气，起于惊恐忧思所生。若惊恐则伤神，心藏神也。忧思则伤志，肾藏志也。“神志伤动，气积于肾，而气下上游走，如豚之奔，故曰奔豚。其气乘心，若心中踊踊，如车所惊，如人所恐，五脏不定，食饮辄呕，气满胸中，狂痴不定，妄言妄见，此惊恐奔豚之状。若气满支心，心下闷乱，不欲闻人声，休作有时，乍瘥乍极，吸吸短气，手足厥逆，内烦结痛，温温欲呕，此忧思奔豚之状。诊其脉来触祝触祝者，病奔豚也”。（《诸病源候论》）

（郑嘉月据郑魁山教授笔记整理）

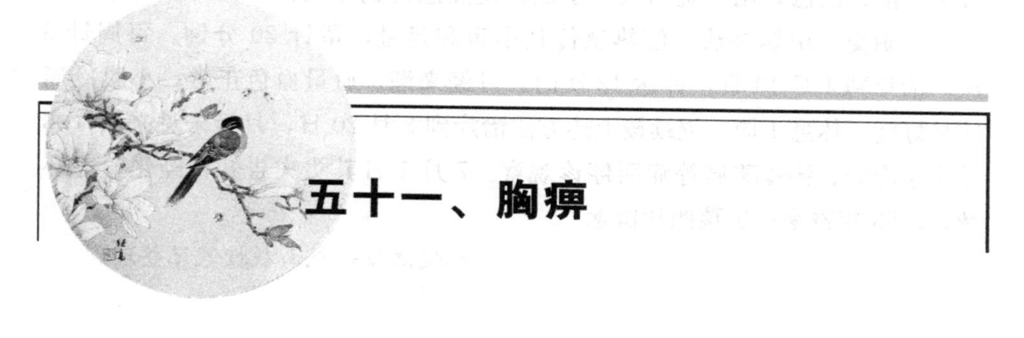

五十一、胸痹

1952 年 1 月 5 日，随父亲在北京治一李某，男，52 岁，北京五星啤酒厂工人。1947 年冬天值夜班，一夜寒不可耐，第二天开始胸痛、胸闷气短，不敢着凉，冬天加重，夏天减轻，每年犯病，一年比一年重。当时胸痛及背，咳嗽不能平卧，有时心慌、出汗。检查面色苍白，慢性病容，抬肩呼吸，手足冰凉，舌苔白腻，脉滑。证系胸阳不振，寒邪侵袭，阴寒凝滞，结成胸痹。采用温痹振阳、散寒利温之法，针肺俞、厥阴俞、心俞，用热补法，使温热感传到胸部，不留针，膻中灸 10 分钟，内关、公孙用热补法，留针 20 分钟，针灸后胸痛减轻，每日针灸 1 次，3 次后胸痛基本消失，但仍喘息气短，改针百劳、大椎、肺俞、膻中、列缺、照海，用热补法，留针 20 分钟。每周针 2～3 次，治疗 13 次时，症状完全消失，恢复了工作。1953 年 1 月 10 日随访未再复发。

（郑魁山 整理）

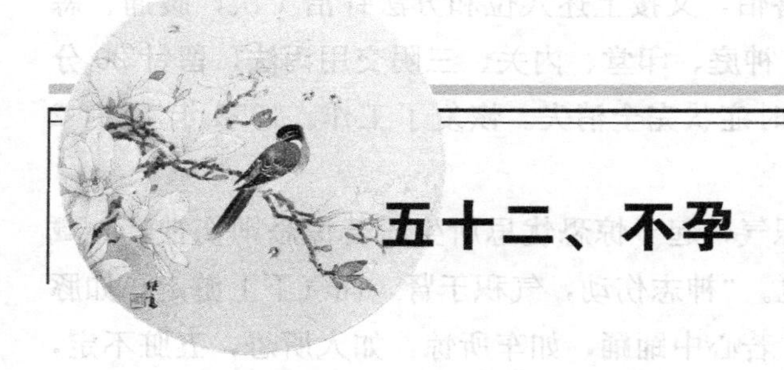

五十二、不孕

1952年3月20日，随父亲在北京治一朱某，女，28岁，飞行员家属，结婚5年未生育，丈夫健康。患者14岁月经初潮，1946年秋天游泳后小腹冷痛，腰腿酸痛，经期加剧，月经少、色暗，舌质淡、苔薄白，检查小腹凉，关元处有压痛。证系寒邪侵袭，客于胞宫，采用暖宫散寒、养血助孕之法，针关元俞、次髎，用“烧山火”手法，使热感传到小腹，不留针；天枢、气海、三阴交，用热补法，使热感传到小腹和足趾，留针20分钟。每周针3次，治疗到4月19日，针达12次时，月经来潮，血量血色正常，小腹冷痛明显好转。休息1周，继续按上述方法治疗到5月20日，月经未见来潮，亦无小腹冷痛、腰腿酸痛等症而停诊观察。7月1日其丈夫告知，经化验已怀孕，1953年寄来一男孩照片留念。

（郑俊江据郑魁山教授笔记整理）

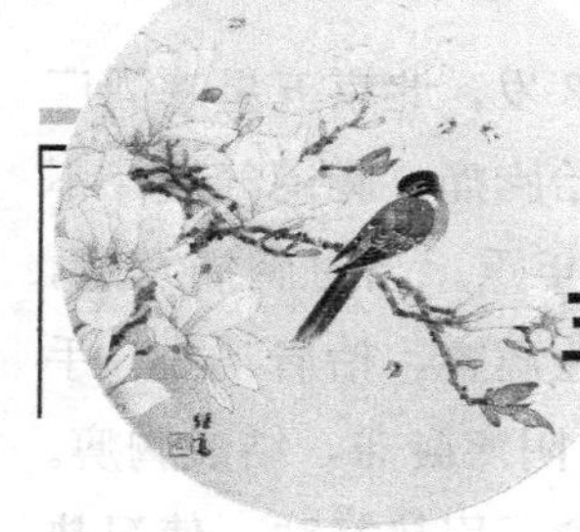

五十三、青盲症（视神经炎）

1951年10月11日，随父亲在北京治一张某，男，35岁，中学教员，视物不清已半年。患病前患者工作特别紧张，白天讲课，晚上看书，5月2日晚上突然两眼辨字不清，自忖或为疲劳所致，即卧床休息，但第二天症状如故，去同仁医院检查，诊断为“球后视神经炎”，服药效果不显。患者两眼不痛不痒，视力：右眼0.1，左眼0.08，舌苔薄白，脉细。证系视物过劳，耗伤气血，气血不能上荣于目，目失所养。采用温通脉络、活血明目之法，针风池，用“过眼热”手法，左手拇指押在针穴下方，其他四指排开押在针穴左侧，右手持针沿左手拇指指甲向对侧太阳斜刺，使热感传到眼底，不留针；内睛明、球后用压针缓进法，瞳子髎用小幅度捻转补法，留针20分钟，每日1次，治疗到10月25日，针到10次时，视力明显好转，右眼0.5，左眼0.5。治疗到11月10日，针达20次时，视力恢复到右0.8，左0.7。改为每周针3次，治疗到12月8日，针达30次时，视力恢复到右1.2，左1.0，停诊观察到1952年1月25日，双眼视力保持在1.0以上。

（郑俊江据郑魁山教授笔记整理）

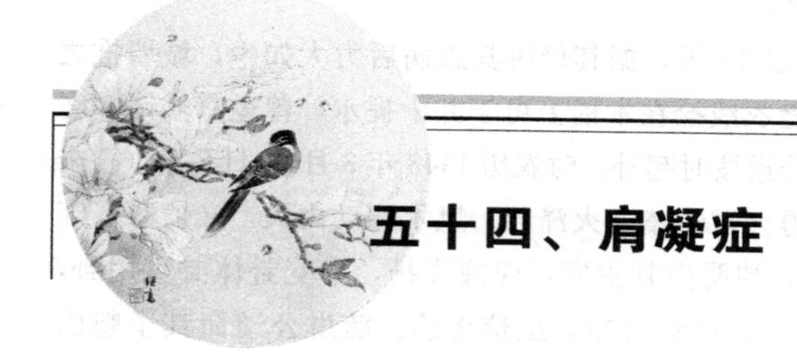

五十四、肩凝症

1952年12月15日，随父亲在北京治一雷某，女，52岁，奉天会馆居民。患者7月暑天，洗冷水澡受凉，出现左肩臂痛，不能抬举，不能穿衣，不能梳头，夜里疼痛加剧，不能入睡，天坛医院诊断为“肩关节周围炎”，用封闭疗法治疗后，肩臂痛减轻，但仍不能上举，肩肱连动，活动受限，插腰困难。证系外寒侵袭，凝结肩胛。采用散寒通络、舒筋节之法，予针天宗穴用“穿胛热”法，左手掌固定肩胛下部、拇指揣穴、押在针穴下方，右手持针沿左手拇指指甲从冈下肌下缘、向上斜刺5～8分，得气后推弩守气，同时左手五指加重压力，向肩部推按，使热感穿过肩胛到肩关节及手指；肩髎、肩髃、手三里用温通法使热感传到肩胛，留针30分钟，出针后再针条口透承山，边操作边嘱患者活动患肩，针后肩臂痛减轻，治疗6次后，肩臂痛消失，活动自如而停诊，半年后随访未复发。

（郑魁山　整理）

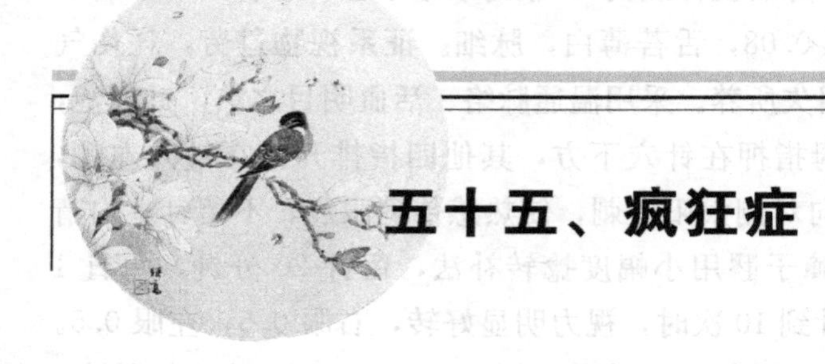

五十五、疯狂症

1943年初，毓琳公因捐资于吕正操部抗日，长子“福永”遭敌人迫害致伤，赴北平疗伤愈后，父子遂于“聚福成纸店”边打工边行医，此时“福永”为逃追捕改名“魁山”。后来，老板推介为北平警察局长官刘某儿子诊治疾病，并答应治好此人可落户北平。

患者19岁，患疯狂症已11天，据其母讲其患病后力大如牛，城墙推之松动、古树撼之落叶，用缝衣线拴在木桶上可于井中提水，曾邀京城诸多名医诊治，皆未能前。毓琳公遂按时起卦，时农历1943年3月24日2点（癸未年丙辰月壬子日丁未时）得火雷噬嗑之火泽睽。风木煽动内火，又值季春旺相，非狂即癫，离又为心，神明失其主宰，魂魄飞扬，幸变卦体卦克用卦，愈在当下，时子辰半合水局，火势可减，虽惊无险。毓琳公遂命其子魁山接诊。

在患者母亲引领下，于前圆恩寺家中得见患者。当时患者被其父用脚镣锁在三间东配房内，进屋后主人将郑魁山也锁在室内，郑魁山先生坐在中间屋内的木椅上，见北边房间里的患者，面红目赤，两眼怒视，手持一根5尺长的铁棍（捅炉子用的，未及收走），胡抡乱砸，已将室内的桌、凳、烟筒等物砸烂，只有一个4尺来高的生铁洋炉子、一把椅子没砸坏，患者见魁山先生是个陌生人，举着铁棍朝其头部打去。当时院子里看热闹的人很多，就听屋内“咕咚”一声，有位妇女喊到：“了不得了，疯子用铁棍打伤大夫了，快救人呀！”众人将门打开见魁山先生端坐在椅子上，疯子却躺在地上，只是呻吟，不能动转。患者的母亲问道：“这是怎么回事？”魁山先生说：“他举铁棍打我时，我顺手点了他一下，扎了他一针。”（用点穴法点期门、白虎摇头法针合谷）。魁山先生接着说：“你们请我来，却把我同疯子锁在一起，如果我不把他治服，他还不把我打死吗？你快将他的病情给我说清楚，再给我道个歉，我就能给他治。”其母随即介绍了患者的病情，“患者原是警察，病前有一天夜里站岗时，看见几个影，回家后他恐惧异常，过了 2 天就不分亲疏、见人就打。父母不得不将其锁在屋内，昼夜各派 6 名青年轮流看守，从窗户孔送水送饭，6 天来患者将碗全部摔碎，已 6 天未进饮食了，但疯子的力量还很大，4 天前 6 个青年给疯子送饭，他将碗和盘子砸碎，饭菜倒了满地，6 个人也被打伤了……。”魁山先生即给疯子针人中，留针 10 分钟，患者稍微清醒后，摇摇晃晃地站了起来，从此就不再打人、砸东西了。但患者的母亲害怕再犯病，让患者每天吃住跟魁山先生在一起，左右不离。郑魁山先生每天给他针百会、合谷或内关、神门或中脘、丰隆等穴，用凉泻法，以清心醒神，祛风豁痰，并辅以心理疗法，以除本因之患。治疗 1 个月，患者彻底恢复了健康，后来还跟郑氏父子学习针灸，并于 1952 年受委派赴新疆行医。

（田大哲据郑魁山教授口述整理）

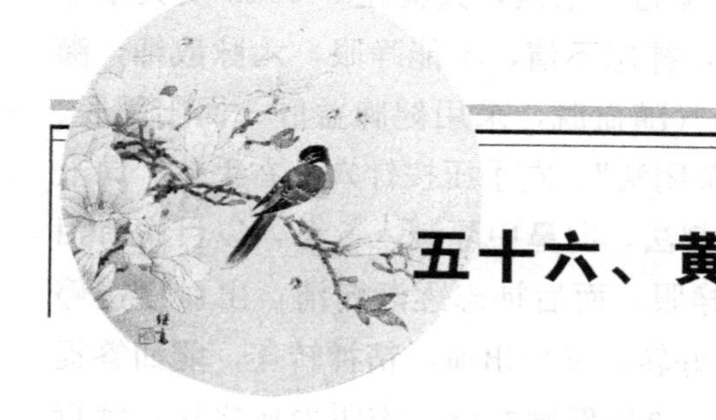

五十六、黄疸

1943 年 3 月 15 日，随父亲在北平北新桥出诊。遇一朱某，男，42 岁，患黄疸病已半年，因家贫无钱住院，只好病于家中，由 14 岁的儿子守候，供给饮食，检查时全身皮肤和巩膜黄染，被褥也被染黄，布面有黄色颗粒，扫在地上似黄沙，卧床呻吟，发热，口苦，不思饮食，消瘦，腹部胀满，舌苔黄腻，脉弦数。证系感受湿热、内蕴肝胆，采用清热化湿、疏肝利胆之法。针期门、日月、中脘、阳陵泉，用凉泻法，使凉感传到腹部和下肢。留针 20 分钟。第二天身热即退，黄色减轻，口已不渴、不苦。又按上述方法连续针治 5 次，精神好转，饮食增加，皮肤黄色消退。因其家境贫寒，不但未收诊治费，还送与他银元五枚以贴补家用。半年后随访未复发。

（郑魁山　整理）

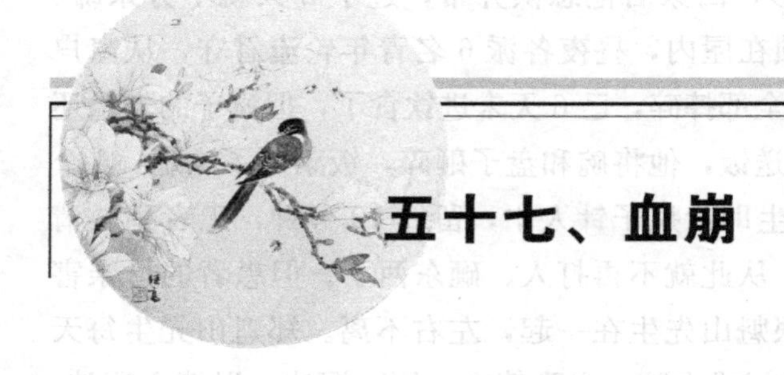

五十七、血崩

1953年5月19日，随父亲在北京某医院会诊一李某，女，41岁，西医诊断为“功能性子宫出血”，已流血3天，出血量大，经院内中西医会诊出血仍不止，当时已用量杯接血6次，约2000ml，内有大血块。患者呼吸浅弱，气息奄奄，正在输氧及下肢静脉切开输血、输液，共输血3400ml及大量液体。下肢浮肿，面色苍白，四肢厥冷，神志不清，不能睁眼，六脉散细，濒近死亡。证系脾失统摄，肝不藏血，气随血脱，采用健脾益肝、回阳固脱、升提摄血之法，针隐白、行间，用“关闭法”，左手压按针穴，右手持针向上推弩，使针感上传导；人中用指切速刺法，向鼻中隔刺入5分，以目中有泪为度，留针60分钟，患者苏醒但不睁眼，而后神志逐渐转清，出血慢慢停止。5月20日第2次会诊，患者病情好转，未再出血，精神转佳，能回答提问，舌质淡、苔薄白、根厚，脉沉细，改用健脾益肝、滋阴养血之法，针行间、三阴交、气海，用热补法，使热感传到小腹部，留针20分钟。5月22日因患者精神好转，未再出血而停止针治，一个月后随诊未复发。

（郑魁山　整理）

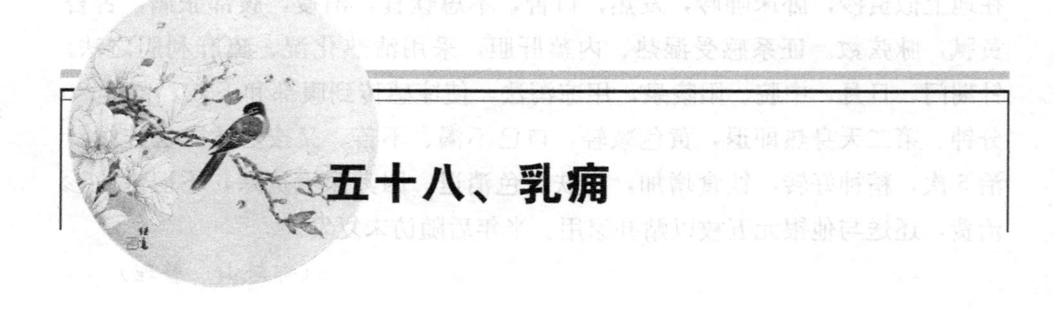

五十八、乳痈

1951年10月20日，随父亲在北京治一栾某，女，31岁，小学教员，患者产后半月乳房出现红肿胀痛，排乳不畅，检查所见：乳房内上方有一个鸡蛋大小肿块，红肿热痛拒按，体温 38.5℃，舌红、苔黄、脉数。证系热毒壅滞、乳道不通所致。采用清热通乳、消肿止痛之法。先用手指将乳房向乳头方向捋几次，捋出乳汁，然后针乳房肿块处（阿是穴），灵台、少泽点刺出血，膻中、期门、丰隆用凉泻法，使胸腹部和下肢有凉感，针治 1 次乳汁即通利。21 日复诊，乳房红肿胀痛减轻，体温降至 37℃，又按上述方法，减去乳房肿块处，针治 1 次，肿块和疼痛即消退了。

（郑魁山　整理）

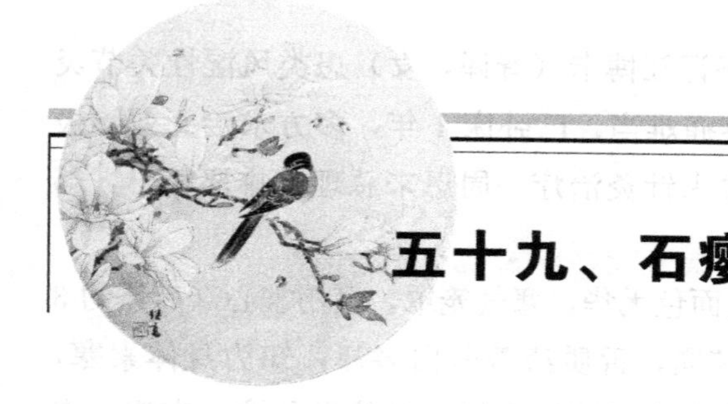

五十九、石瘿

1952 年 3 月 16 日，随父亲在北京治一朴某，女，31 岁，印刷厂会计，结婚后因心情不舒，常生闷气，颈部起一肿物，逐渐变硬已 3 年，北京医院诊断为“甲状腺肿瘤”、“甲状腺功能亢进”，治疗效果不明显，医院建议手术切除。检查所见：结喉下、天突穴上有一核桃大小、坚硬如石的肿块，推之不移，皮色不变，面色㿠白无华，舌质红、苔薄白，脉细数（96 次/分钟），证系情志抑郁，气血凝结所致。采用理气活血、消坚散结之法，用左手拇食二指捏提肿物，右手持针向肿块正中刺入，人迎透扶突，用左手拇食二指将胸锁乳突肌提起，右手持针沿左手拇指指甲向扶突穴透刺，内关、三阴交用泻法，留针 20 分钟，每日 1 次。治疗到 3 月 27 日，针达 10 次时，肿物逐渐缩小，精神面色好转，脉稍细（80 次/分钟）。再配天突、合谷，与上述穴位加减应用，改为每周 3 次。治疗到 4 月 25 日，针达 22 次时，肿物完全消失，治愈停诊。1953 年 5 月 2 日随访，未再复发。

（郑魁山　整理）

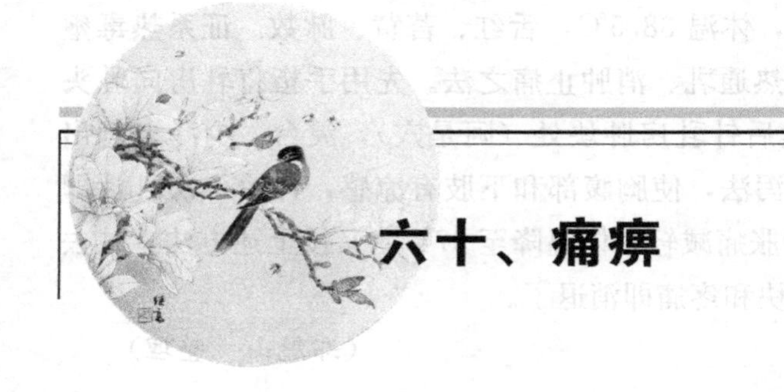

六十、痛痹

1958年春，印度共产党中央书记江博卡（音译，女）患类风湿性关节炎多年，手不能握物，腿难伸直，疼痛难当，已卧床1年，多方求治无效，极其痛苦，便向中国政府提出请求要求针灸治疗。周恩来总理安排郑毓琳、郑魁山父子给其治疗。

身受领导重托的郑氏父子观其面色无华，寒气笼罩，又用掌心（离体约3厘米）察其督脉，寒气森森，脉弦紧，舌质淡苔薄白多津，知为身体素寒，复罹阴寒之气所致。询问得知，其人先天脾胃不好，又偏爱冬泳，应症。查其体，十指变形，骨节肿大，握物无力，晨僵明显，双膝关节肿大，屈曲不利，脊柱多处压痛，驼背明显，双肾俞穴空虚。证系脾肾阳虚、寒湿流注经络而成痛痹，治宜温经散寒、除湿蠲痹。取穴：肾俞（双）、大椎，用“烧山火”手法，使热感贯穿脊柱；上肢取曲池、合谷、后溪，用热补法，令手心发热出汗；下肢取环跳、风市、阳陵泉、犊鼻、足三里、绝骨，行“通经接气法”，用“温通针法”。双侧肢体交替使用，每次留针半小时。

针至3月28日达15次，手指已无红肿，可以握轻物，双膝肿痛亦明显减轻，腿可伸直，能下地行走20米左右，脊柱尚有挛缩感。

仍依上法，针至5月1日达42次时（期间休息5天），双手已无不适，能拿起重10斤的重物，双膝疼痛基本消失，可以独自行走500米，脊柱舒展，挛缩感消失。

7月1日，针到95次时（中间因出席2次重大活动停针8天），已复如常人，考虑回国。

临走前，江博卡邀请郑氏父子合影留念，并赠送印度留声机一部和唱片多张。还把她的保健医生巴苏留下，跟随郑氏父子学习“中国神针”。巴苏回国后，印度政府又派来两名医生继续学习。

（田大哲据郑魁山教授口述整理）

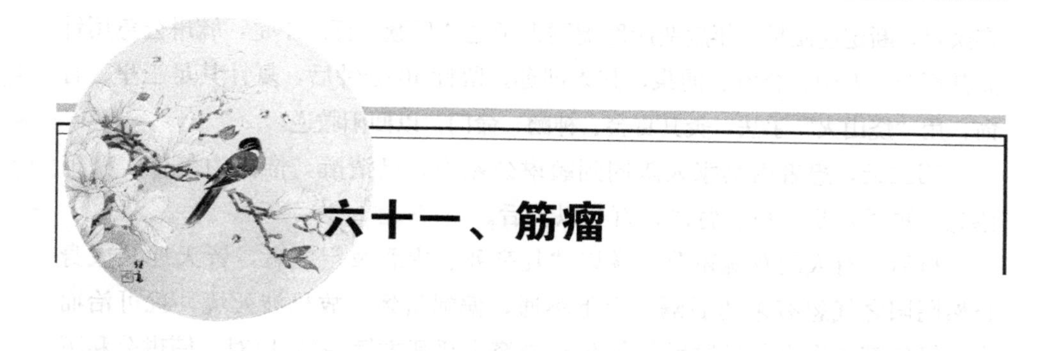

六十一、筋瘤

民国十年（1922年）春三月，毓琳公赴肃宁县出诊。赋闲在家之晚清翰林蒋士芬久仰其名，闻之，拟一朱文贴出门外，大意其女芝哥患病数年，京城诸医束手，有能医者重赏云云。有乡人及告毓老，毓老揭榜而入。

蒋某于客厅茗茶以待，出于诚止乎礼。其与毓老畅论古今，或天文，或地理，惟不言医事，毓老应答如流。如是约一时辰，蒋某欣然曰：吴女之疾，先生可医。

于是引女相见。但视其腕处有一梨大筋瘤，其形尖而色紫，青筋累累，盘曲聚结如蚯蚓状，毓老云：此筋瘤也，筋结使然，在筋守筋。于是以金针刺其中，复搜剔四方，若钻木状，后又发内力以左手拇指抚压之，十余年痼疾顷刻而消。举家欢喜，蒋馈赠先生以唐寅之《竹林七贤图》真迹，并亲书“慈善高师法巨天，神术秘诀中指点。精微奥妙常来转，针尖去病似仙丹”。

（田大哲据郑魁山教授口述 整理）

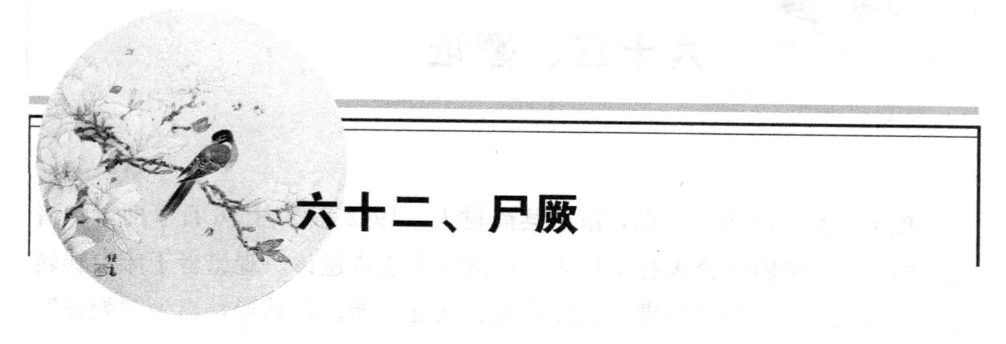

六十二、尸厥

1962年3月，毓琳公从北京回安国县北娄村省亲，刚到村中，便闻有众人痛哭之声，循声找去，是一郑姓族人去世，年方50岁。毓琳公即时起卦后，说此人没死，还有救。众人说，刚才村里西医大夫已经测过脉搏和血压，判定说人不行了。毓琳公分开众人，靠近“死者”，但见其鼻翼开张，身面已凉，惟触其股间尚存余热，断定这便是当年扁鹊所医虢国太子之“尸厥”证。于是，毓琳公急用针刺其百会、人中、合谷、涌泉，其人即苏。留针 10 分钟后，复针其足三里、肾俞，用“烧山火”手法，灸其百会、神阙、命门，以回阳救逆。

第二天，患者由其家人陪同到毓琳公家中，已清醒，惟气力欠佳，精神倦怠，再予针足三里、肾俞、百会以善后。

事后，有人问及毓琳公，遂以“凡卒死、中恶及尸厥者，皆天地及人身自然阴阳之气忽有乘离后隔，上下不通，偏竭所致。故虽涉死境，犹可治而生，缘气都未竭也”（《肘后备急方·救卒中恶死方第一》）以对。毓琳公私下语其子魁山曰：“此交合后急进寒凉所致。当时起卦得山雷颐之山火贲。观其主卦卦象，木入山下是谓棺木，测病凶多吉少，《颐》卦之六三爻：拂颐，贞凶。十年勿用，无攸利。幸变出山火贲，体卦得生，死而复活之象，虽不能尽除其病源，然而延年益寿可考。救人一命胜造七级浮屠，此岂能袖手旁观？故出手以治。”

（注：笔者 2012 年清明节赴安国祭奠毓琳公，进村后迷路，问一村妪，其爽然带路，并称毓琳公曾挽其祖父性命于顷刻，据其陈诉并证之于孟昭敏老人，案例整理如上。同行者众，皆讶然。）

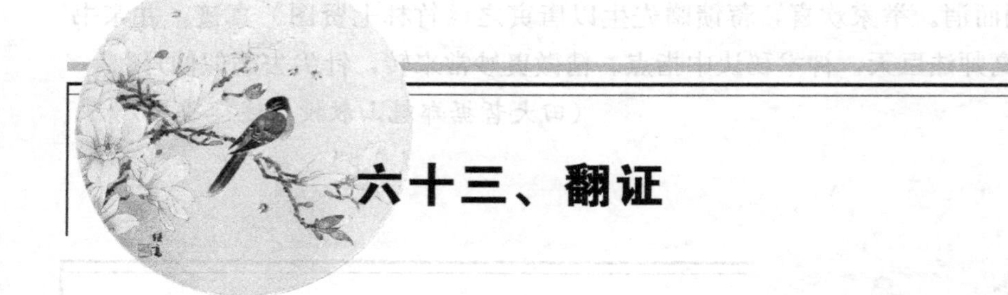

六十三、翻证

史某，女，72 岁，农民，肃宁县尚村人。1942 年 2 月 16 日子时，患者突抱腹呼痛，恰毓琳公来村出诊未归，其家人连夜邀诊。观患者于床上辗转起伏、面色苍白、唇口乌青、大汗淋漓、欲吐不能。观其形，当为“翻证”。于是，嘱其平卧，按其腹软，触其额头、项背冰冷。此时，患者又复辗转，并言心中烦乱难当。断其卦，是为手阳明大肠经病，考虑大肠经在卦为兑，主口，急查其口腔咽喉，无异；复查其肛门，见有一小枣大小的黑色血泡，虑其当为热邪所聚结，遂疾刺之，出黑血若干，复用捣碎之花椒末敷其伤口，以助解毒辟邪之功。稍顷，患者面转红润，口唇青紫消除，全身汗止温复，始终未见便溲失禁。

按：此病例须臾间成危机状，见有血泡瘀闭肛门，破之即愈。此证此治皆殊，非脱非厥，难能与经书某个病症全然响应，亦不能与西医学之诸循环衰竭综合征对号入座。惟郑氏家藏《七十二翻治疗秘要》有载，读者可参阅《郑魁山针法传心录》一书。肛门另名魄门，亦为五脏使，泻糟粕调升降，其瘀闭必使全身气机升降逆乱，令人窍闭神昏，毙命于顷刻。又手阳明大肠经多气多血，五气、五志所化之火皆可聚于此，其瘀闭至实，反可成羸状。“壮火食气……壮火散气……”（《素问·阴阳应象大论》），故可见面色苍白、唇口乌青、大汗淋漓诸症。

在农村，此病非常见，亦非罕见，常使乡亲父老死于懵然混怨，医者见证当首虑此病，以求万全。

（田大哲据郑魁山教授口述　整理）

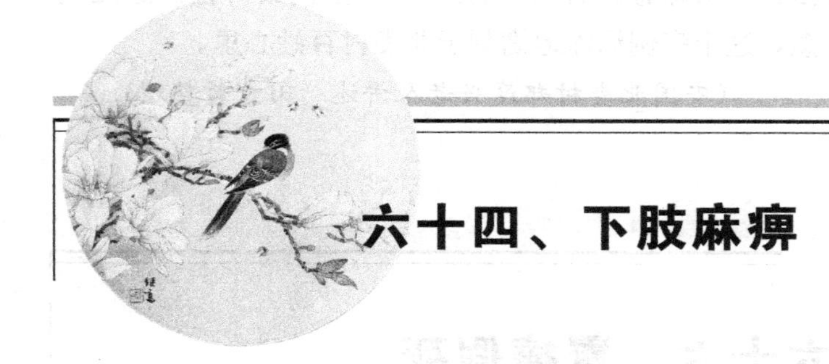

六十四、下肢麻痹

1951年6月，在西单奉天会馆郑氏诊所治一何某，男性，25岁。因腰疼伴左下肢牵掣痛半年就诊，之前一直在外院予针灸、推拿治疗，效果不佳。现小腿及足外侧部麻痹，行走5分钟即需休息，其面色苍白，手凉，脉沉紧，舌质淡、苔薄白，辨证后认定系寒湿困于督脉、膀胱经所致，治宜温经散寒、除湿蠲痹。取穴肾俞、足三里、委中，用热补法，命门、承山，用隔姜灸法。治疗一周后牵掣痛减，但麻痹未有改善。后想起家藏《七十二翻治疗秘要》一书中有“麻杀翻”，其“用麻杆蘸凉水打股肱弯”，意取以麻制麻之意，遂嘱其买来拇指粗麻绳一段，每日针后复用麻绳蘸酒抽打患肢麻木区域百余次，抽后患者即诉麻感减轻，因每次要打半小时，太费时间，便由其妻子在门外代为操刀，于是诊所每日上演老婆打老公情状，夫妻俩情绪高涨，拍打声、呻吟声不绝于耳，引得众多路人围观，两周后即告痊愈。

（田大哲据何某口述整理）

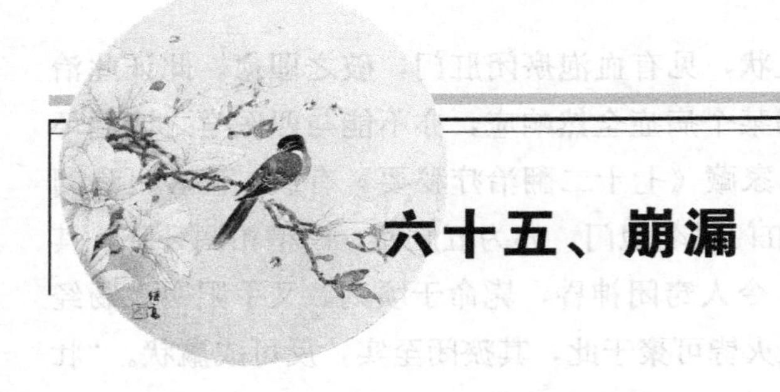

六十五、崩漏

1962年5月，毓琳公回安国北娄村省亲，村民陈某求治。其时41岁，因身体虚弱复加劳累致经血不止10日，曾服炭类止血中药一周，弗效。观其面色如纸，气息微弱，命悬一线。脉象微细，舌质淡苔薄白。辨证后认定系中宫素虚复加劳累，脾不统血而致崩漏。治宜健脾和胃，补益中州。取穴脾俞、足三里、血海，用热补法，一次即愈。后来，老人以97岁高龄辞世。濒死重疾，仅用三针，一次治愈，这个病例深深地镌刻于北娄村百姓心里。

（安国北娄村郑茂兴老人讲述　田大哲整理）

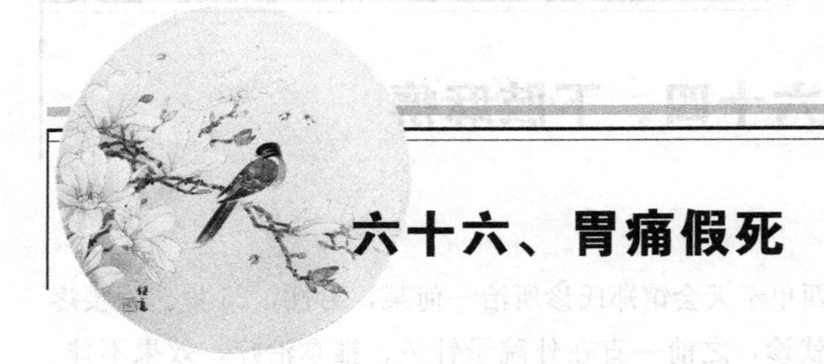

六十六、胃痛假死

1927年2月，北娄村郑某因暴食寒凉致胃痛急作，几经跌仆，昏死于地，其家人急邀毓琳公医治。毓琳公临诊，观患者鼻翼小动，微息尚存，面色苍白，唇口乌青，急诊其脉，脉象沉微，知有郁闭。此乃寒凉伤中，胃阳被遏，正邪交争故也。治宜温中散寒，醒脑开窍。遂针其足三里穴，用“烧山火”手法，再针其中脘穴，用赤凤迎源手法，而后急针人中穴，其人即苏，胃痛亦止。

（安国北娄村郑茂兴老人讲述　田大哲整理）

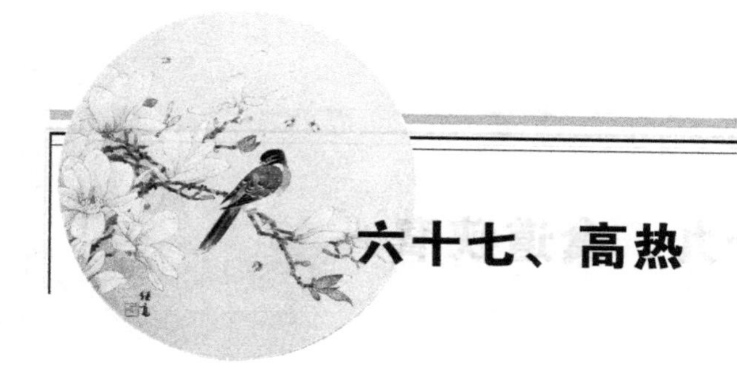

六十七、高热

1928年5月，北娄村郑氏男因高烧数日不退求治。其年14岁，询其病史，自述下地干活劳累汗出后卧于湿草地熟睡2小时，醒后自觉身体寒凉困重。过两日，身痛及骨，高热不退，寒欲引衣。察其脉浮紧，舌苔滑腻。虑及仲景“身大热，反欲得衣者，寒在骨髓”句，知其为风寒湿合邪为病，寒邪为长。治宜温经散寒、疏风祛湿。又虑其罹病日浅，可从皮表解。即针其风池、合谷、足三里穴，用“烧山火”手法。术毕，告其一时辰内周身各毛孔皆须出疹七次，方可愈。果如其言。

（安国北娄村郑晓新老人讲述　田大哲整理）

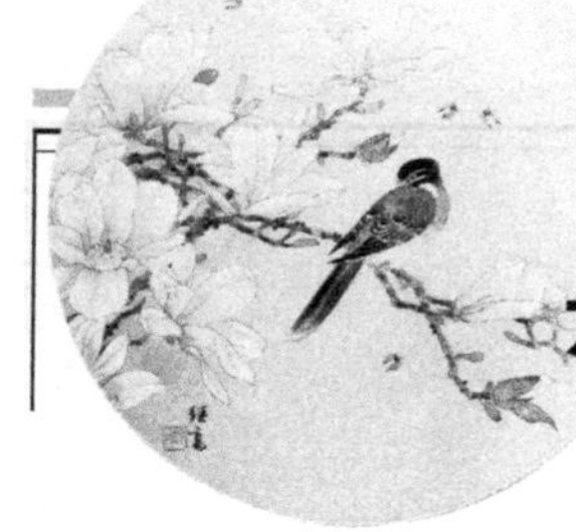

六十八、精神分裂症

邢某，男，32岁，陕西渭南保密厂职工，因仕途不顺于1942年3月出差保定期间忧郁成疾。就诊时，言辞颠倒，举动不经，或吐舌或眨眼，足尖抖颤。其脉浮弦，舌质红，苔黄腻。证系肝失条达，热扰神明。治宜疏肝解郁，安神定志。先针其肝俞、内关、神门、丰隆穴，用凉泻法，继针膻中穴，用金钩钓鱼手法。十次即愈。

（安国北娄村郑巧玲记录　田大哲整理）

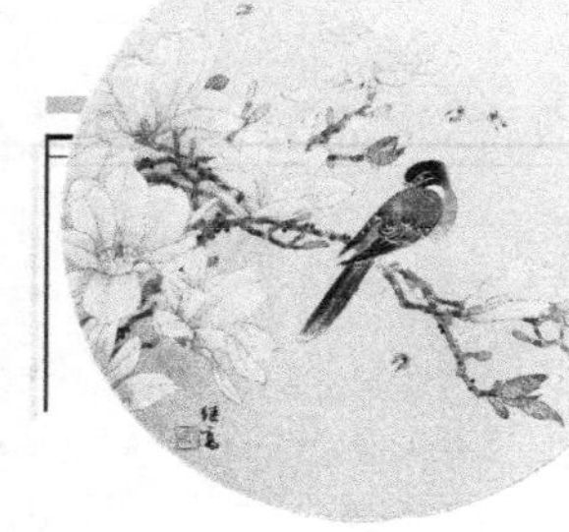

六十九、食道狭窄

李某，女，28 岁，安国县北娄村人。1962 年 5 月因吞咽困难就诊。之前，曾求诊于保定、北京等地。协和医院诊断为“食道癌”，因其数日少食，身体羸弱，医院不主张手术，建议回家疗养。观其面色苍白，体瘦如柴，发枯槁。其脉浮濡，舌质红少苔。证系脾胃素虚，寒结食管。治宜健运中州，温胃解痉。毓琳公指导其次子福臣针李某中脘、脾俞、足三里、旁廉泉，用温补法。当天进食加多，继针半月后即可进行家务劳动。后经自我调养，半年后身健如常人。协和医院闻讯，曾派专人到北娄村调查此事。

（安国北娄村郑巧玲记录　田大哲整理）

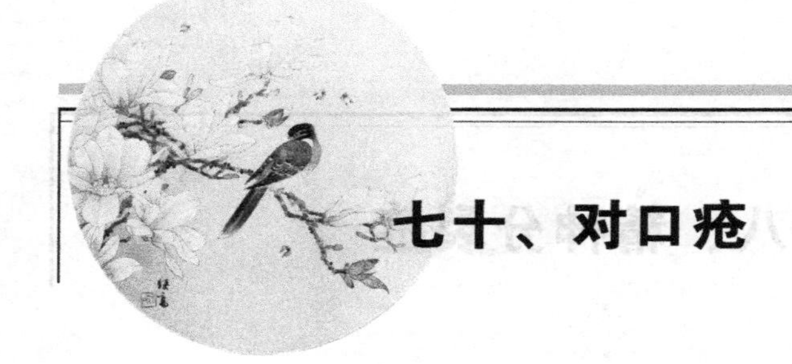

七十、对口疮

郑某，男，19 岁，安国县北娄村人，1950 年 8 月就诊。其于项部生一疮疡，半月前曾经西医手术开疮一次，未愈。观其疮疡，焮红肿痛，流脓打水，触之身热，疮疡周边烫手。自言口干烦躁，随饮随渴，其脉浮紧，舌质红苔白。证系肾火沸腾，化毒生痈。治宜泻肾降火，引火归元。即于其腰阳关、腰俞、长强等督脉穴处，用三棱针点刺出血，日一次，三天后疮消热退。毓琳公戏语患者家人曰：此疮类花，花越掐越旺，消之宜斩其根。此即釜底抽薪者也。

（安国北娄村郑巧玲记录　田大哲整理）

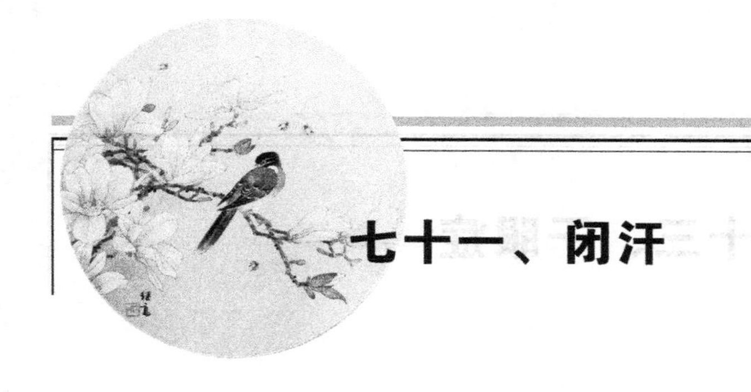

七十一、闭汗

李某，女，26 岁，安国县河西村人，1946 年 11 月 2 日傍晚因高热寒战就诊。其自诉因追猪（猪跳圈后外跑）而致大汗淋漓，后经冷风侵袭汗孔闭塞导致寒战随即高烧。诊其脉浮紧，合证。治宜解表疏风，温经散寒。即针其风池、合谷二穴，用“烧山火”手法，守气 2 分钟后，寒战消失，出微汗。继而，嘱其覆被服开水取汗。旋刻，额头项背汗出如珠。大约半刻钟，汗止，体温恢复正常。

（安国北娄村郑巧玲记录　田大哲整理）

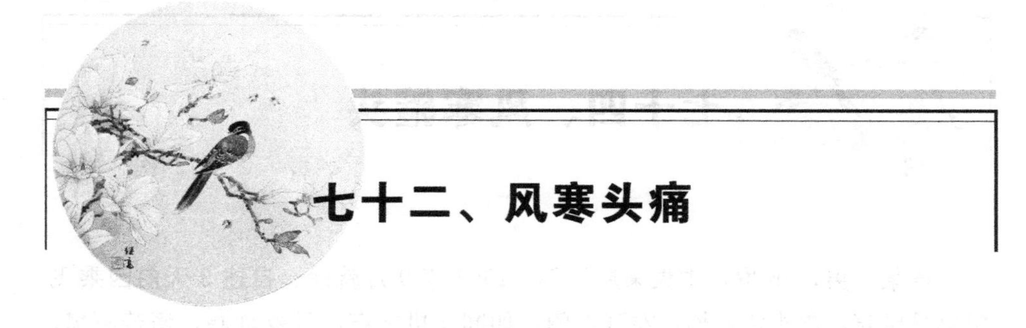

七十二、风寒头痛

初某，女，62 岁，博野县人，1943 年 4 月 22 日就诊。其因洗头后头发未干外出感受风邪导致头疼 4 日。其自诉整个后脑疼痛难忍，时而跳疼，如锥。查其风池穴处，痛不能压。捋其发梢，患者自诉每根头发都疼。诊其脉浮紧，知风寒在表。治宜疏风解表，温经散寒。即针其双侧风池穴，用热补法，不留针。针出痛止。

（安国北娄村郑广清记录　田大哲整理）

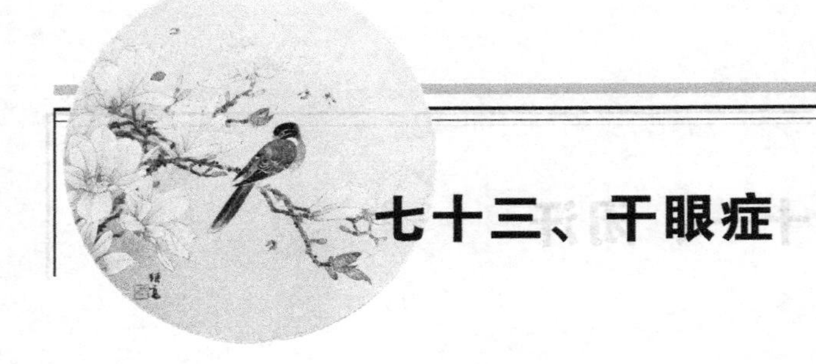

七十三、干眼症

穆某，女，45岁，河北蠡县人。1945年2月20日因眼睛干涩3个月就诊。观其双目发锈，结膜涩红，畏光。其脉沉弱，舌质红无苔。诊断为干眼症，证属肝肾阴虚。治宜滋肝养肾。即针其太阳穴，用“二龙戏珠”手法，令眼周湿润，继针其太溪、照海二穴，用热补法。一次减轻，三次痊愈。

（安国北娄村郑广清记录 田大哲整理）

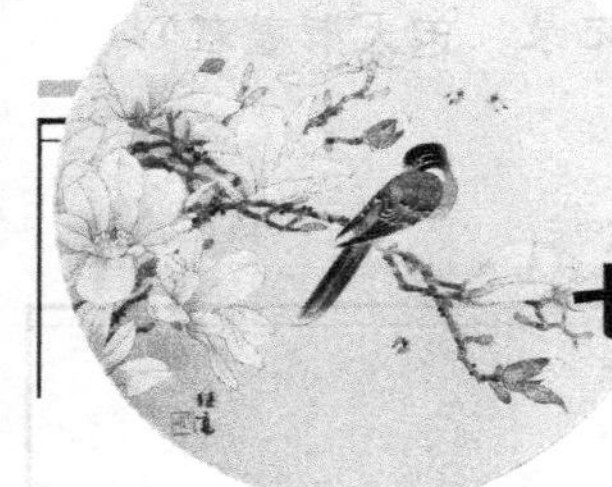

七十四、风寒箍头

鲁某，男，56岁，中央某局干部，1963年9月就诊。自述3天前因乘飞机感受风寒，遂头紧如箍，左耳发闷，如闻飞机之声，日夜难寐，痛苦不堪。其脉浮紧，舌质淡苔薄白。断知其为风寒上袭清窍，头为诸阳之首，不耐邪侵，今被邪气所阻，阳气失其畅达，故头有紧箍之感，耳窍失聪。治宜温经散寒，疏风解表，即针其风池（双）、合谷（左）穴，用热补法，分别留针守气1分钟，针后见其额头、项背、手心出一层细汗，触之冰冷，其前后左右摇头感觉后惊然呼曰：“不复箍矣!”，耳鸣亦减轻，后继针两次，在上三穴基础上加耳门、听宫、听会，一针透三穴，用提插补法，耳鸣遂告痊愈。

（郑魁山教授口述 田大哲整理）

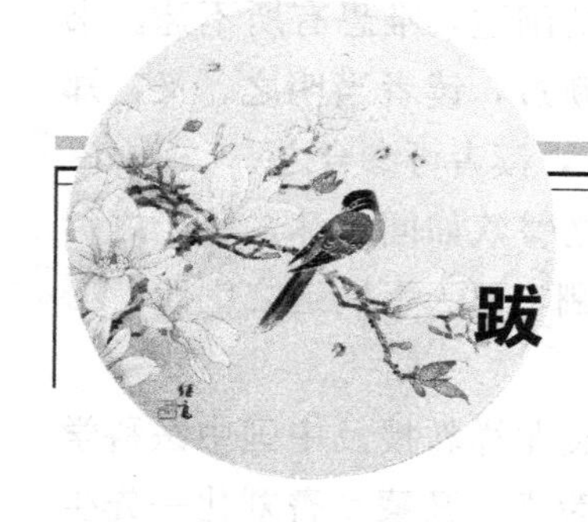

跋

黄帝撰述《针经》以明针道法于天道，岐伯解答医学以示人文源于天文，此亘古一道也。

毓老幼承庭训，洞明针道精神、了然针法精义，于针道多有阐发，于针法多有创新。每思及此，常仰观其风范之大也。

余生性愚钝，幸得恩师魁山公提携，始入医门，每有所得，辄记于心，每有所思，即命于笔，朝夕未敢忘。

岁次庚寅，正月初七，余依十年之惯例赴兰州拜望恩师，公嘱余将其往日所述毓老之学术资料整理完善，以备结集出版。余以学验不精，未敢应之。岂料，公竟夜归道山，吾情亦凄，吾心亦重。待公灵妥魂安之际，余吞泪顿首，愿倾所学、偕众力以不负重托，四年以来，朝夕未敢忘。

毓老生前诊务繁忙，高文大论如珠散璧沉，未能结集梓行，世人憾其事。今在魁山公夫人孟昭敏老人及其哲嗣郑俊江先生指导下，据毓老及魁山公遗墨，又披览郑氏诸门人相关学术笔记，复索隐钩沉，终汇一编。期间，三赴京都，访及毓老弟子友人；五谒安国，证之毓老乡里亲旧。然毓老数篇手稿尚未获睹，朝夕未敢懈怠。

癸巳清明，余与师弟贾远征、刘骏驰、赵泾屹等随郑俊江先生赴安国祭拜毓老，相议祭拜之余复于安国继续搜集整理。是晚投宿于药市旅舍，其傍有一旧书肆，闲游偶翻之际，得毓老文稿数篇，皆系“十年动乱”中散佚久寻而未得者。噫！安国乃商贾云集之区，自春徂冬，熙熙往来者亿万，而毓老文稿竟隐迹其间数载，若有所待，吾等咸咄咄奇其事。而又不奇者，他人幸获，一人之小幸，吾等得而布之，则世上万千人之大幸也。此抑毓老金针普度之本意欤！

毓老临证精义寓于八法，八法复衍生八法，环环相扣，亦环环相生，以不变之法应万变之象。此诚针家之大法也。

毓老视针为灵物，尊天道而来，蠲民瘼以去。毓老运针若通神，寒之去乃得心，热之复以应手。本书着意毓老之学，真情阐述，唯恐有所不逮。书中所言，精确者乃毓老之原功，舛误者乃大哲之新过，读者当明之。又，郑氏针法绝技已见于魁山公之著作者，此处不复赘言，读者可参合之。

历时四载，呕心沥血，书终纂就，毓老当年之謦欬如闻如沐，毓老之针法精魂可睹可想，恩师之重托，由此亦可稍作慰酬，而天下同道之渴盼，必能顿解也。

是书承蒙中国中医科学院针灸研究所副所长黄龙祥教授及中国中医科学院广安门医院原副院长王岱教授惠赐序言，甚感荣幸。又蒙乡耆刘化一先生题写书名，挚友孙建、赵群、辛文宏、郑希臣等校对稿件，一并深表谢忱。

郑氏门人田大哲　沐手拜书

甲午年初春于沧州同达堂